Peter Hensen · Christian Kölzer (Hrsg.)

Die gesunde Gesellschaft

Peter Hensen
Christian Kölzer (Hrsg.)

Die gesunde Gesellschaft

Sozioökonomische Perspektiven und sozialethische Herausforderungen

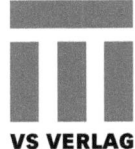

VS VERLAG

Bibliografische Information der Deutschen Nationalbibliothek
Die Deutsche Nationalbibliothek verzeichnet diese Publikation in der
Deutschen Nationalbibliografie; detaillierte bibliografische Daten sind im Internet über
<http://dnb.d-nb.de> abrufbar.

1. Auflage 2011

Alle Rechte vorbehalten
© VS Verlag für Sozialwissenschaften | Springer Fachmedien Wiesbaden GmbH 2011

Lektorat: Frank Engelhardt

VS Verlag für Sozialwissenschaften ist eine Marke von Springer Fachmedien.
Springer Fachmedien ist Teil der Fachverlagsgruppe Springer Science+Business Media.
www.vs-verlag.de

Das Werk einschließlich aller seiner Teile ist urheberrechtlich geschützt. Jede Verwertung außerhalb der engen Grenzen des Urheberrechtsgesetzes ist ohne Zustimmung des Verlags unzulässig und strafbar. Das gilt insbesondere für Vervielfältigungen, Übersetzungen, Mikroverfilmungen und die Einspeicherung und Verarbeitung in elektronischen Systemen.

Die Wiedergabe von Gebrauchsnamen, Handelsnamen, Warenbezeichnungen usw. in diesem Werk berechtigt auch ohne besondere Kennzeichnung nicht zu der Annahme, dass solche Namen im Sinne der Warenzeichen- und Markenschutz-Gesetzgebung als frei zu betrachten wären und daher von jedermann benutzt werden dürften.

Umschlaggestaltung: KünkelLopka Medienentwicklung, Heidelberg
Gedruckt auf säurefreiem und chlorfrei gebleichtem Papier
Printed in Germany

ISBN 978-3-531-17258-3

Inhalt

Vorwort 7

I. Sozioökonomische Perspektiven

Peter Hensen
Die gesunde Gesellschaft und ihre Ökonomie.
Vom Gesundheitswesen zur Gesundheitswirtschaft 11

Daniel Strech
Priorisierung und Rationierung im Gesundheitswesen.
Status quo und Perspektiven 51

Marcel Lucas Müller
Zur Nutzenbewertung im Gesundheitswesen 63

Julia Schäfer
Ressourcenallokation im Krankenhaus.
Akteure zwischen Medizin und Ökonomie. 79

Tobias Ehrhard, Dennis A. Ostwald, Peter Franz
Neue Berufe und Aufgabenneuverteilung im Gesundheitswesen.
Stand und Perspektiven 105

Susanne Sünderkamp
Häusliche Pflege zwischen Ökonomie und Menschenwürde 121

Christiane Fischer
Advocacy und Lobby im Gesundheitswesen 149

Günter Bartsch
Lobbyismus in der Gesundheitspolitik 161

II. Sozialethische Herausforderungen

Linus Hauser
Gesundheit und Krankheit im Kontext einer philosophisch-
theologischen Anthropologie 169

Florian Jeserich
Antonovskys Religionsverständnis und dessen Verhältnis zu
Konzepten von Spiritualität. Eine gesundheitswissenschaftliche und
sozialethische Herausforderung 181

Gregor Hensen
Gesundheitsverhalten und Ungleichheit zwischen individueller
Freiheit und gesellschaftlichen Implikationen 207

Ingrid Mühlhauser
Vorsorge und Früherkennung. Präventionshandeln zwischen
gesellschaftlicher Verpflichtung und individueller Selbstbestimmung .. 229

Marlies Ahlert, Hartmut Kliemt
Allokationsentscheidungen in der Transplantationsmedizin.
Vergabekriterien gestern, heute und morgen 249

Stephan Ernst
Schwierige Entscheidungen in der Frühgeborenenmedizin.
Kriteriensuche aus theologisch-ethischer Sicht 265

Anna Flögel
Aktuelle Ernährungstrends in der westlichen Gesellschaft.
Zwischen Wissenschaft und Volksglaube 281

Verzeichnis der Autorinnen und Autoren 299

Vorwort

Gesundheit ist von je her keine rein private Angelegenheit eines jeden Einzelnen. Unabhängig von politischen und gesellschaftlichen Systemen steht sie immerzu auch in einem besonderen Verhältnis zum Staat und zur Allgemeinheit. Besonders vor dem Hintergrund staatlich regulierter und solidarisch angelegter Sozialsicherungssysteme, muss eine ständige gesellschaftliche Auseinandersetzung über das ‚was' und ‚wieviel' und das ‚wer' und ‚womit' in Bezug auf die Bereitstellung und Verfügbarkeit gesundheitlicher Leistungen erfolgen.

Die Betrachtung von Gesundheit vor dem Hintergrund ökonomischer Prinzipien erscheint für viele auf den ersten Blick paradox, weil dies bedeutet, einem ideell geprägten Begriff einen Geld- bzw. Warenwert beizumessen. Und tatsächlich erschiene es beispielsweise unter einem rein ökonomischen Primat wenig sinnvoll, horrende Summen in die Erforschung und Bekämpfung von Krankheiten zu investieren, an denen nur verhältnismäßig wenig Menschen erkrankt sind – und dazu vielleicht (könnte man provozierend sagen) auch noch solche, die selbst dem System nur wenig Leistung werden zurückgeben können. Widerspräche ein solcher Primat der Ökonomie nicht unserem Gleichheits- und Gerechtigkeitsempfinden? Darüber hinaus bieten auch Stellenabbau, Unterbezahlung von Personal und steigende Leistungsdichte in Gesundheitseinrichtungen – zumindest auf den ersten Blick – attraktive Potenziale zur Ausschöpfung von „Wirtschaftlichkeitsreserven". Prinzipien dieser Art werfen wiederum brennende ethische Fragestellungen auf, die oftmals an einen Punkt gelangen, an dem das Wohl der Patienten dem Wohl des medizinischen Personals gegenüber zu stehen scheint.

Aber auch die gegenseitige Betrachtung, nämlich die einer grenzenlosen Fürsorge und Leistungsbereitstellung kann kritisch hinterfragt werden: Muss der Staat bzw. müssen die sozialen Sicherungssysteme tatsächlich und umfänglich dafür sorgen, dass die Bürgerinnen und Bürger gesund sind und bleiben? Wie viel Gesundheit ist dann ausreichend? Und – wenn der Staat bzw. die Allgemeinheit für die Gesundheit der Bürgerinnen und Bürger aufkommen soll – wie sehr darf dieser Staat dann eben diese Bürgerinnen und Bürger auch präventiv, also etwa durch Anti-Rauchergesetze und andere Vorsorgemaßnahmen, davon abhalten, überhaupt erst krank zu werden? Sollte es Gesetze zur Begrenzung des Sonnenbadens deutscher Urlauber auf Mallorca geben? Pflichtsport, Pflichtdiät, Pflichtabstinenz? Die Spannung zwischen staatlicher Fürsorge und individueller Selbstverantwortung durchdringt alle Diskussionen zu aktuellen gesundheitspolitischen Maßnahmen und bedarf einer eingehenden Betrachtung.

Weiterhin stehen dem ökonomischen Referenzsystem mit seinen marktwirtschaftlichen Prinzipien die jeweilige Fachwissenschaft und der Professionscharakter der Fachberufe im Gesundheitswesen gegenüber, die eigentlich ganz anderen Maßstäben folgen. Die Frage, die sich z.B. Ärztinnen und Ärzte bei einer Behandlung stellen wollen, ist ja nicht, was Spritze und Wirkstoff kosten, sondern welche Therapiemaßnahme die am besten geeignete für die jeweilige Krankheit ist. Dass diese Haltung unter Umständen auch zu einer nahezu sportlichen Besessenheit werden kann, bei der der Patient *um jeden Preis* behandelt werden muss und Tod in diesem Zusammenhang immer als Niederlage der Wissenschaft verstanden wird, soll als mögliche Extremposition in diesem Problemfeld allerdings auch nicht unerwähnt bleiben. Die Unterordnung und Ausrichtung fachwissenschaftlicher Prinzipien an ökonomischen Maßstäben bedeutet eine Krise für die Fachwissenschaften im Gesundheitswesen. *Mens sana in corpore sano*, der gesunde Geist im gesunden Körper – bald ein Luxusartikel?

Aus diesen ersten Überlegungen heraus zeigt sich ein Dreiklang aus Solidarprinzip (Gleichheit, ferner Ethik), Fachwissenschaft und Ökonomie, dessen unterschiedliche Handlungslogiken mit verschiedenen Steuerungsansätzen und Stellschrauben im Gleichgewicht gehalten werden müssen. Grundsätzlich wiederum stehen hinter allen politischen Programmen und gesellschaftlichen Entscheidungen im Gesundheitsbereich unterschiedliche Auffassungen darüber, wie die aus der Gesamtheit der Individuen einer Gesellschaft ausgelagerte Gemeinversorgung im Gesundheitsbereich sich wiederum zu dem einzelnen Menschen verhalten sollte und wie dieser Mensch beschaffen ist. Innerhalb dieses Kontextes sollen die nachfolgenden Aufsätze einen breiten Bogen aufspannen.

Im Folgenden werden neben aktuellen Gestaltungs- und Entwicklungsansätzen im Gesundheitswesen und deren Auswirkungen auf den Einzelnen und die Allgemeinheit anhand von ausgewählten Themenbereichen sozialethische Fragestellungen und interdisziplinäre Ansätze im Umgang mit Gesundheit als gesamtgesellschaftliche Herausforderung erörtert. Allen Autorinnen und Autoren aus den unterschiedlichen Bereichen der Wirtschafts- und Politikwissenschaften, Theologie, Erziehungswissenschaft, Gesundheits-, Ernährungs- und Pflegewissenschaften, Philosophie sowie der Medizin sei an dieser Stelle für die interdisziplinär-konstruktive Zusammenarbeit an diesem Sammelband gedankt.

Wir hoffen, mit dem hier verfolgten Ansatz dazu beizutragen, dass wir im Diskurs über Qualitätsmanagement, Gesundheitsfonds und Ressourcenallokation im Gesundheitswesen den Blick für den Menschen selbst, das *Wesen*-tliche, nicht verlieren.

Bonn, Berlin, im November 2010
Christian Kölzer, Peter Hensen

I Sozioökonomische Perspektiven

Die gesunde Gesellschaft und ihre Ökonomie – vom Gesundheitswesen zur Gesundheitswirtschaft

Peter Hensen

„Citizens must also share responsibility for their own health"
(WHO, Ljubljana Charter on Reforming Health Care, 1996)

Das Gesundheitswesen[1] berührt unzählige Bereiche unseres gesellschaftlichen Lebens und politischen Handels. Die Auseinandersetzung mit der Frage, wie ein bedarfs- und auch leistungsgerecht gestaltetes Gesundheitswesen auszusehen hat, beschäftigt alle gesellschaftlichen Ebenen gleichermaßen. Im Mittelpunkt steht dabei, was wir rechtlich und moralisch unstreitig als schutzwürdige immaterielle Güter verstehen: die Gesundheit und das Leben des Einzelnen und der Bevölkerung. Konsensfähig ist hier jedoch allenfalls die Zielbestimmung. Die Verwirklichung der abstrakten Vorstellung von „Gesundheit für alle" ist ungleich schwerer in Einklang mit unterschiedlichen gesellschaftlichen Positionen zu bringen, die nicht nur um programmatische Deutungshoheiten ringen, sondern auch hinsichtlich Herkunft und Verwendung der dazu notwendigen Mittel verschiedene Auffassungen vertreten. Gleichwohl ist das, was wir heute entweder als schützenswert oder aber als verbesserungswürdig am deutschen Gesundheitssystem erleben, keinesfalls selbstverständlich und schon gar nicht unabänderbar. Die zahlreichen Reformen der letzten Jahrzehnte im Umfeld der Gesundheits- und Sozialpolitik illustrieren ebenso wie bereits der Blick ins nahe gelegene Ausland die Vielgestaltigkeit gesundheitlicher Versorgung und die Wandlungsfähigkeit gesundheitspolitischer Programmatik. Das Gesundheitswesen ist vielmehr ein Umfeld, in dem viele Vorstellungen und Gestaltungsprinzipien ihren Platz finden und das konstitutiv durch Wandel und gesellschaftliche Anpassung geprägt ist.

Ein wichtiges Merkmal bei der Beurteilung von Gesundheitssystemen ist die Gestaltung der Beziehung zwischen Staat und Markt. Das deutsche Gesundheitswesen konstituiert sich von je her als wesentliches Element sozialstaatlicher Tätigkeit und zentralstaatlicher Daseinsvorsorge. Jedoch rücken in den letzten Jahren zunehmend marktwirtschaftliche Denk- und Verhaltensweisen und der Import betriebswirtschaftlicher Organisationsprinzipien auf allen Ebenen des Gesundheitswesens in den Vordergrund. Staatliche Einflussnahme und zentralis-

---

[1] Die Begriffe Gesundheitswesen und Gesundheitssystem werden im Weiteren synonym verwandt.

tische Planung werden nach und nach ersetzt durch ein Mehr an Verantwortung und neuen Steuerungsanforderungen auf den nachgeordneten Ebenen (siehe Abb. 1).

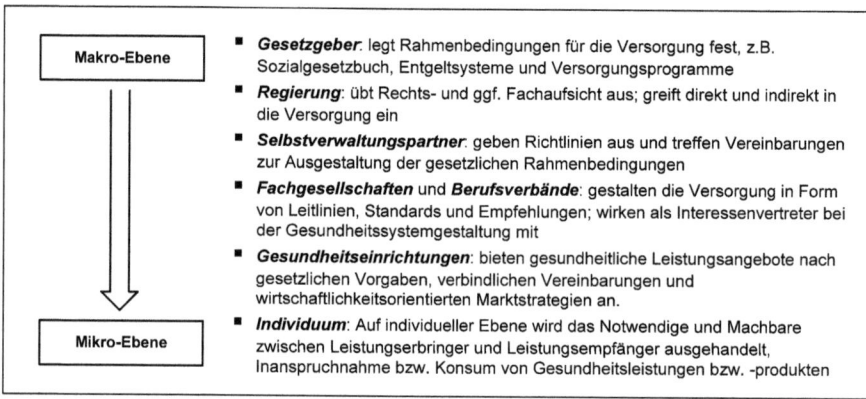

Abbildung 1: Ebenen-Modell des Gesundheitswesens und seiner Akteure.

Auch wenn der zu beobachtende Strukturwandel im Gesundheitswesen noch nicht so radikal ausgefallen ist wie dies in anderen Bereichen staatlicher Daseinsvorsorge, die schrittweise aus der öffentlichen Hand in die Privatisierung geführt wurden, man denke an Telekommunikation, Post, Energie usw., zu beobachten ist, spielen Begriffe wie Deregulierung, Marktorientierung und Wettbewerb im Gesundheitssystem eine zunehmend wichtigere Rolle (vgl. Bruckenberger 2009: 201). Die zahlreichen Finanzierungs- und Budgetierungsstrategien der letzten Jahre, die zu mehr Wirtschaftlichkeit im Gesundheitswesen beitragen sollen, schlagen auf sämtliche Bereiche der gesundheitlichen Versorgung durch. Der organisatorische Wandel unter dem Primat von Effizienz und Effektivität wird unter anderem durch die sichtbare Betriebswirtschaftlichung von Funktionseinheiten im Gesundheitswesen, wie z.B. Krankenhäuser, Krankenversicherungen usw., deutlich. Neben notwendigen Ökonomisierungsprozessen in Gesundheitsinstitutionen ist in vielen Bereichen der gesundheitlichen Versorgung, national wie international (vgl. McGregor 2001), gleichzeitig eine liberale Wettbewerbslogik erkennbar, die Gesundheitsleistungen zu Produkten mit Marktwert wandelt, zu denen der individuelle Zugang (auch) von den wirtschaftlichen Ressourcen der Zielgruppe abhängt. Marktwirtschaftliche Elemente erlangen zweifellos auch in Zukunft eine immer größer werdende Relevanz bei der Mittelallokation und der Gestaltung der Organisationsstrukturen in der

Gesundheitsversorgung (vgl. Mörsch 2002). In diesem einführenden Beitrag sollen neben einer Standortbestimmung des deutschen Gesundheitswesens auch Entwicklungslinien aufgezeigt werden, die neben den strukturellen Wandlungsprozessen zu einer Art Neudefinition des Gesundheitswesens beitragen.

1 Sozialstaat und Eigenverantwortung

Nach Artikel 20 Abs. 1 des Grundgesetzes (GG) ist die Bundesrepublik Deutschland „ein demokratischer und sozialer Bundesstaat". Sozialstaatlichkeit bildet neben der Rechtsstaatlichkeit einen wichtigen Grundsatz unseres republikanisch und förderalistisch geprägten Demokratiemodells. Mit dem Grundgesetz ist der soziale Auftrag des Staates nicht nur rechtlich verfasst, sondern nach Artikel 79 Abs. 3 GG auch nicht änderbar. Jedoch ist das Sozialstaatsprinzip im GG ohne jegliche inhaltliche Konkretisierung normiert, so dass es keine verwertbaren Aussagen zur Realisierung zulässt. Der Sozialstaat ist nicht als eine gesonderte Institution angelegt, „Sozialstaatlichkeit ist vielmehr ein Charakteristikum des Staates neben anderen, welche nach kontroverser Debatte von Staatsrechtlern heute als *Staatsziel* interpretiert wird" (Kaufmann 1997: 22). Dieses Staatsziel geht einher mit der Konstituierung sozialstaatlicher Prinzipien, die im Wesentlichen auf die Schaffung und Sicherung sozialer Sicherheit, sozialer Gerechtigkeit und sozialen Ausgleichs ausgerichtet sind (akutell hierzu Lessenich 2008). Die Zielrichtung wird somit zwar einigermaßen deutlich, die Zieldefinition insbesondere die Frage nach der Ausgestaltung der sozialen Gerechtigkeit bleibt unbestimmt. Je nach gesellschaftlicher Herkunft, politischem Standpunkt oder individueller Auffassung sind unterschiedliche Deutungen und Strategien denkbar. Über den „gar nicht so selbstverständlichen Begriff der Sozialen Gerechtigkeit" äußert sich beispielsweise der ehemalige Vorsitzende der Deutschen Bischofskonferenz folgendermaßen:

> Sozial gerecht ist ein Gemeinwesen, wenn es allen Bürgerinnen und Bürgern hilft bzw. ermöglicht, durch ihr eigenes Handeln ihr Wohl zu erreichen. (...) Soziale Gerechtigkeit ist nichts Statisches, eine Gesellschaft muss sich immer wieder vergewissern, was hier und jetzt gerecht ist. In diesem Sinne muss man das Soziale immer wieder neu denken. (Lehmann 2006)

Mit diesen Worten werden zwei Wesenszüge des Begriffs „soziale Gerechigkeit" deutlich: Zum einen ist das Grundverständnis dessen, was wir als Gesellschaft und jeder für sich alleine als sozial gerecht empfinden, etwas grundsätzlich Wandelbares. Dieses Wandelbare, das obendrein nicht „selbstverständlich" ist, müssen wir uns immer wieder neu vergegenwärtigen und mit Leben füllen. Stetiger Deutungswandel ist also kein bestimmtes Phänomen, sondern inhärentes Merkmal sozialstaatlichen Handelns. Zum anderen macht Lehmann mit seinen Worten unmissverständlich klar, dass Sozialstaatlichkeit nicht ohne das Mitwirken der darin lebenden Bürgerinnen und Bürger funktioniert. Soziale Gerechtigkeit ist keine „Einbahnstraße", die den Bürger zu einem passiven Empfänger wohlfahrtstaatlicher Leistungen degradiert und ihn gleichzeitig durch eine Fülle von Leistungsansprüchen gegenüber dem Staat wieder aufwertet. Soziale Gerechtigkeit kann nur im Ausgleich und im Zusammenwirken aller gesellschaftlicher Instanzen und Institutionen entstehen und schließt die individuelle Eigenverantwortung[2] mit ein. Eigenverantwortung ist aber kein Appell oder eine Bitte des Staates an seine Bürger zur Mitwirkung. Vielmehr fußt sie auf einem anderen grundgesetzlich geschützten Wert, dem Wert der Freiheitlichkeit und der Selbstbestimmtheit[3]. Sie ist quasi die Kehrseite einer Medaille, die auf der einen Seite den Bürger und dessen Rechte gegenüber dem Staat beschützt, die auf der anderen Seite aber jedem Einzelnen ein genauso hohes Maß an Verantwortung für das eigene Wohlergehen und dem der Gesellschaft abverlangt. Zwischen diesen beiden Prinzipien – Sozialstaatlichkeit und Freiheitlichkeit – markiert sich ein permanentes Spannungsfeld, in dem stets um Ausgleich gerungen wird (siehe Abb. 2).

Die Ausgestaltung unseres Gesundheitssystems ist eng mit den Fragen zur sozialen Gerechtigkeit verknüpft. Wichtige Ausgleich schaffende Instumente sind die sozialen Sicherungssysteme. Den Sozialstaat und auch das Gesundheitswesen in Deutschland dominiert das Versicherungsprinzip. Der Anteil der auf dem Versicherungsprinzip basierenden Systeme (z.B. Kranken-, Renten-, Unfall-, Pflege- und Arbeitslosenversicherung) liegt bei ca. 60 Prozent des Sozialbudgets[4]. Ältester Zweig der Sozialversicherung ist die gesetzliche Krankenversicherung (GKV), die im Jahr 2008 bereits 125 alt geworden ist (vgl. Rau 2008). Der soziale Auftrag der GKV besteht auch heute noch darin, vollen Versicherungsschutz im Krankheitsfall grundsätzlich paritätisch (d.h. von Versicherten und Arbeitgebern finanziert) und unabhängig von der finanziellen Leistungs-

---

[2] Unter Eigenverantwortlichkeit versteht Lehmann mit Blick auf das Gesundheitssystem, vor allem auch hinsichtlich vorangegangener Texte der Deutschen Bischofskonferenz, die eine Stärkung der Eigenverantwortung betonen, „Eigenverantwortung nicht im Sinne von Eigenleistung, also höherer Zuzahlungen und höherem Selbstbehalt", „sondern Eigenverantwortung in dem Sinne, dass man das eigene Leben stärker selbst in die Hand nimmt." Siehe auch den Beitrag „Den Sozialstaat zukunftsfest machen" von Tobias Blum in den Mainzer Bistumsnachrichten Nr. 35, 27. September 2006.
[3] Als Beispiel sei die Allgemeine Handlungsfreiheit nach Art. 2 Abs. 1 GG genannt: „Jeder hat das Recht auf die freie Entfaltung seiner Persönlichkeit, soweit er nicht die Rechte anderer verletzt und nicht gegen die verfassungsmäßige Ordnung oder das Sittengesetz verstößt".
[4] Das Sozialbudget umfasst alle Leistungen der sozialen Sicherungsssteme. In Form eines regelmäßigen Berichts der Bundesregierung schafft es so einen Überblick über das Leistungsspektrum und die Finanzierung der Sozialen Sicherung.

fähigkeit des einzelnen Versicherten zu gewährleisten (GKV 2010). Die Mittel dafür werden solidarisch aufgebracht und die Beitragsfinanzierung erfolgt im Umlageverfahren. Einschränkend ist zu sagen, dass die aktuellen Entwicklungen rund um die ab dem Jahr 2010 erhebbaren Zusatzbeiträge[5] allerdings auch als eine schrittweise Ablösung vom Prinzip der paritätischen Finanzierung in der GKV gedeutet werden können. Im Kern bietet das System der GKV allen Versicherten einen gesetzlich festgelegten Leistungskatalog, der Leistungen der Krankheitsverhütung, Krankheitsfrüherkennung, Behandlung im Krankheitsfall, medizinische und ergänzende Leistungen der Rehabilitation sowie Lohnersatzleistungen umfasst. Die funktionalen Kernaufgaben der GKV werden in § 1 Sozialgesetzbuch V (SGB V) unter der Überschrift „Solidarität und Eigenverantwortlichkeit" deutlich:

> Die Krankenversicherung als Solidargemeinschaft hat die Aufgabe, die Gesundheit der Versicherten zu erhalten, wiederherzustellen oder ihren Gesundheitszustand zu bessern. Die Versicherten sind für ihre Gesundheit mitverantwortlich; sie sollen durch eine gesundheitsbewusste Lebensführung, durch frühzeitige Beteiligung an gesundheitlichen Vorsorgemaßnahmen sowie durch aktive Mitwirkung an Krankenbehandlung und Rehabilitation dazu beitragen, den Eintritt von Krankheit und Behinderung zu vermeiden oder ihre Folgen zu überwinden. Die Krankenkassen haben den Versicherten dabei durch Aufklärung, Beratung und Leistungen zu helfen und auf gesunde Lebensverhältnisse hinzuwirken.

Mit diesem ersten Paragraphen weist auch der Gesetzgeber an prominenter Stelle nicht nur auf das notwendige Zusammenwirken von solidarisch geprägter Sozialstaatlichkeit und individueller Eigenverantwortung hin. Auf programmatischer Ebene wird es vielmehr zu einer Grundbedingung für sozial gerechtes Handeln innerhalb der gesundheitlichen Versorgungssysteme erklärt. Offen – und damit wiederum der Deutungshoheit gesellschaftlicher und gesundheitspolitischer Strömungen unterworfen – bleibt die Frage nach den Ausführungen auf der technologischen bzw. operativen Ebene. Eigenverantwortung im augenblicklich erlebten Sinne beschränkt sich vor allem auf finanzielle Eigenbeteiligungen bei gesundheitlichen Leistungen und die Pflicht zur gesunden Lebensführung (vgl. Ahrens 2004; Schmidt 2010). Eine Zunahme von Eigenleistungen ist in vielen Bereichen der gesundheitlichen Versorgung sichtbar, sei es durch Leistungsan-

---

[5] Mit der Einführung des Gesundheitsfonds im Jahr 2009, der sich aus einheitlich festgelegten Beitragssätzen und Steuermitteln speist und die Finanzmittel nach festgelegten Kriterien an die Krankenkassen verteilt, haben diese ab dem Jahr 2010 die Möglichkeit, erzielte Überschüsse in Form von Prämien an ihre Mitglieder auszahlen, soweit sie über eine ausreichende Finanzreserve verfügen, oder aber Zusatzbeiträge von ihren Mitgliedern zu erheben, wenn sie mit den aus dem Gesundheitsfonds zugewiesenen Geldern nicht auskommen (vgl. BMG 2010).

gebote, die nicht (mehr) die Leistungspflicht der GKV berühren, z.B. in Form von medizinischen Wahlleistungen im stationären Sektor (vgl. Trefz 2003), individuellen Gesundheitsleistungen (IGeL) oder bestimmten Wahlleistungen im ambulanten Sektor (vgl. Abholz 2005; Wagener et al. 2005), oder durch verschiedene Selbstbehalte, die das Inanspruchnahmeverhalten gesundheitlicher Leistungen ökonomisch motiviert steuern sollen, z.B. die sog. „Praxisgebühr" oder die Zuzahlungspflicht bei Arznei-, Heil- und Hilfsmitteln. Je restriktiver sich die Maßstäbe an das Versorgungsniveau und damit die Leistungsverpflichtungen der GKV entwickeln, desto mehr wird Eigenverantwortung zu einer Form der Privatisierung des individuellen Krankheitsrisikos mit der Folge, dass Gesundheits- und Krankheitskosten immer mehr auf den Einzelnen verlagert werden (vgl. Holst/Laser 2000; Dabrock 2003; Rakowitz 2004).

Der andere Aspekt, Eigenverantwortung im Sinne einer Verantwortung für die eigene Lebensführung zu verstehen, erscheint auf den ersten Blick unbedenklich. Jedoch ist wissenschaftlich mittlerweile gut nachweisbar, dass die Hauptdeterminanten für Gesundheit und Krankheit nicht (allein) auf Seiten der Individuen liegen, sondern dass vielmehr struktur- und verhaltensbezogene Merkmale bzw. sozial ungleich verteilte Belastungen, Beanspruchungen und Ressourcen in hohem Maße Morbidität und Mortalität mitbestimmen (vgl. Richter/Mielck 2000; Ahrens 2004, Siegrist 2003). Soziale und gesundheitliche Ungleichheit ist mittlerweile ein komplexer Forschungszweig geworden, der sich um die Aufklärung ihrer Determinanten und Mechanismen bemüht. Eine umfassende Übersicht über den aktuellen Forschungsstand zu den verschiedenen sozio-ökonomischen, sozio-kulturellen sowie verhaltens-, biografie- und lebenslaufbezogenen Ursachen und Einflüssen auf gesundheitliche Ungleichheit geben Bauer et al. 2008.

Wenn der Einzelne also nur bedingt für seine Gesundheit und Krankheit verantwortlich sein kann, kann diese Verantwortung auch nur bedingt wahrgenommen und ausgeübt werden. Andererseits kann jeder Einzelne in den meisten Fällen durch aktives Zutun oder Unterlassen etwas zur Krankheitsverhütung und Gesundheitsbeeinflussung beitragen. Hierbei muss unterschieden werden in Ereignisse und Zustände, auf die Individuen keinerlei Einfluss haben, wie beispielsweise angeborene Tumoren, und jene, die durch die Wahl des Verhaltens der Betroffenen hervorgerufen werden, wie beispielsweise eine Fraktur durch einen Skiunfall (vgl. Buyx 2005; Alber et al. 2009). Diese Unterscheidung spielt in der Debatte um Verteilungsgerechtigkeit im Gesundheitswesen eine große Rolle. Ein wichtiger Aspekt ist aber, dass bei jeder Überbetonung der Eigenverantwortung reflexartig ein Schuldparadigma anwendbar wird, das jeden Einzelnen verdächtig macht, nicht genügend Anstrengungen in Richtung einer gesundheitsorientierten Lebensführung angestellt zu haben. In einer Analyse zur Eigenverantwortung im Gesundheitswesen fordert daher Schmidt nach einer kritischen

Bestandsaufnahme der ungelösten Fragen der Verantwortungsübernahme und -zuweisung eine paradigmatische Umstellung von der Individualverantwortung zur kooperativen Verantwortung, d.h. zu einem Ansatz, der *Verantwortung* auf alle Akteure im Gesundheitswesen verteilt. Ein solcher Ansatz sollte weniger an den Ursachen für Krankheit und Gesundheit geleitet sein, sondern einen lösungsorientierten Betrachtungswinkel einnehmen (Schmidt 2010). Verantwortungsübernahme auf allen Ebenen solle sich dabei stärker an der Leistungsfähigkeit und nicht am Verursacherprinzip messen lassen. Letztendlich wird mit einem solchen Denkansatz jenes konkretisiert, was das Zusammenspiel von Solidarität und Subsidiarität in unserem Sozialgefüge ausmacht: Eigenverantwortung ist die Verantwortung jedes Einzelnen und jeder gesellschaftlichen Instanz, den Beitrag in Art und Umfang zu leisten, der ihm mit seinen Mitteln und Voraussetzungen und im Rahmen seines Umfelds und seiner Handlungsräume möglich ist. Die Rolle des Sozialstaats ist nicht die der alleinigen „nährenden Mutter", sondern sie übernimmt als stärkste Kraft auf der Makroebene eine Lenkungs- und Steuerungsfunktion. Ein Mehr an Eigenverantwortung auf Seiten der unterschiedlichen Akteure führt nicht zu weniger Staatsaufgaben, sondern bedeutet im Gegenteil eher neue und erhöhte Anforderungen an die sozialstaatlichen Tätigkeiten (vgl. Buyx 2005: 279). Je größer der Handlungs- und Möglichkeitenraum auf individueller Ebene, desto mehr Aufwand und Anstrengungen werden erforderlich, soziale Gerechtigkeit in der Balance zu halten (vgl. Abb. 2).

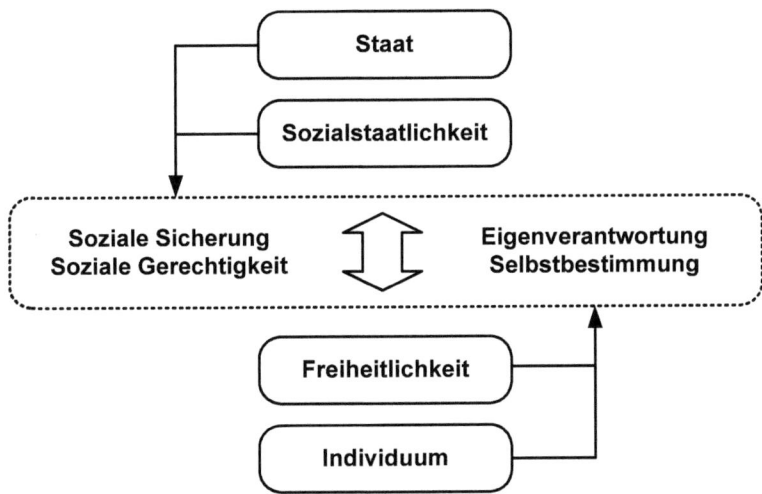

Abbildung 2: Spannungsfeld sozialstaatlichen Handelns.

2 Ökonomie und Martwirtschaft

Bei der Diskussion um die gesellschaftliche und damit auch ökonomische Bedeutung von Gesundheit ist es zunächst sinnvoll, eine Unterscheidung zwischen dem immateriellen bzw. transzendentalem Gut *Gesundheit* und solchen Gütern vorzunehmen, die darauf gerichtet sind, ein Bedürfnis nach Gesundheit zu befriedigen, nämlich *Gesundheitsleistungen* (Oberender et al. 2002: 14ff.). Als Gesundheitsleistungen können sowohl materielle Wirtschaftsgüter, d.h. Waren wie z.b. Arzneimittel oder medizintechnische Geräte, als auch immaterielle Wirtschaftsgütern in Gestalt von Diensteistungen bzw. Gesundheitsdienstleistungen, z.b. Arztbesuch oder häusliche Krankenpflege, verstanden werden. Gesundheitsleistungen stellen aus ökonomischer Sichtweise die eigentlichen Tauschobjekte dar und das Gut *Gesundheit* übt in diesem Verständnis eine Legitimationsfunktion für das Angebot und die Erbringung dieser Leistungen aus.

Ein wichtiges Merkmal gesundheitlicher Leistungen ist die Besonderheit der Kunden-Lieferanten-Beziehungen. Die Austauschprozesse zwischen Leistungserbringer und Leistungsempfänger erfolgen nicht wie im privatwirtschaftlichen Konsumgütermarkt bilateral. Vielmehr werden die Erbringung und das Angebot durch eine dritte Instanz, den Leistungsfinanzierern, maßgeblich mitbestimmt. Auf dem *Gesundheitsmarkt* spannt sich eine Dreiecksbeziehung zwischen Anbietern, Nachfragern und Finanzierern auf, die durch mehr oder weniger stark ausgebildete wettbewerbliche Strukturen einerseits und staatlichen Regulationen andereseits charakterisiert ist (siehe Abb. 3).

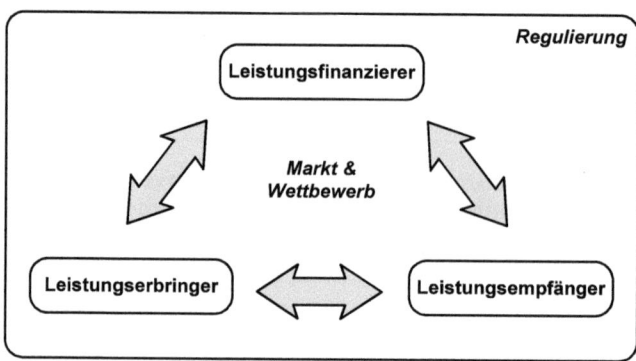

Abbildung 3: Das „sozialrechtliche Leistungsdreieck" zwischen staatlicher Regulierung und Markt und Wettbewerb.

Leistungen der gesundheitlichen Versorgung sind nach ökonomischem Verständnis in hohem Maße sog. „private Güter"[6], d.h. sie sind grundsätzlich einer Koordination über Märkte zugänglich (Oberender/Zerth 2008). Jedoch tragen vielfältige Besonderheiten zwischen Angebot und Nachfrage von Gesundheitsleistungen zu zahlreichen Störungen dieses Marktes bei. Leistungen der gesundheitlichen Versorgung sind zwar grundsätzlich marktfähig, sie können aber nur begrenzt in typischen Marktprozessen koordiniert werden. Einerseits produziert Gesundheit grundsätzlich sog. „externe Effekte", z.b. erhöhen erfolgreich durchgeführte Impfmaßnahmen die öffentliche Gesundheit. Weiterhin werden Umfang und Ausmaß künftiger Erkrankungen systematisch unterschätzt, woraus sich aus Gründen der finanziellen Unterdeckung automatisch ein Regulierungsbedarf ergibt (vgl. Neubauer 1988; Oberender/Zerth 2005). Eine Regulierung des Gesundheitsmarktes ist aber auch aufgrund der erheblich eingeschränkten Kundensouveränität und der bestehenden Informationsasymmetrien zwischen Anbietern von Gesundheitsleistungen und Nachfragern notwendig. Im Bereich der Gesundheitsversorgung sind die Funktionsbedingungen eines freien Wettbewerbs nicht oder nur sehr eingeschränkt gegeben (Dettling 2009): Anbieter und Nachfrager verhalten sich nicht nach dem Leitbild des homo oeconomicus (Nutzenmaximierung); es besteht kein freier Marktzugang für Anbieter und Nachfrager; es liegt keine hinreichende Homogenität der Leistungen und hinreichende Austauschbarkeit der Anbieter vor; es besteht keine hinreichende Flexibilität der Wettbewerbsparameter Qualität, Service, Preis und Werbung; es herrscht keine hinreichende Markttransparenz; es liegt keine hinreichende Anzahl von Anbietern und hinreichende Größe der Märkte vor; es herrscht keine gleiche Verhandlungsmacht zwischen Anbietern und Nachfragern; es kann kein hinreichender Ausschluss eines Handelns von Anbietern und Nachfragern auf Kosten Dritter, d.h. Ausschluss der sog. „externen Effekte", gewährleistet werden.

Aufgrund der zahlreichen Unterschiede bzw. der gegenüber der Privatwirtschaft geringeren Marktfähigkeit von Gesundheitsleistungen entsteht für die Gesundheitsversorgung per se ein hoher Regulierungsbedarf. Daraus lässt sich jedoch kein grundsätzliches Marktversagen[7] ableiten, da z.B. nicht eindeutig

---

[6] Im Gegensatz zu privaten Gütern gilt für sog. „kollektive" oder „öffentliche Güter", dass diese sich Marktmechanismen entziehen, z.B. durch die Nicht-Anwendbarkeit des Ausschlussprinzips, d.h. Nicht-Zahlungswilligen kann der Nutzen nicht entzogen werden, die sog. Nicht-Rivalität im Konsum, d.h. dass eine Nutzung von beliebig vielen Nutzern erfolgen kann, ohne dass Nutzeneinbußen erfolgen oder durch das Fehlen des Koordinationsmediums „Preis". In einzelnen Fällen lassen sich auch für bestimmte Gesundheitsleistungen die Kriterien für öffentliche Güter anwenden, z.B. Infektionsschutz durch den Öffentlichen Gesundheitsdienst.
[7] Mit „Marktversagen" wird in den Wirtschaftswissenschaften der Sachverhalt beschrieben, wenn der Markt nicht zu einer optimalen Aufteilung knapper Ressourcen fähig ist bzw. volkswirtschaftlich nicht wünschenswerte Ergebnisse enstehen. Das „Staatsversagen" beschreibt dagegen den Sachver-

bestimmbar ist, ob die fehlende Internalisierung des externen Effektes ein Problem des Marktprozesses ist oder vielleicht Spielregeln und Institutionen für den Marktprozess verändert werden müssten (vgl. Oberender/Zerth 2008). Andererseits ist auch festzustellen, dass die fehlenden Voraussetzungen eines freien Marktes und vollständiger Konkurrenzsituation auch in anderen Gütermärkten niemals vollständig realisiert sind. Hinzu kommt aber auch ein wichtiges ethisches Argument für staatlichen Regulierungsbedarf. Wenn der Zugang zur Gesundheitsversorgung von der individuellen Zahlungsfähigkeit abhängig ist, würde dies aufgrund der sehr ungleichen Einkommensvoraussetzungen zu einer ungerechten Verteilung von gesundheitlichen Leistungen führen. Ein gleicher Zugang zur Gesundheitsversorgung ist allerdings eine Grundbedingung für Chancengleichheit in dieser Gesellschaft, quasi eine Basisvoraussetzung für die Verwirklichung von Lebenszielen. Umgekehrt sind die Reduzierung und der Abbau von sozialen Ungleichheiten und Benachteiligungen mit nachweislich besseren Gesundheitschancen verbunden (vgl. Marckmann 2008).

Insgesamt ist das Gesundheitswesen ein Finanzierungs- und Leistungssystem, das einerseits hochgradig staatlich reguliert ist, andererseits auch wettbewerblichen Kräften unterworfen ist, ohne einen tatsächlichen (freien) Markt anbieten zu können. Erkennbar wird aktuell ein Quasi-Markt, auf dem zunehmend marktwirtschaftliche Instrumentarien bedient und eingesetzt werden. Die zahlreichen Gesundheitsreformen der letzten Jahre rückten marktwirtschaftliche Denk- und Handlungswesen zunehmend ins programmatische Zentrum, allerdings weniger aus Gründen der staatlichen Entlastung von Allokationsentscheidungen, sondern vielmehr zur systemimmanenten Effizienzsteigerung. Ziel hierbei war es, durch wettbewerbsgeleitete Marktprinzipien das Verhältnis von Angebot bzw. Anbieter und Nachfrage zu optimieren, Synergien zwischen diversen Anbietern besser zu nutzen und durch Ausschöpfung der vorhandenen Wirtschaftlichkeitsreserven die knapper werdenen Finanzmittel sinnvoller, d.h. bedarfs- und leistungsgerechter, zu verteilen. Die Qualität der gesundheitlichen Leistungen soll langfristig nicht mehr durch zentral zur Verfügung gestellter Mittel, die in der Vergangenheit durch die Selbstkostenorientierung nahezu unbegrenzt erschienen, erreicht und sichergestellt werden. Sie soll vielmehr in Form eines Wettbewerbsfaktors bzw. als Ergebnis unternehmerischer und wirtschaftlichkeitsorientierter Tätigkeit die Akteure und Gesundheitseinrichtungen zur mehr eigenverantwortlichen Handeln auffordern. Markt und Wettbewerb werden zunehmend zu einer gesundheitspolitischen Antwort auf die Grenzen der finanziellen Leistungsfähigkeit des Sozialstaats.

---

halt, dass eine unternehmerische Tätigkeit des Staates (hier der Sozialstaat) bzw. Staatsinterventionismus zu schlechteren volkswirtschaftlichen Ergebnissen oder ineffizienteren Lösungen führt, als eine Organisation über den Markt unter Wettbewerbsbedingungen (vgl. Pollert et al. 2004: 150).

Bei aller aufkommenden und zum Teil berechtigten Kritik an diesen Entwicklungen muss aber auch berücksichtigt werden, dass die Finanzierbarkeit des Gesundheitssystems bzw. die Qualität und Quantität gesundheitlicher Leistungen in hohem Maße vom Leistungsvermögen unserer Gesellschaft und vom Ergebnis ihrer Volkswirtschaft bestimmt werden, unabhängig davon, ob das Pendel mehr in Richtung Staat oder Markt schlägt. Es können nur Mittel verteilt werden, die zuvor in einem bestimmten Zeitraum auch erwirtschaftet worden sind. Dieser Zusammenhang kann soweit zugespitzt werden, dass eine erfolgreiche Sozialpolitik letztendlich nur auf Basis einer erfolgreichen wachstumsorientierten Wirtschaftspolitik gestaltet werden kann (Schlander/Schwarz 2005: 186). Die Grenzen des Sozialstaats werden also immer auch von den Grenzen der wirtschaftlichen Leistungsfähigkeit, also von den Einnahmen zumindest mitbestimmt. Ein Krankenversicherungssystem, dessen Einnahmen sowohl von der Anzahl als auch von der Höhe der leistungsorientierten Beitragszahlung seiner Versicherten abhängig ist und das obendrein seine Leistungen umlageorientiert im Bedarfsfall zur Verfügung stellt, ist in hohem Maße von einem prosperierenden Wirtschaftssystems abhängig. Die stete Steigerung der Krankenkassenbeiträge hängt auch mit den Einnahmeverlusten durch eine hohe Arbeitslosigkeit und der damit verbundenen sinkenden Lohnquote zusammen (Reiners 2002: 43). Da ist es kein Wunder, wenn Arbeitsmarktpolitik bzw. die Senkung von Lohnnebenkosten auch zu einem Nebenschauplatz gesundheitspolitischer Gesetzesreformen werden (vgl. Tretter 2008).

Zu der Einnahmeproblematik gesellt sich aber grundsätzlich auch ein Ausgabenproblem. Insgesamt sind die Gesundheitsausgaben in Deutschland in den Jahren von 1995 bis 2007 stark gestiegen (Tab. 1). Als größte Ausgabepositionen tragen vor allem die Krankenhausversorgung und der vertragsärztliche Sektor inklusive der Arzneimittelversorgung massiv zur Ausgabensteigerung bei.

Trotz unzähliger Kostendämpfungsmaßnahmen in den letzten Jahren und Jahrzehnte konnte die Ausgabensteigerung nicht nennenswert gebremst werden. Hinsichtlich des absoluten Anstiegs der Gesundheitsausgaben sind primär keine Kausalzusammenhänge ersichtlich. Die Gründe für die Ausgabensteigerungen werden aber überwiegend in den gestiegen Kosten für medizinische Forschung, den technologischen Fortschritten in den Behandlungs- und Diagnosemöglichkeiten, dem demographischen Wandel sowie Mengenausweitungen und Preiserhöhungen bei der Erbringung von Gesundheitsleistungen gesehen (RKI 2006: 197). Auch im internationalen Vergleich sind die Gesundheitsausgaben in Deutschland signifikant hoch. Bezogen auf das Bruttoinlandsprodukt (BIP) entsprechen die Gesundheitsausgaben bzw. der Umsatz im Gesundheitswesen der letzten Jahre ungefähr einem Zehntel der gesamtwirtschaftlichen Leistung. Lediglich die USA (2007: 15,3% am BIP), die Schweiz (2004: 11,3% am BIP) und in jüngster Zeit auch Frankreich (11,0% am BIP) liegen mit ihren Ausgaben für Gesundheit deutlich darüber (Tab. 2). Grundsätzlich ist in den dargestellten OECD-Ländern seit Mitte der 1990er Jahre ein Trend zu einem generellen Anstieg der Gesundheitsausgaben erkennbar (OECD 2003).

Gesundheitsausgaben [in Mio. €]	Jahr 1995	Jahr 2000	Jahr 2007
Ambulante Einrichtungen	86.970	100.798	124.440
Stationäre/teilstationäre Einrichtungen	70.939	78.821	91.772
Rettungsdienste	1.731	2.057	2.676
Gesundheitsschutz	1.782	1.806	1.883
Verwaltung	11.032	12.583	14.673
Sonstige Einr. und private Haushalte	6.204	7.429	7.424
Ausland	568	634	1.112
Investitionen	7.248	8.295	8.771
Gesamt	**186.474**	**212.423**	**252.751**

Tabelle 1: Entwicklung der Gesundheitsausgaben 1995 bis 2007 nach Einrichtungen; Gesundheitsausgaben in Mio. Euro; Quelle: Statistisches Bundesamt 2009.

Anteil am Bruttoinlandsprodukt in %	Jahr 1995	Jahr 2000	Jahr 2006
Deutschland	10,1	10,3	10,5
Frankreich	10,4	10,1	11,0
Italien	7,3	8,1	9,0
Japan	6,9	7,7	8,1
Schweden	8.0	8,2	9,2
Schweiz	9,7	10,3	11,3
Vereinigte Staaten	13,3	13,2	15,3
Vereinigtes Königreich	6,9	7,2	8,4

Tabelle 2: Entwicklung der Gesundheitsausgaben in Prozent am Bruttoinlandsprodukt (BIP) am Beispiel ausgewählter OECD-Länder; Quelle: Statistisches Bundesamt 2009, OECD Gesundheitsdaten.

Der Anteil der Gesundheitsausgaben in Deutschland am BIP präsentiert sich zwar auffällig hoch, er ist im OECD-Ländervergleich jedoch in den letzten Jahren nur geringfügig gestiegen bzw. insgesamt relativ stabil geblieben. Ein deutlicher Anstieg der Gesundheitsausgaben am BIP wurde allerdings nach der Wiedervereinigung beobachtet, allerdings war auch dies begleitet von einem relativen Zurückbleiben des gesamtdeutschen BIPs nach der Wiedervereinigung (vgl. Schölkopf/Stapf-Finé 2004).

Das Paradigma eines überteuerten Gesundheitswesens ist mittlerweile fester Bestandteil wiederkehrender Politkämpfe um die Wirksamkeit sozialstaatlicher Errungenschaften und ihrer Leistungstiefe. In Deutschland werden hohe Anteile des BIPs für das Gesundheitswesen aufgebracht, jedoch ist schwer vorhersehbar, ob und in welchem Ausmaß diese die Grenzen der Finanzierbarkeit des Gesundheitswesens in Zukunft erreichen bzw. überschreiten. Die relative Ausgabenstabilitität gemessen am BIP legt eher eine zurückhaltende Interpretation nahe. Dies wird ebenso bestätigt bei Betrachtung der GKV-Ausgabenanteile am BIP, bei denen in den letzten Jahren eine ähnliche Entwicklung und relative Ausgabenstabilität zu verzeichnen war wie bei den Gesundheitsgesamtausgaben.

Trotz der Effizienzgewinne, die teilweise auf die eingangs dargestellten Veränderungen im Gesundheitswesen zurückzuführen sind, ist bei allgemein relativer Stabilität der Gesundheitsausgaben doch ein geringer Anstieg der Gesundheitskosten am BIP in den letzten Jahren nicht zu verleugnen (vgl. Hensen/Hensen). Dies hängt nach Einschätzung des Robert Koch-Instituts (2006) ähnlich wie in der Situation nach der Wiedervereinigung u.a. mit der – im Vergleich zu anderen OECD-Ländern – ungünstigeren wirtschaftlichen Entwicklung in Deutschland in den letzten Jahren zusammen. Auch bei Betrachtung der Pro-Kopf-Ausgabenentwicklung, wird deutlich, dass die durchschnittliche Steigerung in Deutschland am geringsten ausfällt. Nichtsdestotrotz muss vor dem Hintergrund zukünftiger gesellschaftlicher Entwicklungen und Herausforderungen geprüft werden, wie die Finanzierung und Finanzierbarkeit des Gesundheitswesens langfristig gesichert werden, kann, auch wenn angesichts differenzierter Betrachtungen hinsichtlich der Ausgabenentwicklung nicht wirklich von der viel beschworenen „Kostenexplosion[8]" im Gesundheitswesen gesprochen werden kann.

---

[8] Der Begriff „Kostenexplosion" entstand Mitte der 1970er Jahre als die Ausgaben für das Gesundheitswesen öffentlich mit der Krise des Sozialstaats in Verbindung gebracht wurde. Gegen das spezielle Argument einer Kostenexplosion im Gesundheitswesen argumentieren überzeugend Braun et al. 1998 und Reiners 2009.

3 Mittelknappheit und Allokationsstrategien

Der Grund, warum die Ausgabenentwicklung sozialstaatlicher Leistungen insbesondere im Gesundheitswesen seit mehr als dreißig Jahren misstrauisch von der Öffentlichkeit und der Politik verfolgt wird und Kostendämpfungs- und Strukturreformen zum Gegenstand nahezu jeder Legislaturperiode geworden sind, ist zum einen im Bewusstsein der Begrenztheit verfügbarer Ressourcen, vor allem aber in der Sorge um die zukünftige und nachhaltige Finanzierbarkeit des Gesundheitswesens begründet. Die neben der Ausgabensteigerung zu verzeichnende Einnahmeproblematik der solidarisch finanzierten sozialen Sicherungssysteme verleiht dieser Sorge zusätzlichen Anschub. Grundproblem der Auseinandersetzung mit knapper werdenden Mitteln ist die Frage nach deren Verteilung (Allokationsproblem). Würde die Verteilung von Gesundheitsressourcen vollständig dem freien Markt überlassen werden, würden viele schwierige Entscheidungen über Kriterien und Verfahren der Verteilung vermieden werden. Die unterschiedliche Einkommensituation und Zahlungsfähigkeit würde zwar soziale und gesundheitliche Ungleichheiten produzieren, Patienten bzw. Nachfrager könnten ihren individuellen gesundheitsbezogenen Präferenzen aber Ausdruck verleihen (vgl. Markmann 2008). Aufgrund der eingeschränkten Marktbedingungen und der solidarischen Grundausrichtung des Gesundheitswesens ist für den Erhalt der sozialen Sicherung und sozialen Gerechtigkeit ein hoher Grad an staatlicher Regulierung unabdingbar. Dadurch ergibt sich notwendigerweise aber das Problem, bei knapper werdenden Ressourcen über die Mittelverteilung von staatlicher oder staatsnaher Seite befinden zu müssen und steuernd einzugreifen.

Grundsätzlich bieten sich drei Möglichkeiten der Intervention: Die Erhöhung der Einnahmeseite bzw. der Mittel im Gesundheitswesen, die Begrenzung der Ausgabenseite bzw. Reduzierung der Kosten und die Begrenzung der Leistungsseite. Die Politik ist der Ausgabenentwicklung in der Vergangenheit vor allem mit der Begrenzung von Vergütungen, der Einführung von Budgets, anbieterseitigen Zulassungsbeschränkungen und der Schaffung ökonomischer und wettbewerblicher Anreize zur Kosteneinsparung und Effizienzsteigerung begegnet. Obwohl politisch höchst unpopulär, konnte trotz des Grundsatzes der Beitragssatzstabilität ebenso wenig auf regelmäßige Steigerungen der Versichertenbeiträge und damit auf Erhöhung der Einnahmen verzichtet werden, die mit den jüngsten Entwicklungen bisweilen Züge einer Entsolidarisierung in Form einer Abkopplung der Beitragsleistungen von der einkommensabhängigen Leistungsfähigkeit und der Aufkündigung der paritätischen Finanzierung annimmt. Vom Instrument der Leistungskürzung bzw. Begrenzung und Zuteilung gesundheitlicher Leistungen wurde in der Vergangenheit dagegen nur sehr vorsichtig Gebrauch gemacht (vgl. Dannecker et al. 2009). Gegenwärtig zeichnet sich aber hinsichtlich der Leistungsbereitstellung im Gesundheitswesen ein Umdenken ab. Nach Ausschöpfung aller Wirtschaftlichkeitsreserven durch Strukturierung der Leistungserstellung und Regulierung des Anbietermarktes sowie Steuerung des Inanspruchnahmeverhaltens gesundheitlicher Leistungen und Ausreizung der Beitragsgestaltung bis zur Belastungsgrenze überwiegt mehr und mehr die Annahme, dass in Zukunft nicht alle Leistungen für alle gesetzlich Versicherten finanziert werden können. Verteilungsentscheidungen, die nicht mehr ausschließlich dem Primat der medizinischen Notwendigkeit folgen, würden eine Abkehr vom konstitutiven Element der Solidarität bedeuten (Fuchs et al. 2009). Im Mittelpunkt steht zunehmend die Frage nach dem medizinisch Notwendigen vor dem Hintergrund des finanziell Machbaren (vgl. Ulsenheimer 2004). Über Art und Umfang des „medizinisch Notwendigen" schweigt sich allerdings das Sozialgesetzbuch (SGB) aus und überlässt die Deutungshoheit den nachgeordneten Ebenen. In § 12 Abs. 1 SGB V heißt es lediglich:

> Die Leistungen müssen ausreichend, zweckmäßig und wirtschaftlich sein; sie dürfen das Maß des Notwendigen nicht überschreiten. Leistungen, die nicht notwendig oder unwirtschaftlich sind, können Versicherte nicht beanspruchen, dürfen die Leistungserbringer nicht bewirken und die Krankenkassen nicht bewilligen.

Mit diesem sog. Wirtschaftlichkeitsgebot wird bereits an zentraler Stelle der Sozialgesetzgebung deutlich darauf hingewiesen, dass das medizinisch Notwendige nicht mit dem medizinisch Möglichen zu verwechseln ist. Danach gibt es einen Leistungsspielraum, der sich nach unten hin an einem unbestimmten Mindesmaß orientiert, der jedoch nach oben hin stets auf Zweckmäßigkeit und Wirtschaftlichkeit zu überprüfen ist. Nach Markmann ist dies ein wichtiger Gerechtigkeitsaspekt eines solidarisch finanzierten öffentlichen Gesundheitswesens: „Es ist gerechter, allen Bürgern einen begrenzten Zugang zu wichtigen Gesundheitsleistungen zu ermöglichen als nur einem Teil der Bevölkerung unbegrenzten Zugang zu allen verfügbaren Leistungen" (Marckmann 2008: 889). Offen bleibt, mit welchen Kriterien und Verfahren und auf welcher Ebene dieses notwendige Versorgungsmaß bestimmt werden soll.

Die Politik hat mit dem GKV-Modernisierungsgesetz (GMG) auf Ebene der Selbstverwaltung im Gesundheitswesen verschiedene Gremien und Strukturen mit Wirkung zum 01.01.2004 unter dem Dach des Gemeinsamen Bundesausschuss[9] (G-BA) zusammengefasst. Dieser G-BA wurde mit weitreichenden

---

[9] Die Grundstrukturen des Gemeinsamen Bundesausschusses entsprechen derjenigen einer Körperschaft des Öffentlichen Rechts, da er von den Selbstverwaltungskörperschaften bzw. -verbänden mitgliedschaftsähnlich getragen wird. Mitglieder im G-BA sind Vertreter der Krankenkassen, der Leistungserbringer und unparteiische Mitglieder sowie mit beratender Funktion auch sog. „sachkundige Personen" wie z.B. Patientenvertretungsorganisationen (vgl. Hess 2008).

Kompetenzen ausgestattet. Zu seinen wesentlichen Aufgaben mit Auswirkungen auf das Leistungsgeschehen im Gesundheitswesen gehören:

- Veränderungen im Leistungsrecht inklusive der Kompetenz zu unmittelbaren Einschränkungen von Leistungsansprüchen,
- Konkretisierung des Leistungskataloges auf Basis von Wirtschaftlichkeit und Zweckmäßigkeit,
- Einführung sektorübergreifender Maßnahmen der Qualitätssicherung inklusive Kriterien für die indikationsbezogene Notwendigkeit und Qualität von durchgeführten Leistungen zu Abrechnungszwecken,
- Steuerungsinstrumente der Arznei-/Heilmittelversorgung inklusive Einschränkung der Verordnungsfähigkeit aufgrund von Nutzenbewertungen,
- Bedarfsplanung als Grundlage für Zulassungsbeschränkungen zur vertragsärztlichen Versorgung bei Über- oder Unterversorgung.

Mit diesen weitreichenden Aufgaben nimmt der G-BA aus Selbstverwaltungsebene eine besondere Stellung quasi als „kleiner Gesetzgeber" ein. Danach sollen Entscheidungen der Mittelverteilung konkret durch die Akteure im Gesundheitswesen getroffen, die unmittelbar an der Leistungserbringung beteiligt sind. Um seiner Aufgabe der Bereinigung und Weiterentwicklung des gesetzlichen Leistungskataloges der GKV gewissenhaft nachzukommen bzw. bei der Methoden- und Nutzenbewertung rechtssichere Entscheidungen treffen zu können, muss sich der G-BA methodischen Grundsätzen der evidenzbasierten Medizin bedienen. Die Durchführung dieser Methodenbewertung erfolgt aber nicht unmittelbar durch den G-BA, sondern durch das im selben Jahr gegründete und fachlich unabhängige rechtsfähige wissenschaftliche Institut für Qualität und Wirtschaftlichkeit im Gesundheitswesen[10] (IQWiG). Wichtig ist eine klare Abgrenzung zwischen der wissenschaftlichen Kompetenz und Beratungs- und Empfehlungsfunktion des Instituts und der rechtlichen Verantwortung des G-BA für die ausschließlich von ihm zu verantwortende Normsetzung. Nach dem Methodenpapier des Instituts erfolgt die Abgabe von Empfehlungen in einem weitgehend öffentlichen Diskurs mit Betroffenen, Sachverständigen und Patientenvertretung. Mit diesen relativ neuartigen Strukturen sollen erstmals konkrete und über die normsetzende Kraft der Richtlinien des G-BA auch für alle Beteiligten verbindliche Aussagen zu Art und Umfang des Leistungsrahmens der GKV gemacht werden.

---

[10] Das IQWiG ist durch Errichtung einer rechtlich eigenständigen Stiftung des privaten Rechts gegründet. Die wissenschaftliche Unabhängigkeit des Instituts ist in der Satzung durch Gewährleistung einer Weisungsfreiheit der Institutsleitung vom Vorstand in wissenschaftlichen Fragen und einen mit Beschluss des G-BA vom 21.12.2004 erteilten Generalauftrag gewährleistet.

Die Gründung und Tätigkeitsaufnahme des G-BA ist eingebettet in die Diskussion um eine sachgerechte Mittelverteilung im Gesundheitswesen. Fast schon inflationär fallen in diesem Zusammenhang die Begriffe Rationierung, Rationalisierung und Priorisierung als grundsätzliche Strategien für Allokationsentscheidungen (vgl. Bahro et al. 2001; Marckmann 2007), die sich inhaltlich nicht überlappungsfrei im Beziehungsfeld von Nutzen und Kosten gesundheitlicher Leistungen unterschiedlich aufspannen:

- *Rationierung* meint zunächst Leistungsbegrenzungen. Unter anderem wird als Rationierung die Vorenthaltung medizinisch notwendiger Leistungen aus ökonomischen Gründen verstanden, die einen unbestrittenen Nutzen haben. Es kann aber auch die Erschwerung des Zugangs zu diesen Leistungen damit gemeint sein (Mack 2001). Eine weitere Definition ist die Reduktionsdefinition, die einer Drosselung der Zufuhr gesundheitlicher Leistungen entspricht (ebd.; Schöne-Seifert 1997). Über den Begriff des Vorenthaltens hinaus beinhaltet dieser auch die Perspektive des Aus- und Zuteilens (Fuchs et al. 2009). Die Verwendung dieser normativ neutralen Begriffsdefinition ist allerdings weniger gebräuchlich. Mack empfiehlt folgende Definition als Standardbegriff: „Rationierung im Gesundheitswesen ist die Zuteilung bzw. die Verteilung von knappen und begrenzt vorhandenen Gesundheitsgütern ebenso wie pflegerischer oder medizinischer Maßnahmen unter der Bedingung, dass die Nachfrage größer ist als das Angebot" (Mack 2001).
- *Rationalisierung* bzw. Rationalisierungsmaßnahmen sollen Effizienz- und Produktivitätssteigerungen im Rahmen der Leistungserstellung ermöglichen. Dies kann durch Verbesserung der Ablaufgestaltung in Gesundheitseinrichtungen oder durch Eliminierung von nicht-notwendigen Maßnahmen und Randaktivitäten innerhalb der Leistungserstellungsprozesse geschehen. Nach einer Empfehlung des Sachverständigenrats für die Konzertierte Aktion im Gesundheitswesen[11] kann auf medizinische Leistungen verzichtet werden, wenn sie keine Wirksamkeit besitzen, sie eine geringere Wirksamkeit als alternative Maßnahmen aufweisen, die identische Kosten verursachen oder sie kostengünstigere Alternativen nicht an Wirksamkeit übertreffen (SVR 1995). Rationalisierung ermöglicht Einsparungen, ohne dass den Patienten Notwendiges oder Nützliches vorenthalten werden muss (ZEKO 2007). Rationalisierungsmaßnahmen sind durch die Vernunft begründete

---

[11] Der „Sachverständigenrat für die Konzertierte Aktion im Gesundheitswesen" wurde 1985 mit der Aufgabe ins Leben gerufen, Gutachten zur Entwicklung der gesundheitlichen Versorgung mit ihren medizinischen und wirtschaftlichen Auswirkungen zu erstellen. Seit 2003 trägt der Rat die Bezeichnung „Sachverständigenrat zur Begutachtung der Entwicklung im Gesundheitswesen".

sinnvolle Handlungen, deren Ziel es ist, bei gleichbleibendem finanziellen Aufwand das Versorgungsniveau zu erhöhen oder bei geringerem finanziellen Aufwand das Versorgungsniveau zu halten (Fuchs et al 2009). Zur Begrifflichkeit ist aber auch zu sagen, dass der Verzicht auf überflüssige Leistungen ebenso auch als eine Art der Ausgrenzung bzw. der Einschränkung des medizinischen Leistungsspektrums verstanden werden kann und damit einer Form der Rationierung („legitimierte Rationierung") entspricht (vgl. Mack 2001; Uhlenbruck 1995).

- *Priorisierung* zielt auf die Bildung von Rangreihen als Kriterium der Mittelverteilung. Sie kann als die ausdrückliche Feststellung einer Vorrangigkeit bestimmter Indikationen, Patientengruppen oder Verfahren vor anderen definiert werden (ZEKO 2000). Dabei entstehen Rangreihen, in der nicht nur Methoden, sondern auch Krankheitsfälle, Kranken- und Krankheitsgruppen, Versorgungsziele und auch Indikationen, d.h. Verknüpfungen bestimmter gesundheitlicher Probleme mit zu ihrer Lösung geeigneten Maßnahmen, in einer Rangfolge abgebildet werden können (Fuchs et al 2009). Diesem Verständnis nach würden an oberster Stelle solcher Rangfolgen jene Verfahren stehen, die aus wissenschaftlicher Perspektive als unverzichtbar und hilfreich eingestuft werden. Am Ende einer solchen Rangfolge ließen sich Verfahren finden, die keine nachweisbare Wirkung haben. Dabei meint „vertikale Priorisierung", dass eine Rangreihenbildung innerhalb eines definierten Versorgungsbereichs erfolgt. Dagen wird unter „horizontaler Priorisierung" verstanden, dass verschiedene Krankheitsgruppen oder Versorgungsziele in Rangfolgen abgebildet werden (ebd.; ZEKO 2007). Prioritätensetzung im Gesundheitswesen ist kein Ziel aus sich heraus, sondern Mittel, bei einem gegebenen Wertgefüge die begrenzten Ressourcen mit dem höchsten Outcome einzusetzen (Fozouni/Güntert 2000). Diesem Verständnis nach kann Priosierung als eine Form der Rationierung verstanden werden, da die zur Verfügung stehenden Ressourcen unter den teilweise rivalisierenden Interessenlagen letztendlich verteilt und zugeteilt werden. Prioritätensetzung geht über die bloße Reduktion des Leistungskataloges hinaus, wenn die Kriterien der Rangbildung transparent und nachvollziehbar sind und nur weitgehend unwirksame Leistungen aus Ressourcengründen zurückgestellt werden. Aus dieser Argumentation heraus kann Priorisierung wiederum auch als eine Art der Rationalisierung betrachtet werden, welche auf einen sinnhaften, den höchsten gesundheitlichen Nutzen erzielenden Einsatz der vorhandenen Ressourcen zielt (vgl. ebd.; Fuchs et al. 2009).

Jenseits dieser Begrifflichkeiten haben Modelle und Instrumente einer rationalen Allokation im europäischen Ausland eine viel längere Tradition und finden dort direkt Eingang in gesundheitspolitische Entscheidungsprozesse zur Gestaltung der gesundheitlichen Leistungsangebote (vgl. Fozouni/Güntert 2000). Die Gründung des G-BA und des IQWiG ist als ein erster Schritt in Richtung einer Institutionalisierung einer rationalen Mittelallokation im deutschen Gesundheitssystem anzusehen. Auf der oberen Mesoebene werden unter Anwendung wissenschaftlicher Methoden und in einem öffentlichen Diskurs Rationierungs- und Rationalisierungsentscheidungen getroffen bzw. vorbereitet, die unmittelbare Wirkungen auf die Leistungserbringung und die Leistungsansprüche der Versicherten entfalten. Nichtsdestotrotz sind Konflikte zwischen ökonomischem Verhalten und medizinischer Ethik vorprogrammiert, da mit jeder Form der Intervention die Gerechtigkeitsprinzipien des Sozialstaats auf dem Spiel stehen. Hier kann nur eine öffentliche und sachlich geführte Diskussion zu einem größt möglichen gesellschaftlichen Konsens in diesen Fragen beitragen. Aus Gerechtigkeitsüberlegungen heraus dürfen diese Fragen nicht allein der Mikroebene, also den Aushandlungsprozessen zwischen Leistungserbringer und Leistungsempfänger überlassen werden. Dort, wo auf formaler Ebene Auseinandersetzungen fehlen, breiten sich informelle Lösungen, z.B. in Form von informeller oder stiller Rationierung aus. Trotz aller Rationalisierungsbemühungen werden sich Leistungsbegrenzungen wahrscheinlich nicht vermeiden lassen. Maßnahmen der expliziten Rationierung oder Priorisierungsmaßnahmen weisen gegenüber impliziten Steuerungsmodellen einen erheblichen Vorteil auf: Sie sind transparenter, konsistenter und damit auch gerechter (vgl. Marckmann 2008). Daüber hinaus entlasten sie die Handelnden auf der Mikroebene. Auch wenn die Verantwortung in den Händen staatlicher oder staatsnaher Instanzen liegen muss, sind alle Ebenen gleichermaßen gefragt, sich an diesem Prozess der Auseinandersetzung mit den gesellschaftlichen und sozialpolitisch kritischen Fragen der Mittelverteilung im Gesundheitswesen zu beteiligen.

4 Gesundheitswesen und Gesundheitswirtschaft

Wenn heute vom Gesundheitswesen und der Zukunft der Gesundheitsversorgung im Allgemeinen gesprochen wird, fällt zunehmend häufiger der Begriff *Gesundheitswirtschaft*. Darin findet die eingangs geschilderte zunehmende Markt- und Wettbewerbsorientierung von Gesundheitsleistungen aber auch die Schaffung und Etablierung neuer Gesundheitsprodukte und -dienstleistungen in den vielfältigen Wirtschaftsbranchen ihren sprachlichen Ausdruck. Mittlerweile ist der Begriff zu einem fest etablierten Ausdruck in Politik, Wirtschaft und Wissenschaft geworden. Auf der ersten Nationalen Branchenkonferenz Gesundheitswirtschaft wurde 2005 der Begriff wie folgt definiert: „Gesundheitswirtschaft umfasst die Erstellung und Vermarktung von Gütern und Dienstleistungen, die der Bewahrung und Wiederherstellung von Gesundheit dienen" (Kuratorium Gesundheitswirtschaft 2005). Trotz dieser sehr allgemein gehaltenen Definition klingt mit der (neuen) Begrifflichkeit aber an, dass das Gesundheitswesen nicht mehr nur als notwendig im Rahmen einer Solidaritätsverpflichtung wahrgenommen und von Befürchtungen begleitet wird, dass die wachsenden Aufwendungen für den Gesundheitssektor nicht mit der Leistungsfähigkeit der Gesellschaft Schritt halten können. Vielmehr wird mit der Bezeichnung *Gesundheitswirtschaft* deutlich, dass das Gesundheitswesen als ein Wirtschaftszweig betrachtet werden muss, der konsequenterweise nicht mehr nur allein durch staatliche Steuerung und sozialstaatliche Prinzipien bestimmt sein kann und der eine wichtige Rolle als Wachstumsmarkt mit steigenden Beschäftigtenzahlen spielen wird. Dies ist nicht allein einer besonderen Eigendynamik oder neueren Erkenntnisgewinns geschuldet. Bereits durch ein Sondergutachten des Sachverständigenrats für die Konzertierte Aktion im Gesundheitswesen im Jahr 1996 wurden die wirtschaftlichen Chancen der Gesundheitswirtschaft und deren Beitrag zur gesellschaftlichen Wertschöpfung thematisiert (SVR 1996). Mit einem derartigen Paradigmenwechsel vom *Kostenfaktor* „Gesundheitswesen" zur *Wachstumsbranche* „Gesundheitswirtschaft" wurde die vormals vorrangig sozialpolitische Ausrichtung durch eine wirtschafts- und beschäftigungspolitische Perspektive ergänzt (vgl. Fretschner et al. 2002; Oberender et al. 2002). Im Folgenden sollen einige wichtige Entwicklungen nachgezeichnet werden, um ein Bild des heutigen Gesundheitswesens und dessen neuere gesundheitswirtschaftliche Prägung zu entwerfen.

4.1 Makroökonomische Entwicklungen

Das Gesundheitswesen ist in seiner sozialstaatlichen Verankerung nicht isoliert, sondern in seiner Bandbreite von der gesundheitlichen Kernversorgung bis zum wachsenden Angebot privater gesundheitsfördernder Dienstleistungen und Produkte auch in die Wirtschaftspolitik eingebettet. Daher sind auch allgemein volkswirtschaftliche und konjunkturelle Aspekte bei der Betrachtung der umweltlichen Komplexität des Gesundheitswesens von Bedeutung. Dazu soll der Blick von den „tagesaktuellen" politisch-rechtlichen Rahmenbedingungen auf übergeordnete Vorgänge der Volks- und Weltwirtschaft gehoben werden.

Zu Beginn des letzten Jahrhunderts entdeckte der russische Ökonom Nikolai Kondratieff (1892-1938), dass neben den überschaubaren konjunkturellen Schwankungen der Wirtschaft auch lang andauernde Konjunkturzyklen existieren. Kondratieff untersuchte damals die Zusammenhänge von Kohleverbrauch und Preisstabilität in den damaligen Industriestaaten und entwickelte die Theorie der so genannten „langen Wellen" vom ausgehenden 18. Jahrhundert bis zum Jahr 1919 (vgl. Kondratieff 1926). Diese Theorie wurde später von Leo Nefiodow unter Berücksichtigung der Entwicklungen des 20. Jahrhunderts weiterentwickelt (Nefiodow 2006). Eine ausgezeichnete Ausarbeitung dieser Theorie liefert Erik Händeler in seinen Schriften (Händeler 2005a; 2005b; 2008), auf denen die nachfolgenden Darstellungen basieren.

Die Kondratieff'schen Überlegungen basierten auf der Beobachtung, dass jede Zeit mit einem bestimmten Mix aus Werkzeugen, Kompetenzen und anderen Produktionsfaktoren arbeitet, die jedoch nicht im selben Verhältnis wie die Gesamtwirtschaft wachsen. Seine These war, dass es irgendwann einen nötigen Faktor gebe, der im Verhältnis zu den anderen zu knapp und daher viel zu teuer würde, um mit ihm noch rentabel zu arbeiten bzw. ihn zu produzieren. In der Folge würden Investitionen ausbleiben, Personal nicht mehr benötigt und Verteilungskämpfe zunehmen. Aus dieser Knappheit (Bedarfslage) heraus würden aber wiederum neue Innovationen wachsen und neue Märkte entstehen. Die Kondratieff'sche Theorie beginnt am Ende des 18. Jahrhunderts. In langen Wellen führten daraufhin Knappheiten wie Bekleidung, Transportmöglichkeiten, Konsumgüter, individuelle Mobilität und Informationsverarbeitung zur Entwicklung neuer Innovationen von der Dampfmaschine über die Elektrotechnik bis hin zu den neueren Informationstechnologien (Abb. 4). Strukturveränderungen sind dabei immer aus der Wirtschaft heraus entstanden. Jedoch gibt es immer auch eine Schere zwischen technisch-ökonomisch Machbaren und sozio-kulturellem Zeitgeist. Es kommt nicht nur allein auf die Entwicklung neuer Technologien an. Genauso wichtig ist auch, dass die Gesellschaft sich darauf einstellt, diese mitträgt und danach verlangt. Verbunden ist dies immer auch mit neuen Bildungsbedarfen, Bildungsinhalten, Führungsmethoden und Unternehmenskulturen. Aus der Betrachtung dieser Wellen lässt sich ableiten, dass erst das Zusammenspiel der gesellschaftlichen Vorgänge dazu führt, ob sich eine neue Technologie zur Deckung aufkommender Knappheit bzw. Bedarfe durchsetzt. Die Frage nach der wirtschaftlichen Kraft eines Landes hängt demnach auch davon ab, wie sehr seine Bewohner die neuen technischen, aber auch sozialen institutionellen und geistigen Erfolgsmuster verwirklichen, welche die jeweilige Knappheit überwinden (vgl. Händeler 2008). Dieser Denkansatz erweitert die klassische volkswirtschaftliche Vorstellung über die Zusammenhänge von Beschäftigung und Marktpreisen und wertet Wirtschaft insgesamt zu einer kulturellen Leistung auf.

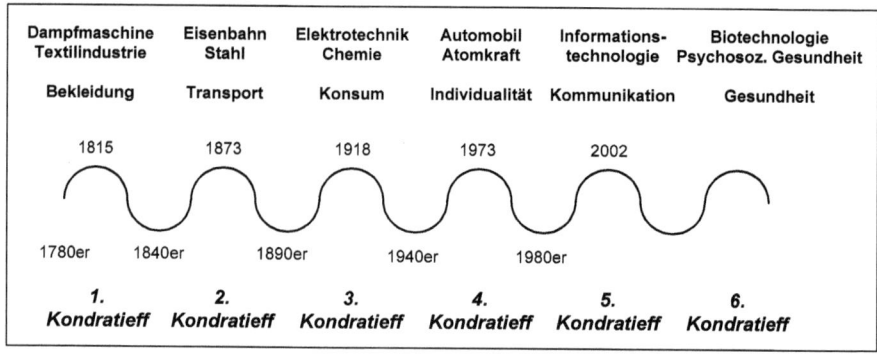

Abbildung 4: Theorie der „langen Wellen" nach Nefiodow 2007

Nach Nefiodow steht die steigende wirtschaftliche Bedeutung gesundheitsbezogener Produkte und Dienstleistungen mit der Kondratieff'schen Theorie der langen Wellen in Verbindung (vgl. Nefiodow 2007; Goldschmidt/Hilbert 2009). Seiner These nach beruht der sechste Strukturzyklus (6. Kondratieff) auf dem drastischen Bedeutungsgewinn psychosozialer Gesundheit und sorgt dafür, dass Gesundheit als chancenreicher Markt und Motor für die Volkswirtschaft aufgefasst werden kann. Dabei schließt sich dieser nicht unmittelbar an den 5. Zyklus, der auf der Informationstechnologie als Basistechnologie beruht, an. Vielmehr wird der 6. Kondratieff durch Überlappungen und Synergien mit den Informations- und Kommunikationstechnologien geprägt sein.

Die Knappheit bzw. der Bedarf der heutigen Zeit ist vor allem in der produktiven Lebensarbeitszeit in den Strukturen der Wissensgesellschaft zu finden (vgl. Händeler 2008). Es geht bei dieser Annahme also nicht darum, den Gesundheitsmarkt nicht allein aufgrund demographischer Entwicklungen und einem vermehrten Versorgungsbedarf als Wachstumsmarkt zu begreifen. Es geht bei dieser Annahme eher darum, Gesundheit als Wachstumspotenzial zu verstehen, weil sie im realen Leben das Produktionspotenzial erhöht. Die Ausgaben für teure Medikamente, bestimmte kurative Verfahren oder Dienstleistungen der Gesundheitsaufklärung alleine treiben die Wirtschaft noch nicht an. Doch wenn durch Innovationen die Selbstbeteiligung der Menschen wiederhergestellt und Eigenverantwortung dahingehend gesteigert wird, dass Maßnahmen für einen gesunden Lebensstil ergriffen und Präventionsmaßnahmen genutzt werden, kann damit auch die volkswirtschaftliche Produktionskraft erhöht werden, die wiederum eng mit der Finanzierung der sozialen Sicherungssysteme verküpft ist.

4.2 Mikroökonomische Entwicklungen

Das Gesundheitswesen in seiner ursprünglichen Ausgestaltung basiert auf einer institutionellen Gliederung der Gesundheitsversorgung in einzelne Sektoren. Dabei wird traditionell zwischen dem stationären Sektor, dem ambulanten (vertragsärztlichen) Sektor, dem Rehabilitationssektor, dem Pflegesektor und dem Bereich des öffentlichen Gesundheitsdienstes unterschieden, welche jeweils aus unterschiedlichen Geldtöpfen finanziert werden. Ebenso sind Maßnahmen gesundheitlicher Versorgung traditionell den Bereichen Prävention, Kuration, Rehabilitation und Palliation zuzuordnen. Diese sektoralen Trennungen sind überwiegend historisch bedingt, sie werden aber durch neuere Denk- und Reformansätze zunehmend durchlässiger (z.B. durch Managed Care-Modelle, strukturierte Behandlungsprogramme). Die Gesundheitswirtschaft betrachtet über diesen ursprünglich rein versorgungsrelevanten Ansatz hinaus die Verflechtungen mit anderen Wirtschaftssektoren und ordnet Gesundheitsinstitutionen gemäß ihrer Stellung im Wertschöpfungsprozess (vgl. Goldschmidt/Hilbert 2009). Sie umfasst neben den Dienstleistungen im Bereich der ambulanten und stationären Gesundheitsversorgung auch die kapital- und technologieintensive Vorleistungs- und Zulieferindustrie sowie die Randbereiche und Nachbarbranchen mit ausgeprägt gesundheitlichen Bezügen (Hilbert et al. 2002).

Die wirtschaftspolitische Einbettung der Gesundheitswirtschaft wird unter anderem auch an den Initiativen des Bundesministeriums für Wirtschaft und Technologie (BMWi) sichtbar. Um der zunehmenden wirtschafts- und beschäftigungspolitischen Rolle dieses Sektors Rechnung zu tragen und um auf die zunehmenden Aktivitäten der Europäischen Union (EU) hinsichtlich der Schaffung eines Binnenmarktes für Gesundheitsdienstleistungen reagieren zu können, wurde 2007 im Wirtschaftsministerium ein zentraler Arbeitsstab „Gesundheitswirtschaft und soziale Dienstleistungen" gegründet (vgl. BMWi 2008). Ebenso wurde kürzlich auch durch den Deutschen Industrie und Handelskammertag (DIHK) ein Ausschuss zu diesem Thema gegründet („DIHK-Ausschuss für Gesundheitswirtschaft"), der die wirtschaftspolitische Bedeutung der Gesundheitswirtschaft weiter unterstreicht. Früher wurden Produktions- und Dienstleistungsbereiche der Gesundheitsversorgung, die Gewinne erwirtschafteten (z.B. Pharmahersteller), der Industrie, und jene Leistungsbereiche, die eher durch Kosten gekennzeichnet sind (z.B. Krankenhausversorgung), dem staatlich finanzierten Gesundheitswesen zugeordnet. Diese Zweiteilung ist jedoch unsinnig, da Angebot und Nachfrage sich aus beiden Bereichen speisen. Ein zusammenhängendes Verständnis beider Seiten innerhalb der Gesundheitswirtschaft ist daher zielführender.

Ein am Institut Arbeit und Technik (IAT) in Gelsenkirchen entwickeltes Modell gliedert die Gesundheitswirtschaft in drei Bereiche (vgl. Fretschner et al. 2002):

- *Kernbereich der ambulanten und stationären Gesundheitsversorgung.* Zu diesem Bereich gehören die personal- und beschäftigungsintensiven Dienstleistungsbereiche wie Krankenhäuser, Vorsorge- und Rehabilitationseinrichtungen, freie Arztpraxen, die Praxen nicht-ärztlicher medizinischer Berufe, Apotheken sowie die stationären, teilstationären und ambulanten Pflegeeinrichtungen;
- *Unternehmen der Vorleistungs- und Zulieferindustrien.* Hierzu zählen die pharmazeutische Industrie, die medizintechnische Industrie und die Unternehmen der Bio- und Gentechnologie, das Gesundheitshandwerk sowie die Groß- und Facheinzelhandel mit medizinischen und orthopädischen Produkten;
- *Nachbarbranchen und Randbereiche des Gesundheitswesens.* Zu diesen Bereichen zählen die Unternehmen, die im weitesten Sinne präventive oder gesundheitsfördernde Leistungen anbieten. Sie verknüfen die Kernbereiche der Gesundheitsversorgung mit den Angeboten aus anderen Bereichen des Dienstleistungssektors (Gesundheitstourismus, Wellness oder gesundheitsbezogene Sport- und Freizeitangebote, Wohnen) sowie des produzierenden Gewerbes (Informations- und Kommunikationstechnologien, neue Werkstoffe, Analysetechnik).

In der gegenwärtigen Diskussion zur Zukunft der Gesundheitsversorgung taucht nicht nur der Begriff Gesundheitswirtschaft auf, darüber hinaus wird auch eine Unterscheidung zwischen einem ersten und zweiten Gesundheitsmarkt vorgenommen. Diese Zweiteilung ist in seiner Ausprägung zunächst auf das deutsche Gesundheitssystem zugeschnitten und ist aufgrund der Heterogenität internationaler Gesundheitssysteme nicht unmittelbar auf diese übertragbar. Grob vereinfachend wird mit dem ersten Gesundheitsmarkt das solidarisch finanzierte Gesundheitswesen verstanden, das in der Regel stark zentralstaatlich reguliert wird. Hier ist vor allem die klassische Gesundheitsversorgung angesiedelt. Der zweite Gesundheitsmarkt gilt als der Markt, der durch privat finanzierte Konsumausgaben gekennzeichnet ist und privatwirtschaftlichen Gesetzen folgt (vgl. Kartte/Neumann 2009). Wie bei den oberen Ausführungen bereits angemerkt, erscheint eine Zweiteilung in zwei Märkte nicht besonders sinnvoll. Sie soll an dieser Stelle aber zur Illustration des sich erweiternden Angebotsspektrums an Produkten und Dienstleistungen im Gesundheitswesen aufgegriffen werden. Der dahinterliegende Gedanke ist der, dass Gesundheit zunehmend alle Lebensbereiche und Wirtschaftszeige durchdringt und zum Teil auch neue gesundheitsbezogene Teilmärkte eröffnet. Vom Gesundheits- und Wellness-Tourismus über Functional Food und Bio-Lebensmitteln bis hin zu Fitness- und Sportangeboten in der Arbeits- und Freizeitwelt eröffnen sich Branchen und Geschäftsmodelle, für die zunehmend Nachfrage entsteht (vgl. Kickbusch 2004). Aber auch in der medizinischen Grundversorgung gibt es Produkte und Dienstleistungen, die diesem zweiten Gesundheitsmarkt zuzuordnen sind, weil sie beispielsweise aus der gesetzlichen Leistungspflicht ausgeschlossen sind bzw. wurden. Es sind dies zum Beispiel die individuellen Gesundheitsleistungen (IGeL), d.h. medizinische Leistungen, die von Vertragsärzten in der Praxis angeboten werden, oder nicht (mehr) erstattungsfähige Medikamente (sog. „over-the-counter"-Medikamente), die rezeptfrei in Apotheken zu erhalten sind, oder auch sämtliche Produkte und Dienstleistungen rund um die Zahnpflege. Die Schwierigkeiten der inneren Abgrenzung wird gefolgt von der ebenso schwierigen Frage der äußeren Abgrenzung der Gesundheitsmärkte, da durch die zunehmende Gesundheitsorientierung nahezu jede Industrie, von der Textil- über die Möbel- bis hin zur Süßwarenindustrie das Thema Gesundheit in ihre Produktplanung und Marketingstrategien aufgenommen hat. Hilfreich ist hier eine pragmatische Zuordnung der Produkte und Dienstleistungen nach ihrem ursprünglichen Kaufmotiv. Abhängig davon, ob der subjektive Gesundheitsnutzen, der beim Kauf oder der Inanspruchnahme im Vordergrund stand, kann hier eine Zuordnung oder Abgrenzung erfolgen (Kartte/Neumann 2009).

Bei näherer Betrachtung der so entstehenden Teilmärkte fällt auf, dass der zweite Gesundheitsmarkt vor allem aus Produkten und Dienstleistungen besteht, die der Prävention dienen und damit durch die Vermeidung von Krankheit den ersten Gesundheitsmarkt entlasten bzw. den dort herrschenden Kostendruck abfedern helfen. Nichtsdestotrotz zeigt sich eine deutliche Verzahnung der beiden Gesundheitsmärkte nicht nur durch die gegenseitigen Wechselwirkungen, sondern auch durch die gegenseitigen Querfinanzierungen, z.B. durch die Finanzierung von präventiven Leistungen durch die Krankenkassen. Die Verzahnung der Gesundheitsmärkte wird aber auch an der Ausbildung zahlreicher Gesundheitsregionen deutlich. In Deutschland ist die Gesundheitswirtschaft entlang der Wertschöpfungskette traditionell stark in Forschung, Entwicklung und Verwertung innovativen Wissens fragmentiert. Das Ziel der wachsenden Zahl von Gesundheitsregionen will hier einen integrativen Ansatz schaffen, jedoch sind die regionalen Vernetzungen und lokalen Kooperationsmodelle gegenwärtig eher durch Machbarkeit und Kooperationsbereitschaft vor Ort geprägt. Diese Netzwerkbildung wurde in der jüngeren Vergangenheit auch durch ein Förderprogramm des Bundesministeriums für Bildung und Forschung (BMBF) unterstützt. Mit diesen Mitteln sollte die „Gesundheitsregion der Zukunft" gesucht und bestehende Gesundheitsregionen bei ihrer Profilbildung unterstützt werden. Ziele dieser wissenschaftlich geprägten Förderung sind die Erschließung der Potenziale einer Region für Innovationen im Gesundheitswesen durch Forschung und Entwicklung, die nachhaltige Stärkung der regionalen Wertschöpfungsketten in der Gesundheitswirtschaft und die Verbesserung der Gesundheitsversorgung durch Steigerung von Qualität und Effizienz von Prozessen im gesamten Bereich der Gesundheitswirtschaft (BMBF 2008).

Gegenwärtig ist die ökonomische Bedeutung des Gesundheitswesens für den Standort Deutschland kaum zu unterschätzen. Derzeit sind hier mehr als 4,3 Millionen Menschen beschäftigt (Tab. 3). Nahezu die Hälfte der Beschäftigten sind nach der Definition des Statistischen Bundesamtes so genannte Gesundheitsdienstberufe bzw. Gesundheitsberufe[12]. Die Anzahl der Gesundheitsberufe ist in den letzten zehn Jahren um knapp 12,1% gestiegen. Dagegen ist die Anzahl der anderen Berufe im Gesundheitswesen, worunter sämtliche verwaltungsbezogene bzw. kaufmännisch tätige Beschäftigte subsummiert werden, deren Arbeitgeber Einrichtungen des Gesundheitswesens sind, in den letzten zehn Jahren um 8,5% gesunken. Insgesamt entspricht die Beschäftigtenquote im Gesundheitswesen knapp 10% der Gesamtbeschäftigten überhaupt. Werden die Bereiche hinzugerechnet, die von der Gesundheitsberichterstattung des Statistischen Bundesamts nicht erfasst werden, steigt die Anzahl auf knapp 4,9 Millionen Beschäftigte (vgl. Ostwald/Ranscht 2007).

Anzahl Beschäftigte [in 1.000]	Jahr 1998	Jahr 2002	Jahr 2007
Gesundheitsdienstberufe	2.097	2.206	2.351
Soziale Berufe	225	295	372
Gesundheitshandwerker	141	137	134
Sonstige Gesundheitsfachberufe	85	88	87
Andere Berufe im Gesundheitswesen	1.557	1.461	1.425
Gesamt	**4.105**	**4.187**	**4.369**

Tabelle 3: Anzahl Beschäftigte nach Berufsgruppen im Gesundheitswesen von 1998 bis 2007; Quelle: Statistisches Bundesamt 2009.

---

[12] Nach der Definition des Statistischen Bundesamtes entsprechen den Gesundheitsdienstberufen Ärzte, Apotheker, psychologische Psychotherapeuten, Zahnärzte, medizinische/zahnmedizinische Fachangestellte, Diätassistenten, Heilpraktiker, Gesundheits- und Krankenpflegehelfer, Gesundheits- und Krankenpfleger, Hebammen, Physiotherapeuten, Masseure, medizinische Bademeister, medizinisch-technische Assistenten, pharmazeutisch-technische Assistenten und weitere therapeutische Berufe.

Betrachtet man die allgemeinen Gesundheitsausgaben als Umsatz der gesamten Branche, entspräche ein derartiges Volumen in etwa dem Umsatz der deutschen Autoindustrie. Unternehmensberatungen prognostizieren jährliche Wachstumsraten von 3%, im zweiten Gesundheitsmarkt sogar von 6%. Weitere vorsichtige Schätzungen gehen davon aus, dass 2020 die Zahl der Arbeitsplätze in der Gesundheitswirtschaft um weitere 800.000 wachsen kann (McKinsey 2008).

4.3 Demographische Entwicklung

Die Entwicklung der Bevölkerung ist grundsätzlich von drei Faktoren abhängig: Geburtenrate, Sterblichkeitsrate sowie Zu- und Abwanderung. Die Berechnungen und Statistiken zur Bevölkerungsentwicklung sind sehr komplex. Das Statistische Bundesamt hat ein Berechnungsmodell erstellt, mit dem die demographische Entwicklung in Deutschland bis zum Jahr 2050 simuliert werden kann (siehe 11. koordinierte Bevölkerungsvorausberechnung, StBA 2006). Eine derart modellierte Bevölkerungsvorausberechnung ist keine die Zukunft bis 2050 exakt vorhersagende Prognose. Sie zeigt vielmehr, wie sich die Bevölkerungszahl und die Bevölkerungsstruktur unter bestimmten Annahmen entwickeln würden. Da der Verlauf der maßgeblichen Einflussgrößen mit zunehmender Vorausberechnungsdauer zunehmend schwerer vorhersehbar ist, haben solche langfristigen Rechnungen lediglich Modellcharakter. Dabei wird die Gesamtbevölkerung nach Geburtsjahren und Geschlecht, in so genannte Kohorten unterteilt. Diese Kohorten werden anhand von alters- und geschlechtsspezifischen Übergangswahrscheinlichkeiten von Jahr zu Jahr fortgeschrieben. In zwölf verschiedenen Szenarien werden unterschiedliche Annahmen zu den demographischen Einflussfaktoren wie Geburtenrate, Sterblichkeit und Zu- und Abwanderungen getroffen und deren Auswirkungen auf die Bevölkerungsentwicklung simuliert. Bei der Prognose werden drei verschiedene Annahmen unterschieden: Die Lebenserwartung wird mit einer Basisannahme (L1) und einem hohen Anstieg (L2) modelliert. Dabei wird die Lebenserwartung von L1 bei Männern auf 83,5 Jahre und bei Frauen auf 88,0 Jahre gesetzt. Bei L2 betragen die männliche Lebenserwartung 85,4 Jahre und die weibliche 89,8 Jahre. Die Geburtenhäufigkeit wird mit drei Annahmen modelliert: annähernd konstant bei 1,4 (G1), leicht steigend ab 2025: 1,6 (G2) und leicht fallend bis 2050 auf 1,2 (G3). Für die Wanderungsbewegung werden positive Wanderungssaldi von 100.000 (W1) und 200.000 (W2) Wanderungen pro Jahr betrachtet. Zusätzlich zu diesen 12 Varianten werden mittlerweile weitere Modellrechnungen durchgeführt, um das sehr breite Spektrum der Wanderungen abzudecken und die Effekte der Zuwanderung noch deutlicher darzustellen, z.B. Modelle mit einem Wanderungssaldo von 300.000 Personen im Jahr sowie mit ausgeglichenem Wanderungssaldo. Darüber hinaus werden die Fragen nach den Auswirkungen eines – aus heutiger Sicht unrealistischen und lediglich hypothetischen – Anstiegs der Geburtenhäufigkeit auf 2,1 Kinder je Frau beantwortet (StBA 2006). Die Geburtenhäufigkeit pro Frau ist eine zentrale Kennzahl der Bevölkerungsentwicklung. Diese lag im Jahr 2000 bei 1,38. Das Bestandserhaltungsniveau von 2,1 Kindern pro Frau (StBA 2006) wird in Deutschland aber gegenwärtig in keiner Bevölkerungsregion (Kommune) erreicht.

Für die Zukunft zeigen alle Varianten der Bevölkerungsvorausberechnung einen rapiden Anstieg des Geburtendefizits ebenso wie eine steigende Zahl der Sterbefälle: Jahrgänge, die weit stärker als die der heute Hochbetagten besetzt sind, werden das höhere Alter erreichen. Die steigende Lebenserwartung führt zu einer Verschiebung der Sterbefälle in höhere Alter (StBA 2006).

Weiterhin werden die Geburtenzahlen rückläufig sein. Auch bei einer Geburtenhäufigkeit von 1,6 Kindern pro Frau dezimiert sich die darauffolgende Müttergeneration, da wie bereits beschrieben, für die Bestandserhaltung eine Geburtenrate auf 2,1 Kindern pro Frau erforderlich ist. Die Zahl der Frauen im gebärfähigen Alter geht kontinuierlich zurück. Aufgrund des weiter steigenden Geburtendefizits wird sich der Trend der abnehmenden Bevölkerung weiter fortsetzen. Nach einer Schätzung des Statistischen Bundesamts lebten Ende 2005 in Deutschland 82,4 Millionen Menschen. Die beiden Extrempositionen der Bevölkerungsentwicklung belaufen sich auf minimal 68,7 Millionen Einwohner bei konstanter Geburtenrate und auf maximal 86,1 Millionen Einwohner bei stark ansteigender Geburtenhäufigkeit und jeweils zugrundegelegten Wanderungssaldo von 100.000. Ohne positive Zuwanderung würde die Bevölkerungszahl 2050 sogar auf 62,5 Millionen absinken. Die Bevölkerung wird im Zeitraum von 2005 bis 2050 zwischen 10% und 17% zurückgehen, wenn sich an der aktuellen demographischen Entwicklung nicht grundlegend etwas ändert (StBA 2006).

Ähnlich dramatisch wie die Bevölkerungsentwicklung sind die Verschiebungen in der Alterspyramide. Heute ist das mittlere Alter am stärksten vertreten, zu den Älteren und den Jüngeren gehören weniger Personen. Bis zum Jahr 2050 werden sich die stark besetzten Jahrgänge weiter nach oben schieben und von zahlenmäßig kleineren ersetzt, so dass sich der Altersaufbau weiter verändert und der Bevölkerungsaufbau damit eine zunehmend glatte und steile Form annimmt (siehe Tab. 4). Im Jahr 2050 werden die Geburtsjahrgänge 1988 bis 1990 als dann 60- bis 62-Jährige am stärksten besetzt sein. Umgerechnet heißt dies, dass diesen Jahrgängen doppelt so viele Personen angehören werden, wie Kinder geboren werden (StBA 2006). Auswirkungen hat das auf den Anteil der Personen im Erwerbsalter. Diese werden bezogen auf die Gesamtbevölkerung von 61% im Jahr 2005 auf 55% im Jahr 2030 und danach auf 51 bis 52% im Jahr 2050 zurückgehen. Die Auswirkungen auf das Erwerbspersonenpotenzial sind jedoch sehr schwer vorherzusagen, da dieses sowohl vom Rentenzugangsalter als auch der durchschnittlichen Ausbildungsdauer bzw. dem Eintritt ins Erwerbsleben abhängt (Reiners 2009: 56).

Jahr	Gesamt	unter 20 Jahre	20 - 64 Jahre	über 65 Jahre
2050	68,7 Mio	10,4 (15%)	35,5 (52%)	22,9 (33%)
2040	73,4 Mio	11,5 (16%)	38,4 (52%)	23,5 (32%)
2030	77,2 Mio	12,7 (16%)	42,4 (55%)	22,1 (29%)
2020	80,1 Mio	13,5 (17%)	48,0 (60%)	18,6 (23%)
2010	81,9 Mio	15,0 (18%)	50,0 (61%)	16,8 (21%)
2000	82,3 Mio	17,4 (21%)	51,2 (62%)	13,6 (17%)
1990	79,8 Mio	17,3 (22%)	50,5 (63%)	11,9 (15%)
1980	78,4 Mio	21,0 (27%)	45,3 (58%)	12,1 (15%)
1970	78,1 Mio	23,4 (30%)	43,9 (56%)	10,8 (14%)
1960	73,1 Mio	20,8 (28%)	43,9 (60%)	8,4 (12%)
1950	69,3 Mio	21,1 (30%)	41,5 (60%)	6,7 (10%)

Tabelle 4: Bevölkerungsdaten der Bundesrepublik Deutschland und Anteile der Altersgruppen. Bevölkerungsvorausberechnung unter der Annahme L1, G1 und W1; Datenquelle: Statistisches Bundesamt.

Durch den zu erwartenden hohen Anteil älterer Menschen wird langfristig eine demographische Verschiebung der Märkte und Zielgruppen eintreten. Aus Sicht des Anbietermarktes könnte dies zu Verlagerungsstrategien zum Beispiel in Form eines Ausbaus geronto-medizinischer und Reduzierung pädiatrischer Versorgungsstrukturen abzeichnen. Dabei kommt es aber nicht nur auf die absolute Zahl älterer und hochbetagter Menschen in unserer Gesellschaft an. Es gibt zwei Strömungen in der demographischen Forschung, die das Potenzial sehr unterschiedlich einstufen: Die *Kompressionstheorie* prognostiziert, dass die von den Menschen gewonnen Lebensjahre bei befriedigender Gesundheit zugebracht wird und dass die gesundheitlichen Probleme auf die letzte Lebensphase komprimiert werden. Träfe diese Theorie zu, wäre trotz des drastischeren Alterns der Gelellschaft nicht mit vergleichbar nachhaltigen Bedarfssteigerungen gesundheitsbezogener Leistungen zu rechnen (vgl. Kurth 2001, Hilbert et al. 2002, Reiners 2009). Dennoch verbirgt sich auch unter dieser Annahme ein ökonomisches Wachstumspotenzial für die Gesundheitswirtschschaft. Privathaushalte in Nordrhein-Westfalen beispielsweise, in denen mindestens eine Person im Alter zwischen 55 und 80 Jahre ist, verfügen über ein durchschnittliches Nettoeinkommen von 2.500 EUR (vgl. Naegele 2008, Schaible et al. 2007). Neben der ökonomischen Kaufkraft ist auch ein Wertewandel bei der älteren Generation zu erwarten, welche nicht ausschließlich für die nächste Generation sparen will, sondern auch bereit ist, Geld auszugeben. Inwieweit diese Kaufkraft sich auf die demographische Hochrechnung extrapolieren lässt, kann zum jetzigen Zeitpunkt nicht bestimmt werden. Es ist aber zu erwarten, dass vor allem bei dieser älteren Bevölkerung neben einem freizeitlichem Konsuminteresse vor allem auch ein Interesse an gesundheitsfördernden und gesundheitserhaltenden Produkten und Dienstleistungen besteht. Das heißt, die Kompressionstheorie würde eine Verschiebung gesundheitsbezogener Ausgaben von den solidarisch versicherten Leistungen im Krankheitsfall zu eher privat finanzierten Leistungen der Gesunderhaltung bedeuten. Bezogen auf die längere Lebenszeitspanne ist dadurch mit einer erhöhten Nachfrage nach Gesundheitsleistungen insgesamt zu rechnen.

Demgegenüber geht die *Medikalisierungstheorie* davon aus, dass durch den medizinischen Fortschritt die Lebenserwartung gesteigert werden kann, jedoch würden altersbedingte Krankheiten nicht verhindert werden und es würde zu einer direkten Nachfragesteigerung nach Gesundheitsleistungen und -produkten kommen, die sich aber vor allem auf die Heilung und Linderung von Krankheiten konzentrieren. Insgesamt ergäbe sich daraus ein Mehrbedarf an professionellen Hilfs- und Pflegeangeboten sowie geronto-medizinischen Leistungen, vor allem auch durch den Rückgang der informellen Laien-Pflegekapazitäten (vgl. Beske 2007). Gleichzeitig ist mit einer zunehmenden gesellschaftlichen Individualisierung und Singularisierung des sozialen Umfeldes zu rechnen. Die Zahl der Privathaushalte steigt, die Haushaltsgröße sinkt, und dieser Trend wird sich fortsetzen (StBA 2007). Diese Entwicklung wird sich auch deutlich auf die Gestaltung von Versorgungsformen und das Nachfrageverhalten auswirken. Die Ansprüche an eine bedarfsgerechte Versorgung werden neue Strukturen im Gesundheitswesen erfordern, z.B. in Form von intersektoralen Einrichtungen, individuellen Gesundheitsangeboten und häuslichen Versorgungsmodellen bzw. Supportivleistungen im Krankheitsfall.

Die Frage, mit welchen Auswirkungen tatsächlich in der Zukunft zu rechnen sein wird bzw. welche der beiden Theorien sich letztendlich bewahrheiten, kann zum jetzigen Zeitpunkt nicht beantwortet werden. Die Kompressionstheorie zeigt gegenüber der Medikalisierungstheorie zwar eine höhere empirische Evidenz, kann diese jedoch nicht völlig widerlegen (Reiners 2009: 63). Die Wirklichkeit wird sich wahrscheinlich als eine Mischung aus beiden Theorien präsentieren, d.h. die Gesundheitswirtschaft wird sich sowohl auf den Auf- und Ausbau gesundheitsfördernder Angebote konzentrieren, als auch die steigenden Bedarfe altersgerechter Versorgung berücksichtigen müssen.

4.4 Medizinisch-technische Entwicklungen

Die naturwissenschaftliche Medizin und Forschung hat in den letzten Jahren beeindruckende Erkenntnisse gesammelt, die insgesamt hohe Bedeutung für diagnostische und therapeutische Interventionen haben. Beispielhaft sind die Entwicklungen auf dem Feld der Genforschung zu nennen, die nebenbei zu einem neuen gesellschaftlichen Verständnis von Krankheit und Gesundheit geführt haben. Gleiches gilt für die technologischen Errungenschaften der letzten Jahre und Jahrzehnte, die den Spielraum des medizinisch Notwendigen und Machbaren erweiterten und die keineswegs immer nur aus rein medizinischen Gründen eingesetzt werden. Die Ausgaben für Waren und Medizinprodukte im Gesundheitswesen[13], sind für alle Leistungsträger zusammen in den letzten zwölf Jahren mit 45,1% um nahezu die Hälfte gestiegen (siehe Tab. 5).

Ausgaben für Waren [in Mio. €]	Jahr 1995	Jahr 2000	Jahr 2007
Arznei- und Heilmittel	26.384	31.604	41.699
Hilfsmittel	8.764	10.378	11.338
Zahnersatz (Material- u. Laborkosten)	5.469	5.439	5.796
sonstiger medizinischer Bedarf	7.158	8.230	10.504
Gesamt	47.775	55.651	69.337

Tabelle 5: Gesundheitsausgaben für Waren von 1995 bis 2007; Datenquelle: Statistisches Bundesamt 2009.

Die Entwicklung und Einführung neuer Technologien und Innovationen (z.B. Mikrochirurgie, Biotechnologie, Zelltherapie, regenerative Medizin, technologisch veränderte Materialien oder Pharmakomedizin) führen andererseits nicht nur zu besseren Erfolgen, sondern erhöhen auch den Druck auf die Leistungserbringer bzw. Einrichtungen im Gesundheitswesen, diese auch anzubieten. Vor allem die Fortschritte im Umfeld der Pharmakotherapien beeinflussen die Gesundheitswirtschaft nachhaltig. Dabei kommt der sog. Pharmakogenetik eine besondere Rolle zu (vgl. Berlin et al. 2001, Greiling/Brinkhaus 2010). Die neuen Technologien führen zu Effizienzgewinnen in den Dimensionen Zeit, Qualität und Kosten sowie neuartig vernetzte Strukturen über die Sektorengrenzen und Anbieter-Nachfrager-Beziehungen hinaus.

---

[13] Waren im Gesundheitswesen umfassen Arznei-, Heil-, und Hilfsmittel, Zahnersatz und sonstiger medizinischer Bedarf inklusive Implantate, Blutprodukte, ärztliches und pflegerisches Verbrauchsmaterial, Instrumente, Narkose- und sonstiger OP-Bedarf, Labor- und Dialysebedarf.

Fortschritte in Medizin und Medizintechnik führen zu steigenden Spezialisierungen in allen Bereichen. Die Zeiträume zwischen Technologiesprüngen sowie die Produktlebenszeiten haben sich erheblich verkürzt (Technologielebenszyklus). Diagnostische Großgeräte sind immer besser in der Lage, pathologische Zustände am Menschen zu erkennen. Die Medizintechnikbranche zeigt sich als eine dynamische und hoch innovative Branche innerhalb der Gesundheitswirtschaft. Mehr als die Hälfte des Umsatzes erzielen die Unternehmen mit Produkten, die nicht älter als drei Jahre sind. Im Durchschnitt werden 7% vom Umsatz in Forschung investiert. Die Branche beschäftigte in ca. 1.200 Unternehmen mit mehr als 20 Beschäftigen ca. 110.000 Mitarbeiter, das sind 2% aller Beschäftigten im produzierenden Gewerbe (vgl. Knaebel und Ungethüm 2009).

Medizinprodukte und Medizintechnik unterliegen aber nicht nur marktwirtschaftlichen Gesetzen, sondern sind wie alle Akteure und Marktteilnehmer eingebunden in staatliche Vergütungsregelungen. Die Methoden- und Technologiebewertung im deutschen Gesundheitswesen liegt in den Händen des Gemeinsamen Bundesausschusses (G-BA) mit Unterstützung des Instituts für Qualität und Wirtschaftlichkeit im Gesundheitswesen (IQWiG). Die Medizinprodukte- und Medizintechnik-Industrie ist dadurch einem Nachweis des medizinischen und ökonomischen Nutzens unterworfen, woran letztendlich Vergütungsmöglichkeiten für die Leistungserbringer gekoppelt sind. Die Preisfindung muss demnach begründet sein. Für den deutschen Markt entscheidend ist daher, ob ein Produkt den Weg in den Leistungskatalog der gesetzlichen Krankenkassen nimmt. In hohem Maße wenden Patienten heute aber auch private Mittel für medizintechnische Güter auf und dies keineswegs nur in Form von Zuzahlungen. Steigende Selbstmedikation und zunehmende Versorgung mit Geräten zur gesundheitlichen Selbstkontrolle, wie Blutdruckmessgeräte oder Blutzuckerkontrollgeräte liegen im Trend der individuellen Nachfrage (vgl. Schalk und Potratz 2009). Hieran zeigt sich eindrücklich, wie stark die unterschiedlichen Gesundheitsmärkte miteinander verflochten sind.

Insgesamt ist damit zu rechnen, dass sich der Trend steigender Ausgaben für Medizinprodukte und Medizintechnik in den nächsten Jahren und Jahrzehnten fortsetzen wird. Der Fortschritt wird noch rasanter verlaufen. Eine Studie des BMBF benennt zahlreiche zukünftige Trends der Medizintechnik (z.B. die Computerisierung, Miniaturisierung und Molekularisierung) und zukünftige Forschungsfelder, die bedeutsam für die Entwicklung der Gesundheitswirtschaft angesehen werden. Mit Hilfe von Wirtschaftsdaten wurden Themenfelder in ihrer Bedeutung für Absatzproduktion sowie Export und Import bewertet und zu sechs technisch orientierten, zukunftsträchtigen „Themenfeldern" verdichtet: Biomikroelektromechanische und optische Systeme, Funktionelle und zellbiologische Bildgebung, Minimal-invasive Chirurgie und Interventionen, Computerunterstützte Diagnose, Therapieplanung und Therapiebegleitung, e-Health, Telemedizin und Vernetzung sowie Medizintechnik für die regenerative Medizin (BMBF 2005). Besondere Bedeutung erlangen dabei die neuen Informations- und Kommunikationstechnologien, die in der unmittelbaren Leistungserbringung in Gesundheitsorganisationen integrative Behandlungsprozesse zunehmend ermöglichen. Informationstechnologien spielen auch eine elementare Rolle bei den so genannten wissensbasierten Dienstleistungen, bei denen Medizintechnikprodukte und gesundheitliche Dienstleistungen (z.B. telemedizinisches Kardiomonitoring) integriert angeboten werden. Die Bedeutung von Telematik und Telemedizin sind nicht gering einzuschätzen. Es ist denkbar, dass sich die ambulante Versorgung in Zukunft zu erheblichen Anteilen in den häuslichen Bereich verlagert (Greiling/Brinkhaus 2010). Trotz dieser in der gebotenen Kürze nur angerissenen medizintechnologischen Trends, die eine effektivere und effizientere Gesundheitsversorgung in der Zukunft suggerieren, muss kritisch hinzugefügt werden, dass nicht alle der hochgepriesenen Fortschritte und Innovationen wirklich zu einer Verbesserung der Versorgung, sondern oft nur zu einer Verteuerung der Gesundheitsleistungen führen. Die lange Liste der Scheininnovationen und „Mee too"-Produkte muss genauso beachtet werden, wie die spektakulären Erfolge der modernen Medizin (vgl. Reiners 2009: 79). Hinzu kommt, dass die zu beobachtbaren gesellschaftlichen Phänomene, wie die Verlängerung der Lebenserwartung, nicht unmittelbar und linear im Zusammenhang mit den Erfolgen der Medizin stehen. Es gibt zwei Bereiche, in denen die Fortschritte der Medizin jedoch signifikant zu einer erhöhten Lebenserwartung geführt haben: bei Frühgeburten und akutem Herzinfarkt (ebd.: 77). Insgesamt haben gesellschaftliche Einflüsse und die Gestaltung der Lebensverhältnisse einen höheren Einfluss auf die Lebenserwartung als die moderne Medizin (ebd.). Nach Schätzungen der Centers for Disease Control (USA) trägt die medizinische Versorgung sogar mit einem Anteil von ungefähr 10% zur Gesamtmortalität bei und ist demnach als ein Risikofaktor zu betrachten (McGinnis et al. 2002).

5 Zusammenfassende Betrachtung

Aus der Vielzahl der möglichen Betrachtungsperspektiven auf das Gesundheitswesen und seinen Wandlungsprozessen in Richtung Gesundheitswirtschaft wurden einige Entwicklungslinien skizzenhaft dargestellt. Die Komplexität der Strukturen und Prozesse im Gesundheitswesen sowie die geringe Prognosefähigkeit gesellschaftlicher Veränderungen lassen nur eine schemenhafte Vorstellung des Gesundheitswesens in der Zukunfts erahnen. Die demographischen Veränderungen und der Zuwachs an Möglichkeiten werden unser gesellschaftliches Leben, den Umgang mit Gesundheit und Krankheit und auch die Ausgestaltung der sozialen Sicherungssysteme verändern. Anhand der hier vorgestellten Perspektiven wurde deutlich, dass das Spannungsfeld von Staat und Individuum, von Sozialstaatlichkeit und Freiheitlichkeit, von zentralstaatlicher Daseinsvorsorge und Eigenverantwortung mit keinem Versuch moderner Gesundheitssystemgestaltung aufzulösen ist. Es muss vielmehr als Grundkonstituente unseres gesellschaftlichen Lebens und Handelns verstanden werden. Daher werden die Antworten stets irgendwo zwischen Stärkung der individuellen Eigenverantwortung und sozialstaatlichen Interventionen zum Schutz der Schwachen liegen, auch wenn das Pendel mal mehr in die eine und mal mehr in die andere Richtung ausschlägt.

Der Bedeutungswandel und die Neubewertung des Gesundheitswesens als Wachstumsbranche und weniger allein als Kostenfaktor klingt insgesamt sehr attraktiv. Von einem Gesundheitswesen als Reparaturbetrieb werden grundsätzlich nur geringe Wirtschaftsimpulse ausgehen. Eine erfolgreiche Sozialpolitik ist immer auch an eine erfolgreiche Wirtschaftspolitik gekoppelt. Es muss nur sorgfältig darauf geachtet werden, dass die sozialstaatlichen Grundprinzipien und die gesellschaftliche Solidarität nicht auf dem Altar der Gewinnmaximierung geopfert werden, auch wenn soziale Gerechtigkeit und gesundheitliche Gleichheit allein mit zentralstaatlicher Daseinsvorsorge nicht zu erreichen sind. Jede Verlagerung von Gesundheitsrisiken auf die individuelle Ebene kann als ein Prozess der gesellschaftlichen Entsolidarisierung bewertet werden. Andererseits können durch Förderung von Eigenverantwortung und Steigerung der Selbstbeteiligung Wachstumspotenziale für die Gesundheitswirtschaft erschlossen werden, von denen die gesamte Gesellschaft profitiert. In den folgenden Beiträgen sollen einige Facetten des gesellschaftlichen Umgangs mit Gesundheit vertieft werden. Dabei kommen die bereits angesprochenen sozioökonomischen Aspekte gesundheitlicher Versorgung genauso zu Wort wie sozialethische Perspektiven vor dem Hintergrund des medizinischen Fortschritts und sich wandelnder gesellschaftlicher Bedingungen.

Literatur

Abholz, H.-H. (2005): IGel-Leistungen – Was kann dies sein? In: Zeitschrift für Allgemeinmedizin, 81, 163-165.

Ahrens, D. (2004): Gesundheitsökonomie und Gesundheitsförderung - Eigenverantwortung für Gesundheit? In: Das Gesundheitswesen 66, 213-221.

Alber, K./Kliemt, H./Nagel, E. (2009): Selbstverantwortung als Kriterium kaum operationalisierbar. In: Deutsches Ärzteblatt 106(26), A 1361-1363.

Bahro, M./Kämpf, C./Strnad, J. (2001): Die Verteilungsgerechtigkeit medizinischer Leistungen. Ein Beitrag zur Rationierungsdebatte aus wirtschaftlicher Sicht. In: Ethik in der Medizin 13, 45-60.

Berlin, M./Leiter, J.M.E./Maleck, K./Moscho, A. (2001): Pharmacogenomics – der Weg in ein neues medizinisches Wertesystem? In: Saalfeld, R./Wettke, J. (Hrsg.): Die Zukunft des deutschen Gesundheitswesens – Perspektiven und Konzepte. Berlin, Heidelberg: Springer, S. 247- 272.

Beske, F. (2007): Gesundheitsversorgung 2050. Herausforderungen einer alternden Gesellschaft – eine Prognose. In: Arzt und Krankenhaus 80(11), 326-330.

Bauer, U./Bittlingmayer, U.H./Richter, M. (2008): Health Inequalities. Determinanten und Mechanismen gesundheitlicher Ungleichheit. Wiesbaden: VS Verlag für Sozialwissenschaften.

Braun, B./Kühn, H./Reiners, H. (1998): Das Märchen von der Kostenexplosion. Populäre Irrtümer zur Gesundheitspolitik. Frankfurt a.M.: Fischer-Taschenbuch.

Bruckenberger, E. (2009): Öffnung des Krankenhauswesens für Kapitalinvestoren. Vor allem Kassenverbände und Bundesregierungen ebneten den Weg in die Privatisierung. In: Goldschmidt, A.J.W./Hilbert, J. (Hrsg.): Gesundheitswirtschaft in Deutschland. Die Zukunftsbranche. Wegscheid: Wikom, S. 191-217.

Bundesministerium für Gesundheit (BMG) (2010): Zusatzbeitrag (8. Februar 2010). <http://www.bmg.bund.de/cln_169/nn_1168248/SharedDocs/Standardartikel/DE/A Z/Z/Glossarbegriff-Zusatzbeitrag.html>.

Bundesministerium für Bildung und Forschung (BMBF) (2005): Bundesministerium für Bildung und Forschung. Studie zur Situation der Medizintechnik in Deutschland im internationalen Vergleich. URL: < http://www.bmbf.de/pub/situation_medizintechnik_in_deutschland.pdf>.

Bundesministerium für Bildung und Forschung (BMBF) (2008): Leitfaden für Antragsskizzen zur Konzeptentwicklung im Wettbewerb „Gesundheitsregionen der Zukunft – Fortschritt durch Forschung und Innovation" vom 22. August 2008.

Bundesministerium für Wirtschaft und Technologie (BMWi) (2008): Allgemeine Wirtschaftspolitik - Schlaglichter der Wirtschaftspolitik. Sonderheft Gesundheitswirtschaft. URL: <http://www.bmwi.de/BMWi/Redaktion/PDF/S-T/sonderheft-gesundheitswirtschaft,property=pdf,bereich=bmwi,sprache=de,rwb=true.pdf>.

Buyx, A. (2005): Eigenverantwortung als Verteilungskriterium im Gesundheitswesen. Theoretische Grundlagen und praktische Umsetzung. In: Ethik in der Medizin 17, 269-283.

Dabrock, P. (2003): Menschenbilder und Verteilungsgerechtigkeit im Gesundheitswesen. In: Deutsche Medizinische Wochenschrift, 128, 210-213.

Dannecker, G./Huster, S./Katzenmeier, C./Bohmeier, A./Schmitz-Luhn, B./Streng, A.F. (2009): Notwendiger rechtlicher Gestaltungsspielraum. In: Deutsches Ärzteblatt 106(41), A 2007-2010.

Dettling, H.-U. (2009): Juristische Implikationen der Grenzen des Wettbewerbs im Gesundheitswesen. In: Zeitschrift für Evidenz, Fortbildung und Qualität im Gesundheitswesen 103, 621-631.

Fozouni, B./Güntert, B. (2000): Prioritätensetzung im deutschen Gesundheitswesen – die Triade zwischen Rationierung, Rationalisierung und rationaler Allokation. In: Das Gesundheitswesen 62, 559-567.

Fretschner, R./Grönemeyer, D./Hilbert, J. (2002): Die Gesundheitswirtschaft: ein Perspektivenwechsel in Theorie und Empirie. In: Institut Arbeit und Technik (Hrsg.) Jahrbuch 2001/2002. Gelsenkirchen: Eigendruck, 33-47.

Fuchs, C./Nagel, E./Raspe, H. (2009): Rationalisierung, Rationierung und Priorisierung – was ist gemeint? In: Deutsches Ärzteblatt 106(12), A 554-557.

Greiling, M./Brinkhaus, M. (2010): Marktchancen und –risiken in der Gesundheitswirtschaft. Strategien und Bewertung, Problemlösung und Umsetzung. Stuttgart: Kohlhammer.

GKV-Spitzenverband (GKV) (2010): Die Gesetzliche Krankenversicherung: Aufgaben. <http://www.gkv.info/gkv/index.php?id=657>.

Goldschmidt, A.J.W./Hilbert, H. (2009): Von der Last zur Chance – Der Paradigmenwechsel vom Gesundheitswesen zur Gesundheitswirtschaft. In: Goldschmidt, A.J.W./Hilbert, J. (Hrsg.): Gesundheitswirtschaft in Deutschland. Die Zukunftsbranche. Wegscheid: Wikom, 20-40.

Händeler, E. (2005a): Die Geschichte der Zukunft. Sozialverhalten heute und der Wohlstand von morgen. Moers: Brendow.

Händeler, E. (2005b): Kondratieffs Welt. Wohlstand nach der Industriegesellschaft. Moers: Brendow.

Händeler, E. (2008): Gesundheit wird zum Wachstumsmotor – Die Ressourcen für Krankheitsreparatur werden immer knapper und der Innovationsdruck löst einen neuen Kondratieff-Strukturzyklus aus. In: Merz, F. (Hrsg.): Wachstumsmotor Gesundheit. Die Zukunft unseres Gesundheitswesens. München: Carl Hanser, 29-60.

Hensen, G./Hensen, P. (2008): Das Gesundheitswesen im Wandel sozialstaatlicher Wirklichkeiten. In: Hensen, G./Hensen, P. (Hrsg.): Gesundheitswesen und Sozialstaat. Gesundheitsförderung zwischen Anspruch und Wirklichkeit. Wiesbaden: VS Verlag für Sozialwissenschaften, S. 13-38.

Hess, R. (2008): Der Gemeinsame Bundesausschuss als kleiner Gesetzgeber. In: Roeder, N./Hensen, P. (Hrsg.): Gesundheitsökonomie, Gesundheitssystem und öffentliche Gesundheitspflege. Köln: Deutscher Ärzteverlag, S. 237-251.

Hilbert, J./Fretschner, R./Dülberg, A. (2002): Rahmenbedingungen und Herausforderungen der Gesundheitswirtschaft. Gelsenkirchen: Eigendruck.

Holst, J./Laaser, U. (2003): Zuzahlungen im Gesundheitswesen: Unsozial, diskriminierend und ineffektiv. In: Deutsches Ärzteblatt 100, A 3358-3361.

Kartte, J., Neumann, K. (2009): Der Zweite Gesundheitsmarkt als notwendige Ergänzung des Ersten. In: Goldschmidt, A.J.W./Hilbert, J. (Hrsg.): Gesundheitswirtschaft in Deutschland. Die Zukunftsbranche. Wegscheid: Wikom, 760-771.

Kaufmann, F.-X. (1997): Herausforderungen des Sozialstaates. Frankfurt/Main: Suhrkamp.

Kickbusch, I. (2004): Die Gesundheitsgesellschaft zwischen Markt und Staat. In: Göpel, E. (Hrsg.): Gesundheit bewegt. Wie aus einem Krankheitswesen ein Gesundheitswesen entstehen kann. Frankfurt a.M.: Mabuse, 28-37.

Knaebel, H.P./Ungethüm, M. (2009): Medizintechnik in der Gesundheitswirtschaft heute und morgen. In: Goldschmidt, A.J.W./Hilbert, J. (Hrsg.): Gesundheitswirtschaft in Deutschland. Die Zukunftsbranche. Wegscheid: Wikom, 236-252.

Kondratieff, N. (1926): Die langen Wellen der Konjunktur. Archiv für Sozialwissenschaft und Sozialpolitik 56: 573-609.

Kuratorium Gesundheitswirtschaft (2005): Ergebnisbericht „Nationale Branchenkonferenz Gesundheitswirtschaft 2005" 07./08. Dezember 2005, Rostock-Warnemünde. URL: <http://www.bcv.org/hosting/bcv/website.nsf/urlnames/gw_rbbconference/$file/Bericht_BK_05.pdf>

McGregor, S. (2001): Neoliberalism and health care. In: International Journal of Consumer Studies 25, 82-89.

McKinsey (2008): McKinsey Deutschland: Deutschland 2020. Zukunftsperspektiven für die deutsche Wirtschaft. URL: <http://www.mckinsey.de/downloads/profil/initiativen/ d2020/D2020_Exec_Summary.pdf>.

Kurth, B.M. (2001): Demographischer Wandel und Anforderungen an das Gesundheitswesen. In: Bundesgesundheitsblatt Gesundheitsforschung Gesundheitsschutz 44, 813-822.

Lehmann, K. (2006): Ausgleichende Teilhabe an den Lebensmöglichkeiten der Menschen. Über den gar nicht so selbstverständlichen Begriff der „Sozialen Gerechtigkeit". Eröffnungs-Referat des Vorsitzenden der Deutschen Bischofskonferenz, Karl Kardinal Lehmann, bei der Herbst-Vollversammlung der Deutschen Bischofskonferenz am 25. September 2006 in Fulda. <http://www.dbk.de/aktuell/meldungen/01170/index.html>.

Lessenich, S. (2008): Die Neuerfindung des Sozialen. Der Sozialstaat im flexiblen Kapitalismus. Bielefeld: Transcript.

Mack, E. (2001): Rationierung im Gesundheitswesen – ein wirtschafts- und sozialethisches Problem. In: Ethik in der Medizin 13, 17-32.

Marckmann, G. (2008): Zwischen Skylla und Charybdis: Reformoptionen im Gesundheitswesen aus ethischer Perspektive. In: Gesundheitsökonomie & Qualitätsmanagement 12, 96-100.

Marckmann, G. (2008): Gesundheit und Gerechtigkeit. In: Bundesgesundheitsblatt Gesundheitsforschung Gesundheitsschutz 51, 887-894.

McGinnis, J.M./Williams-Russo, P./Knickman, J.R. (2002): The case for more active policy attention to health promotion. In: Harrington, C./Estes, C.L. (Hrsg.): Health Policy. Crisis and reform in the U.S. health care delivery system. Sudbury, Ma: Jones and Bartlett, S. 51-58.

Mörsch, M. (2002): Die ökonomischen Funktionen des Wettbewerbs im Gesundheitswesen: Anspruch, Realität und wirtschaftspolitischer Handlungsbedarf. In: Gesundheitsökonomie & Qualitätsmanagement 7, 155-160.

Naegele, G. (2008): Demographischer Wandel und demographisches Altern in Deutschland: Probleme, Chancen und Perspektiven. In: Kreuzer, V./Reicher, C./Scholz, T. (Hrsg.): Zukunft Alter. Stadtplanerische Handlungsansätze zur altersgerechten Quartiersentwicklung. Dortmund: Blaue Reihe: Dortmunder Beiträge zur Raumplanung, Eigenverlag, 13-27.

Nefiodow, L.A. (2007): Der sechste Kondratieff: Wege zur Produktivität und Vollbeschäftigung im Zeitalter der Information. Die langen Wellen der Konjunktur und ihre Basisinnovation. Sankt-Augustin: Rhein-Sieg-Verlag.

Neubauer, G. (1988): Regulierung und Deregulierung im Gesundheitswesen. In: Thiemeyer T (Hrsg) Regulierung und Deregulierung der Sozialpolitik. Berlin: Duncker & Humblot.

Oberender, P./Hebborn, A./Zerth, J (2002): Wachstumsmarkt Gesundheit. Stuttgart: Lucius & Lucius.

Oberender, P./Zerth, J. (2005): Gesundheitsökonomie: Überblick und Perspektive. In: Kerres, A./Seeberger, B. (Hrsg.): Gesamtlehrbuch Pflegemanagement. Berlin: Springer, S. 213-232.

Oberender, P./Zerth, J. (2008): Der Gesundheitsmarkt als Wirtschaftsfaktor. In: Merz, F. (Hrsg.): Wachstumsmotor Gesundheit. Die Zukunft unseres Gesundheitswesens. München: Carl Hanser, S. 11-28.

Organization for Economic Co-operation and Development (OECD) (2009): OECD Health data 2009. Statistics and Indicators for 30 Countries.

Ostwald, D./Ranscht, A. (2007): Wachstums- und Beschäftigungspotenziale der Gesundheitswirtschaft von Berlin-Brandenburg. Studie im Auftrag von Health-Capital Berlin-Brandenburg.

Pollert, A./Kirchner, B./Polzin, J.M. (2004): Lexikon der Wirtschaft. Grundlegendes Wissen von A bis Z. Lizenzausgabe für die Bundeszentrale für politische Bildung, Bonn.

Rakowitz, N. (2004): Klassen-Medizin. Die Gesundheitsreform als Instrument der Umverteilung von unten nach oben. In: Widersprüche (4) 24, Heft 94, 9-24.

Rau, F. (2008): Der Sozialstaat: Prinzipien, Konstituenten und Aufgaben im Gesundheitsbereich. In: Hensen, G./Hensen, P. (Hrsg.): Gesundheitswesen und Sozialstaat. Gesundheitsförderung zwischen Anspruch und Wirklichkeit. Wiesbaden: VS Verlag für Sozialwissenschaften, S. 41-59.

Reiners, H. (2002): Ökonomische Dogmen und Gesundheitspolitik. Anmerkungen zur Gesundheitsökonomie. In: H.-U. Deppe/W. Burkhardt (Hrsg.): Solidarische Gesundheitspolitik. Alternativen zu Privatisierung und Zwei-Klassen-Medizin. Hamburg: VSA, S. 36-56.

Reiners, H. (2009): Mythen der Gesundheitspolitik. Bern: Huber.

Richter, M./Mielck, A. (2000): Strukturelle und verhaltensbezogene Determinanten gesundheitlicher Ungleichheit. In: Zeitschrift für Gesundheitswissenschaften 8, 198-215.

Robert Koch-Institut (RKI) (Hrsg.) (2006): Gesundheit in Deutschland. Gesundheitsberichterstattung des Bundes. Robert Koch-Institut, Berlin.

Sachverständigenrat für die Konzertierte Aktion im Gesundheitswesen (SVR) (1995): Sondergutachten 1995 - Gesundheitsversorgung und Krankenversicherung 2000. Mehr Ergebnisorientierung, mehr Qualität und mehr Wirtschaftlichkeit. Baden-Baden: Nomos.

Sachverständigenrat für die Konzertierte Aktion im Gesundheitswesen (SVR) (1996): Sondergutachten 1996 - Gesundheitswesen in Deutschland. Kostenfaktor und Zukunftsbranche. Baden-Baden: Nomos.

Schaible, S./Kaul, A./Lührmann, M./Wiest, B./Breuer, P. (2007): Wirtschaftsmotor Alter. Eine Studie im Auftrag des Bundesministeriums für Familie, Senioren, Frauen und Jugend. URL:
<http://www.bmfsfj.de/bmfsfj/generator/RedaktionBMFSFJ/Abteilung3/Pdf-Anlagen/endbericht-studie-wirtschaftsmotor-alter,property=pdf,bereich=bmfsfj, spra-che=de,rwb=true.pdf>.

Schalk, C./Potratz, W. (2009): Medizintechnik – Wachstum in Abhängigkeit von der Personalent-wicklung. In: Goldschmidt, A.J.W./Hilbert, J. (Hrsg.): Gesundheitswirtschaft in Deutschland. Die Zukunftsbranche. Wegscheid: Wikom, 254-275.

Schlander, M./Schwarz, O. (2005): Finanzierbarkeit steigender Gesundheitsausgaben in Deutschland: eine makroökonomische Betrachtung. In: Gesundheitsökonomie & Qualitätsmanagement 10, 178-187.

Schmidt, B. (2010): Der eigenverantwortliche Mensch. In: Das Gesundheitswesen 72, 29-34.

Schölkopf, M./Stapf-Finé, H. (2004): Die Krankenhausversorgung im internationalen Vergleich. Ein Überblick mit Schlussfolgerungen für die deutsche Reformdiskussion. In: Journal of Public Health 12, 185-198.

Schöne-Seifert, B. (1997): Fairness und Rationierung im Gesundheitswesen? In: Kirch, W./Kliemt, H. (Hrsg.) Rationierung im Gesundheitswesen. Regensburg: Roderer, S. 42-55.

Siegrist, J. (2003): Soziale Ungleichheit im Bereich von Gesundheit und Krankheit: Wie ist sie zu erklären und wie zu verändern? In: Managed Care 5, 6-7.

Statistisches Bundesamt (StBA) (2006): Bevölkerung Deutschlands bis 2050. Übersicht der Ergebnisse der 11. Koordinierten Bevölkerungsvorausberechnung - Varianten und zusätzliche Modellrechnungen. URL:
<http://www.destatis.de/jetspeed/portal/cms/Sites/destatis/Internet/DE/Content/Stati stiken/Bevoelkerung/VorausberechnungBevoelkerung/Content75/Bevoelkerungsent wicklung2050 Deutschland,property=file.pdf>.

Statistisches Bundesamt (StBA) (2007): Demografischer Wandel in Deutschland: Bevölkerungs- und Haushaltsentwicklung im Bund und in den Ländern. URL:
<http://www.destatis.de/jetspeed/portal/cms/Sites/destatis/Internet/DE/Content/Stati stiken/Bevoelkerung/Aktuell,templateId=renderPrint.psml>.

Statistisches Bundesamt (StBA) (2009): Gesundheit. Ausgaben 1995-2007. Wiesbaden (Erschienen am 06.04.2009).

Trefz, U. (2003): Rechtliche Möglichkeiten und Grenzen der gesonderten Berechnung von medizinischen Wahlleistungen. In: das Krankenhaus 95(8), 628-632.

Tretter, F. (2008): Gesundheitsökonomie zwischen Politik und Wissenschaft. Gestaltungsansprüche und Erkenntnisdefizite. In: Hensen, G./Hensen, P. (Hrsg.): Gesundheitswesen und Sozialstaat. Gesundheitsförderung zwischen Anspruch und Wirklichkeit. Wiesbaden: VS Verlag für Sozialwissenschaften, S. 107-140.

Uhlenbruck, W. (1995): Rechtliche Grenzen einer Rationierung in der Medizin. In: Medizin Recht 11, 427-437.

Ulsenheimer, K. (2004): Zur Abhängigkeit des medizinischen Standards von den wirtschaftlichen Möglichkeiten. In: Deutsche Gesellschaft für Chirurgie – Mitteilungen, 4, 355-358.

Wagener, A./Nösser, G./Korthus, A. (2005): Medizinische Wahlleistungen. In: das Krankenhaus 97 (5), 396-400.

Zentrale Ethikommission bei der Bundesärztekammer (ZEKO) (2007): Priorisierung medizinischer Leistungen im System der Gesetzlichen Krankenversicherungen (GKV) - Stellungnahme. Berlin, ZEKO 2007, 2-3.

Zentrale Ethikommission bei der Bundesärztekammer (ZEKO) (2000): Prioritäten in der medizinischen Versorgung im System der Gesetzlichen Krankenversicherung (GKV): Müssen und können wir uns entscheiden? In: Deutsches Ärzteblatt 97(15): A 1017-1023.

Priorisierung und Rationierung im Gesundheitswesen – Status quo und Perspektiven

Daniel Strech

1 Einleitung

Medizinischer Fortschritt und demographischer Wandel bedingen mit hoher Wahrscheinlichkeit eine weiter zunehmende Verknappung der Mittel im deutschen wie auch in andern internationalen Gesundheitswesen (Fojo/Grady 2009; Beske 2010). Umfragstudien zeigen, dass sich Ärzte aufgrund dieses Kostendrucks auch heute schon mit Priorisierungen und Rationierungen konfrontiert sehen (Hurst et al. 2006; Strech et al. 2009). Das Wissen darüber, wie genau diese Maßnahmen in der Praxis ausgestaltet sind und welche Handlungsalternativen sich zur Rationierung auf der Mikro- und Makroebene des Gesundheitswesens bieten, bildet die Grundlage für Bemühungen um gerechte und praxisorientierte Priorisierungen und Rationierungen.

Der vorliegende Beitrag erläutert zunächst, welche alternativen Strategien zum Umgang mit knappen Gesundheitsressourcen zur Verfügung stehen und wie diese aus ethischer Perspektive jeweils zu bewerten sind. Im Anschluss werden empirische Daten aus Befragungen mit Ärzten zum Umgang mit Mittelknappheit vorgestellt und es wird unter Bezugnahme auf weitere gesundheitspolitische Herausforderungen diskutiert, welche Schlussfolgerungen und Perspektiven sich vor dem Hintergrund des aufgezeigten Status quo ergeben.

2 Alternative Strategien im Umgang mit der Mittelknappheit

2.1 Rationalisierung

Als erste Strategie im Umgang mit Kostendruck im Rahmen der Gesundheitsversorgung kommen Rationalisierungen oder Effizienzsteigerungen in Frage. Im Rahmen einer Rationalisierung können bzw. sollen medizinische Maßnahmen vorenthalten werden z.B. (i) bei fehlendem Nutzen, (ii) bei geringerem Nutzen als eine Alternative mit gleichen Kosten oder (iii) bei Maßnahmen mit höheren Kosten als bei einer gleich nützlichen Alternative. Während in den ersten beiden

Fällen bereits das medizinethische Gebot des Nicht-Schadens als Begründung für Rationalisierung ausreicht, ist es im dritten Fall ergänzend das Gebot einer gerechten Verteilung begrenzter finanzieller Ressourcen (Wirtschaftlichkeit nach SGB V).

Entsprechende Rationalisierungspotentiale bieten vor allem die Instrumente der evidenzbasierten Medizin, also verschiedene Verfahren zur systematischen, transparenten Bewertung von Nutzen- und Schadenspotentialen medizinischer Maßnahmen. Hierbei helfen sogenannte systematische Übersichtsarbeiten zu klinischen Studien, wie etwa die Berichte des Instituts für Qualität und Wirtschaftlichkeit im Gesundheitswesen (IQWiG) oder des englischen National Institute for Health and Clinical Excellence (NICE). Weitere Rationalisierungspotentiale hat der Sachverständigenrat zur Begutachtung der Entwicklung im Gesundheitswesen in seinen Gutachten beschrieben. Zu nennen wären etwa der Ausbau einer integrierten Versorgung oder eine verbesserte Kooperation der Gesundheitsberufe (Sachverständigenrat zur Begutachtung der Entwicklung im Gesundheitswesen 2007; Sachverständigenrat zur Begutachtung der Entwicklung im Gesundheitswesen 2009).

Auch wenn Rationalisierung die primäre Strategie im Umgang mit Mittelbegrenzungen sein muss, ist sie in der Praxis mit Schwierigkeiten verbunden, denn (i) sie erfordert häufig strukturelle Veränderungen im Versorgungssystem, (ii) die erhofften Einsparungen resultieren in der Regel erst mit einer erheblichen zeitlichen Latenz und (iii) es gibt keine Erfolgsgarantie: Ob Rationalisierungen tatsächlich eine Kostenreduktion oder -begrenzung bewirken, kann nicht mit Sicherheit voraus gesagt werden, da eine konsequent evidenzbasierte Behandlung in Bereichen mit einer Unterversorgung einen höheren Ressourceneinsatz erfordert. Rationalisierungen sind daher zwar ethisch wie ökonomisch primär geboten, werden in der Praxis aber allein nicht ausreichen, um den anhaltenden Kostendruck ausreichend zu kompensieren; sie müssen durch weitere Maßnahmen ergänzt werden.

2.2 Preisregulierung

Eine zweite Möglichkeit, der Ressourcenknappheit zu begegnen, besteht darin, die Preise für medizinische Maßnahmen (wie z.B. Arzneimittel) direkt zu regulieren bzw. zu verhandeln. Zum einen können Höchstbeträge für Arzneimittel festgesetzt werden. Die Basis für die Festsetzungen erarbeitet gegenwärtig das IQWiG durch die Entwicklung einer Methode zur Bestimmung von Effizienzgrenzen (IQWiG 2008). Noch direkter greift z.B. das jüngst vom Gesundheitsminister Philipp Rösler ausgearbeitete Arzneimittel-Sparpaket in die Kostenentwicklung ein. Dieses sieht vor u.a. ab August 2010 den Herstellerrabatt an die Kassen von 6% auf 16% zu erhöhen.

2.3 Erhöhung der staatlichen Mittel für den Gesundheitssektor

Neben der Reduktion der Ausgaben des Gesundheitswesens (Strategien 1 und 2) besteht die dritte Alternative darin, die im Gesundheitswesen verfügbaren finanziellen Mittel zu erhöhen. Diese auf den ersten Blick als sehr plausibel erscheinende Maßnahme brächte jedoch verschiedene Nachteile mit sich: Würden mehr Mittel in das Gesundheitssystem fließen, wären Einschränkungen in anderen sozialstaatlichen Bereichen wie z.B. Bildung, Arbeitslosenunterstützung oder Umweltschutz eine logische Folge. Die genannten sozialstaatlichen Bereiche haben aber eine hohe Relevanz für die Gesundheit der Bevölkerung (Siegrist/ Marmot 2008). Es ist davon auszugehen, dass vor allem vulnerable Gruppen wie Arbeitslose, Personen mit niedrigerem sozio-ökonomischem Status oder auch allein erziehende Eltern von der staatlichen Unterstützung in den Bereichen Wohnung, Bildung, Arbeit und Umwelt profitieren, auch im Hinblick auf ihre Gesundheit (!). Für ebenfalls Evidenz-basierte Informationen zu den gesundheitsrelevanten Auswirkungen einer Investition oder Desinvestition in andere sozialstaatliche Bereiche fehlt bislang noch eine besser geförderte Versorgungsforschung (Waters 2009; Gerhardus et al. 2010).

2.4 Rationierung

Als vierte Alternative zum Umgang mit der zunehmenden Mittelknappheit verbleibt dann nur noch, die Leistungen des solidarisch finanzierten Gesundheitssystems zu begrenzen, also zu rationieren. Allgemein kann man zwei verschiedene Formen der Rationierung unterscheiden: die explizite und die implizite. Bei der impliziten Rationierung werden die verfügbaren finanziellen Ressourcen auf der Makroebene zum Beispiel durch Budgets in der ambulanten Versorgung oder durch finanzielle Anreize im Bereich der Kliniken und Krankenversicherungen wie DRGs, Kopfpauschalen oder ein Bonus- bzw. Malussystem begrenzt. Zuzahlungen und Selbstbehalte sollen die Patienten dazu anhalten, weniger Ressourcen in Anspruch zu nehmen.

Bei diesen impliziten Rationierungen muss der Arzt – ggf. unter Beteiligung des Patienten – selbst entscheiden, wie er seine begrenzten Ressourcen einsetzt. Dies hat auf den ersten Blick Vorteile, da der individuelle Entscheidungsspielraum des Arztes größer ist und wir davon ausgehen, dass dieser Entscheidungsspielraum zum Wohle des Patienten gereicht (Pearson 2000). Überdies sind die Maßnahmen politisch leichter anwendbar, da Budgets und finanzielle Anreize auch kurzfristig implementiert und Kosten damit effektiv begrenzt werden können.

Das Thema Rationierung wird zunehmend auch in der deutschen Ärzteschaft diskutiert. Die Zentrale Ethikkommission bei der Bundesärztekammer (ZEKO) plädierte in einem Positionspapier vom September 2007 für eine explizite Priorisierung im Gesundheitswesen (ZEKO 2007). Im Mai 2008 wies die Bundesärztekammer in ihrem Ulmer Papier öffentlichkeitswirksam darauf hin, dass Rationierung gegenwärtig stattfinde und durch Rationalisierungen allein nicht zu verhindern sei (BÄK 2008). Dies wurde jüngst in einem Positionspapier der Ärzteschaft bestätigt (Fuchs 2010).

3 Zum Status quo einer Rationierung in deutschen Kliniken

Weltweit konnten Umfragestudien unter Ärzten nachweisen, dass Rationierungsentscheidungen durch individuelle Ärzte im ambulanten wie stationären Bereich bereits heute stattfinden (Hurst et al. 2006; Ward et al. 2008).

Für Deutschland wurde in einer repräsentativen Umfragestudie unter Klinikern in den Bereichen Kardiologie und Intensivmedizin ermittelt, dass 78% der Kliniker mindestens einmal in den letzten 6 Monaten eine medizinische Maßnahme rationiert haben (Strech et al. 2009). Nur 13% der Studienteilnehmer gaben an, häufig, d.h. mehr als einmal pro Woche, nützliche Maßnahmen aus Kostengründen vorenthalten zu müssen. Zur Vermeidung von Interpretationsschwierigkeiten durch unterschiedliche Verwendungen des Begriffs „Rationierung", fragte die Studie direkt nach dem zugrunde liegenden Sachverhalt: „Wie häufig haben Sie in den letzten 6 Monaten eine für den Patienten nützliche Maßnahme aus Kostengründen nicht durchgeführt bzw. durch eine preiswertere und zugleich weniger effektive Leistung ersetzt?"

Bei der Rationierung handelt es sich in deutschen Krankenhäusern um ein weit verbreitetes, aber offenbar (noch) nicht sehr häufiges Phänomen. In dieser Studie wurde ebenfalls aufgezeigt, dass neben diagnostischen und pflegerischen Maßnahmen auch konkrete therapeutische Maßnahmen rationiert werden, wenngleich, logischer Weise, in weniger hohen Prozentzahlen als für die Maßnahmen übergreifende Fragestellung (Strech/Marckmann 2010).

Die Gefahr der strukturellen Benachteiligung bestimmter Patientengruppen konnte insofern bestätigt werden, als gezeigt wurde, dass Ärzte die Wünsche der Patienten als relevantes Kriterium bei Zuteilungsentscheidungen berücksichtigen. In mehreren qualitativen Ärzteinterviews wurde angemerkt, dass in der

Praxis insbesondere bei den Patienten vorzugsweise eingespart werden könnte, die nur wenig bis gar nicht über vorenthaltene Maßnahmen informiert sind bzw. von denen weniger Gefahr für Regressansprüche oder haftungsrechtliche Konsequenzen ausgeht (Strech et al. 2008). Ein Teilnehmer der Studie von Lee Berney et al. brachte diese Problematik auf den Punkt: „those that shout the loudest get the most" (Berney et al. 2005: 624). Weiterhin wurde in den deutschen Tiefeninterviews deutlich, dass auch ethisch eher begründbare Zuteilungskriterien wie der medizinische Nutzen oder die Kosteneffektivität von den befragten Ärzten sehr unterschiedlich interpretiert werden und damit in der Praxis möglicherweise ebenfalls zu inkonsistenten Allokationsentscheidungen führen können (Strech et al. 2009).

Obwohl es sich den quantitativen Ergebnissen zufolge bei der Rationierung noch nicht um ein sehr häufiges Phänomen in deutschen Kliniken handelt, sind die Auswirkungen der Mittelknappheit in der Praxis deutlich spürbar: Über drei Viertel der in der Umfragestudie befragten Ärzte gaben an, der zunehmende Kostendruck beeinträchtige ihre Arbeitszufriedenheit und das Vertrauensverhältnis zwischen Patienten und Ärzten (Strech et al. 2009). Eine Erklärung dieses Befundes mag darin liegen, dass sich die überwiegende Mehrheit der Ärzte (83%) nach wie vor verpflichtet sieht, ihre Patienten unabhängig von Kostenüberlegungen bestmöglich zu versorgen. Unter den aktuellen Rahmenbedingungen wird es jedoch zunehmend schwieriger diesen moralischen Anspruch zu realisieren, auch wenn es die Studienteilnehmer offenbar immer noch schaffen, vergleichsweise selten den Patienten aus Kostengründen nützliche Maßnahmen vorzuenthalten. Demgegenüber zeigen die Ärzte eine sehr hohe Bereitschaft zur Rationalisierung: Die meisten (90%) würden auf eine kostengünstigere aber vergleichbar effektive Maßnahme ausweichen, auch gegen die ausdrücklichen Wünsche des Patienten. Allerdings sieht die Mehrheit der befragten Ärzte (65%) keine Einsparmöglichkeiten mehr durch eigenes wirtschaftlicheres Handeln, wobei Ergebnisse der Versorgungsforschung insbesondere für die Kardiologie auf Überversorgung und einen unangemessenen Einsatz kostenintensiver Maßnahmen hinweisen (Dissmann/de Ridder 2002; Fischer/Avorn 2004). Solange diese Einsparmöglichkeiten von den Ärzten in der Praxis aber nicht gesehen werden, erscheint es problematisch, den Kostendruck in den Kliniken ohne konkrete Unterstützung weiter zu erhöhen. Vor diesem Hintergrund ist es durchaus nachvollziehbar, dass die befragten Ärzte das Einsparpotential durch eine wirtschaftlichere Arbeitsweise der Kostenträger deutlich höher einschätzen (86%) - obwohl die Krankenkassen derzeit nur eingeschränkte Möglichkeiten haben, die Versorgung zu steuern und damit auch die Effizienz der Leistungserbringung zu verbessern. Die Verwaltungskosten der Krankenkassen liegen zudem im internationalen Vergleich auf einem durchschnittlichen Niveau.

Angesichts dieser Befunde könnte man erwarten, dass Ärzte eine Beteiligung an Rationierungsmaßen kategorisch ablehnen. Auch hier ergibt die Untersuchung ein differenzierteres Bild: Immerhin die Hälfte der befragten Ärzte wäre bereit, bei Mittelknappheit auf eine preiswertere und geringfügig weniger effektive Alternative auszuweichen, was nach der hier zugrunde liegenden Definition eine Rationierung darstellt. Ebenfalls knapp über die Hälfte der Studienteilnehmer (52%) vertrat die Auffassung, Ärzte sollten jeweils im Einzelfall Verantwortung für Rationierungen übernehmen und entscheiden, welcher Patient welche Leistungen erhält, wenn nicht mehr alle nützlichen Leistungen finanziert werden können. Dass gleichzeitig drei Viertel der Befragten einer oberhalb der individuellen Arzt-Patient-Beziehung geregelten Rationierung zustimmten, unterstreicht die ambivalente Einstellung gegenüber ärztlicher Rationierung. Verständlicherweise möchten sich die befragten Ärzte einen möglichst großen Entscheidungsspielraum erhalten. Dies ist aber nur möglich, wenn sie selbst Verantwortung für die Zuteilung knapper Ressourcen übernehmen und Rationierungsentscheidungen „am Krankenbett" treffen. Dann müssten Ärzte aber eine Aufgabe übernehmen, für die sie keine spezifische Ausbildung besitzen und die sie in Konflikt mit ihrer traditionellen Rolle als Anwalt ihres Patienten bringen kann. Insofern ist es ebenfalls nachvollziehbar, wenn die Mehrheit der befragten Ärzte eine Regelung „oberhalb" der individuellen Arzt-Patient-Beziehung bevorzugt.

4 Perspektiven und Schlussfolgerungen

Vor dem Hintergrund des dargestellten empirischen Status quo und der konzeptionellen Binnendifferenzierung von Handlungsalternativen wird deutlich, dass im Falle unvermeidbarer Rationierungen diese aus ethischer Sicht möglichst explizit, d.h. transparent und systematisch vollzogen werden sollten. Würde man Kriterien für Leistungsausschlüsse z.B. mit Positiv- oder Negativlisten oder kostensensiblen Leitlinien festlegen, wären diese Kriterien transparent (Eccles/Mason 2001), öffentlich zugänglich und für alle am Gesundheitssystem Beteiligten nachvollziehbar. Bei Anwendung explizit definierter Kriterien erhöht sich die Konsistenz der Entscheidungen, Patienten würden in vergleichbaren Situationen auch tatsächlich gleich behandelt. Dies könnte auch Entscheidungskonflikte bei Ärzten reduzieren.

Ein weiteres wichtiges Argument für eine explizite Rationierung ist, dass dadurch die Arzt-Patientenbeziehung entlastet werden könnte. Der Patient müsste so nämlich nicht mehr bei seinem Arztbesuch darüber nachdenken, dass sein Gegenüber prinzipiell die Entscheidung darüber trifft, ob er eine bestimmte The-

rapie erhält oder sie ihm aus Kostengründen vorenthält. Derartige Entscheidungen würden auf einer höheren Ebene getroffen werden.
Allerdings sollten auch die Nachteile einer expliziten Rationierung nicht verschwiegen werden. Durch die festgelegten Zuteilungskriterien haben die Ärzte einen geringeren Entscheidungsspielraum, um auf die besonderen Bedürfnisse von einzelnen Patienten einzugehen. Zudem bereitet es Schwierigkeiten, einen gesellschaftlichen Konsens über die relevanten Verteilungskriterien zu erreichen. Explizite Rationierungen sind daher politisch und gesellschaftlich schwerer umzusetzen als Maßnahmen der impliziten Rationierung (Truog 2009).
Die Akteure im deutschen Gesundheitswesen (u.a. Politik, die gemeinsame Selbstverwaltung, Patientenvertreter und medizinische Fachgesellschaften) sollten zudem berücksichtigen, dass neben impliziten Rationierungen auch die Forderung nach mehr Geld für das Gesundheitssystem mit gesundheitsbezogene Opportunitätskosten verbunden sein können (Huster 2008). Höhere Gesundheitsausgaben können nur mit Einschränkungen in anderen sozialstaatlichen Bereichen erkauft werden, was wiederum negative Auswirkungen auf den Gesundheitszustand der Menschen und auf die gerechte Verteilung von Gesundheit haben könnte.

5 Die Bedeutung verlässlicher Studiendaten für Rationalisierung und Rationierung

Wer innerhalb des Gesundheitswesens dem Kostendruck durch weiterhin optimierte Rationalisierungen wie auch explizite Rationierungen begegnen möchte, bedarf als Grundbedingung für den Erfolg eine verbesserte Qualität der entscheidungsrelevanten Evidenz zu Nutzen, Schaden und Kosten medizinischer Maßnahmen (Lelgemann/Sauerland 2010; Schott et al. 2010; Strech 2010). Zum einen können dadurch – im Sinne einer Rationalisierung – Ressourcen freigesetzt werden, was den empirisch belegten Druck auf die Ärzte reduzieren könnte, auf potenziell nützliche Maßnahmen zu verzichten. Zum anderen würde damit die Grundlage für einen medizinisch rationalen und ethisch vertretbaren Einsatz knapper Ressourcen geschaffen.
Die ebenfalls sinnvolle und notwendige Beschäftigung mit Priorisierung und Rationierung darf davon nicht ablenken (Strech/Marckmann 2010). Sie sollte aber auch nicht in Abrede gestellt werden (ZEKO 2007). Häufig wird argumentiert, es sei ethisch nicht vertretbar, über Rationierung nachzudenken, solange es noch Wirtschaftlichkeitsreserven im System gäbe. Dieses Argument mag auf der konzeptionellen Ebene durchaus zutreffen, geht aber an der Realität des Gesundheitswesens vorbei: Man wird nie ein vollkommen effizientes System

erreichen. Auch wenn noch Über- und Fehlversorgung vorhanden sind, sollte man bei bestehender Mittelknappheit die Beschäftigung mit einer ebenfalls existierenden Rationierung nicht ausblenden. Dies gilt insbesondere dann, wenn durch die implizite Form der Rationierung vulnerable Patientengruppen benachteiligt werden.

6 Herausforderungen und offene Fragen einer expliziten Rationierung

Als Fazit bleibt festzuhalten: Aus Sicht der Patienten und Versicherten sollten die unausweichlichen Rationierungen nach Möglichkeit auf der Grundlage expliziter Kriterien und Verfahren auf der Makroebene des Gesundheitswesens erfolgen. Die negativen Auswirkungen für den einzelnen Patienten werden dann am geringsten ausfallen, wenn diese expliziten Rationierungen auf der Grundlage von evidenzbasierten Kosten-Nutzen-Einschätzungen erfolgen, die Leistungen dort einschränken, wo ein geringer Nutzengewinn (Netto-Zusatznutzen) mit sehr hohen Kosten erkauft werden muss – sofern eine kosteneffektivere Alternative zur Verfügung steht. Dennoch bleiben auch unter dieser Prämisse weiter verschiedene Fragen offen: Bislang existiert kein international akzeptierter Goldstandard für die Methodik der Kosten-Nutzen-Bewertung. Diese Frage ist in jüngster Zeit in Deutschland kontrovers diskutiert worden (Caro 2008; Wasem 2008). Ein Goldstandard fehlt aber auch für andere wichtige Bereiche einer expliziten Rationierung. Zum Beispiel ist noch unklar, wie bei der Kosten-Nutzen-Bewertung die erforderliche Transparenz zu schaffen ist. Die Tatsache, dass das IQWiG seinen Methodenvorschlag zur Kosten-Nutzen Bewertung im Internet verfügbar macht, auf Symposien zur Diskussion stellt und auch die dort gehaltenen Vorträge der Verfasser online präsentiert, ist unter Transparenzgesichtspunkten sehr zu begrüßen. Dieses Vorgehen ist im deutschen Gesundheitswesen an verschiedenen Stellen ausbaubar.

Hinzu kommt die Frage, wer die fachliche Kompetenz und wer die politische Legitimation für die Festlegung von Kriterien für eine explizite Rationierung besitzt: Welche Rolle sollten die Berufsverbände, die Fachgesellschaften, der Gemeinsame Bundesausschuss (G-BA), der Spitzenverband Bund der Krankenkassen (SpiBu) oder das IQWiG spielen? Medizinrechtler und Verfassungsrechtler diskutieren nach wie vor kontrovers, inwieweit die bis jetzt involvierten Institutionen über eine ausreichende demokratische Legitimation zur Entscheidung über diese Fragen verfügen. Und inwieweit ist die Partizipation von Patienten, Versicherten und anderen Stakeholdern möglich und nötig? Auch hierüber sollten wissenschaftliche und gesellschaftspolitische Diskurse stattfinden, parallel zur Diskussion über die Details der Methodik zur Kosten-Nutzen-

Bewertung. Dass im G-BA Patientenpartizipation möglich ist, bedeutet nicht zugleich, dass die gegenwärtige Ausgestaltung auch die politisch und ethisch wünschenswerte ist. Wie könnten wir die Beteiligungsmöglichkeiten weiter optimieren (Nilsen et al. 2006; Plamper/Meinhardt 2008)? Des Weiteren ist kritisch zu fragen: Welchen Einfluss nehmen möglicherweise Werturteile auf die Genese und Bewertung von Evidenz und Kosteneffektivitätsdaten (Strech/Tilburt 2008; Strech 2010)? Sind unsere Diskussionen darüber immer so rational und werturteilsfrei, wie gerne dargestellt wird (Tunis 2007)? Die hier skizzierten Fragen verdeutlichen exemplarisch die Herausforderungen, welche auf dem Weg von der impliziten zur expliziten Rationierung noch zu meistern sind. Sofern dies gelingt, werden davon nicht nur die Patienten, sondern auch die Leistungserbringer profitieren, die bislang die Hauptlast bei der Bewältigung der zunehmenden Mittelknappheit im Gesundheitswesen tragen.

Literatur

BÄK (2008): Ulmer Papier. Gesundheitspolitische Leitsätze der Ärzteschaft. Beschluss des 111. Deutscher Ärztetag 2008. Bundes. Bundesärztekammer (BÄK). Berlin.

Berney, L./Kelly, M./Doyal L. et al. (2005): Ethical principles and the rationing of health care: a qualitative study in general practice. In: British Journal of General Practice 55(517), 620-625.

Beske, F. (2010): Bedarfsgerechte Gesundheitsversorgung bei begrenzten Mitteln. Situationsanalyse, internationaler Vergleich, Handlungsoptionen. Kiel.

Caro, J. (2008): Kosten-Nutzen-Bewertung von Arzneimitteln: Keine unnötige Verwirrung. In: Deutsches Ärzteblatt 105(18), A941-943.

Dissmann, W./de Ridder, M. (2002): The soft science of German cardiology. In: The Lancet 359(9322), 2027-2029.

Eccles, M./Mason, J. (2001): How to develop cost-conscious guidelines. In: Health Technology Assessment 5(16), 1-69.

Fischer, M.A./Avorn, J. (2004): Economic implications of evidence-based prescribing for hypertension: can better care cost less? In: Journal of the American Medical Association 291(15), 1850-1856.

Fojo, T./Grady, C. (2009): How much is life worth: cetuximab, non-small cell lung cancer, and the $440 billion question. In: Journal of the National Cancer Institute 101(15), 1044-1048.

Fuchs, C. (2010): Demografischer Wandel und Notwendigkeit der Priorisierung im Gesundheitswesen: Positionsbestimmung der Ärzteschaft. In: Bundesgesundheitsblatt Gesundheitsforschung Gesundheitsschutz 53(5), 435-440.

Gerhardus, A./Breckenkamp, J./Razum, O. et al. (Hrsg.) (2010): Evidence-based Public Health. Bern: Huber.

Hurst, S.A./Slowther, A.M./Forde, R. et al. (2006). Prevalence and Determinants of Physician Bedside Rationing: Data from Europe. In: Jorunal of General Internal Medicine 21(11), 1138-1143.

Huster, S. (2008): „Hier finden wir zwar nichts, aber wir sehen wenigstens etwas". Zum Verhältnis von Gesundheitsversorgung und Public Health. Bochum, Zentrum für Medizinische Ethik.

IQWiG (2008): Methodik für die Bewertung von Verhältnissen zwischen Nutzen und Kosten im System der deutschen gesetzlichen Krankenversicherung. Version 1.0. Institut für Qualität und Wirtschaftlichkeit im Gesundheitswesen (IQWiG). Köln.

Lelgemann, M./Sauerland, S. (2010): Gefälschte Studien und nicht publizierte Daten: Auswirkung auf die Erarbeitung von Leitlinien und evidenzbasierten Empfehlungen. In: Zeitschrift für Evidenz, Fortbildung und Qualität im Gesundheitswesen (ZEFQ) (in press).

Nilsen, E.S./Myrhaug, H.T./Johansen, M. et al. (2006): Methods of consumer involvement in developing healthcare policy and research, clinical practice guidelines and patient information material. In: Cochrane Database Systematic Reviews 3: CD004563.

Pearson, S.D. (2000): Caring and cost: the challenge for physician advocacy. In: Annals of Internal Medicine 133(2), 148-153.

Plamper, E./Meinhardt, M. (2008): Patientenvertreterbeteiligung an Entscheidungen uber Versorgungsleistungen in Deutschland. Die Perspektive der Patientenvertreter im Gemeinsamen Bundesausschuss und der Bundesgeschaftsstelle fur Qualitatssicherung. In: Bundesgesundheitsblatt Gesundheitsforschung Gesundheitsschutz 51(1), 81-88.

Sachverständigenrat zur Begutachtung der Entwicklung im Gesundheitswesen (2007). Kooperation und Verantwortung. Voraussetzungen einer zielorientierten Gesundheitsversorgung. Kurzfassung. <http://www.svr-gesundheit.de>.

Sachverständigenrat zur Begutachtung der Entwicklung im Gesundheitswesen (2009). Koordination und Integration - Gesundheitsversorgung in einer Gesellschaft des längeren Lebens. Bonn. <http://www.svr-gesundheit.de>.

Schott, G./Pachl, H./Limbach, U. et al. (2010): Finanzierung von Arzneimittelstudien durch pharmazeutische Unternehmen und die Folgen – Teil 1: Qualitative systematische Literaturübersicht zum Einfluss auf Studienergebnisse, -protokoll und -qualität. In: Deutsches Ärzteblatt 107(16), 279-285.

Siegrist, J.Marmot, M. (Hrsg.) (2008): Soziale Ungleichheit und Gesundheit: Erklärungsansätze und gesundheitspolitische Folgerungen. Bern: Huber.

Strech, D. (2010): Werturteile in der Evidenzanalyse. Meist intransparent, oft konfliktbehaftet, nie vermeidbar. In: Zeitschrift für Evidenz, Fortbildung und Qualität im Gesundheitswesen (ZEFQ) (forthcoming).

Strech, D. (2010): Zur Ethik einer restriktiven Regulierung der Studienregistrierung. In: Ethik in der Medizin. (online first)

Strech, D./Börchers, K./Freyer, D. et al. (2008): Ärztliches Handeln bei Mittelknappheit. Ergebnisse einer qualitativen Interviewstudie. In: Ethik in der Medizin 20(2), 94-109.

Strech, D./Danis, M./Lob, M. et al. (2009): Ausmaß und Auswirkungen von Rationierung in deutschen Krankenhausern. Ärztliche Einschätzungen aus einer reprasentativen Umfrage. In: Deutsche Medizinische Wochenschrift 134(24), 1261-1266.

Strech, D./Freyer, D./Börchers, K. et al. (2009): Herausforderungen expliziter Leistungsbegrenzungen durch kostensensible Leitlinien. Ergebnisse einer qualitativen Interviewstudie mit leitenden Klinikärzten. In: Gesundheitsökonomie & Qualitätsmanagement 14, 38-43.

Strech, D./Marckmann, G. (2010): Wird in deutschen Kliniken rationiert oder nicht? Wie genau wir es wissen und warum es nicht die wichtigste Frage sein sollte. In: Deutsche Medizinische Wochenschrift 135(30), 1498-1502.

Strech, D./Tilburt, J. (2008): Value judgments in the analysis and synthesis of evidence. In: Journal of Clinical Epidemiology 61(6), 521-524.

Truog, R.D. (2009): Screening mammography and the "r" word. In: New England Journal of Medicine 361(26), 2501-2503.

Tunis, S. (2007): Reflections On Science, Judgment, And Value In Evidence-Based Decision Making: A Conversation With David Eddy. In: Health Affaires 26(4), w500-w515.

Ward, N.S./Teno, J.N./Curtis, J.R. et al. (2008): Perceptions of cost constraints, resource limitations, and rationing in United States intensive care units: results of a national survey. In: Critical Care Medicine 36(2), 471-476.

Wasem, J. (2008): Kosten-Nutzen-Bewertung von Arzneimitteln: Eine unvermeidbare Abwägung. In: Deutsches Ärzteblatt 105(9), A438-440.

Waters, E. (2009): Evidence for public health decision-making: towards reliable synthesis. In: Bulletin of the World Health Organization 87(3), 164.

ZEKO (2007): Priorisierung medizinischer Leistungen im System der Gesetzlichen Krankenversicherung (GKV). Zentrale Kommission zur Wahrung ethischer Grundsätze in der Medizin und ihren Grenzgebieten (Zentrale Ethikkommission) bei der Bundesärztekammer. In: Deutsches Ärzteblatt 104(40), A2750-2754.

Zur Nutzenbewertung im Gesundheitswesen

Marcel Lucas Müller

1 Was ist „Nutzen"

Der Begriff „Nutzen" im medizinischen Kontext ist mehr oder weniger offensichtlich – doch gibt es keine konkrete Definition. Wir haben uns an die Begriffe „Kosten-Nutzen-Analyse", „Risiko-Nutzen-Analyse" und andere gewöhnt, doch die Fokussierung auf den „Nutzen" in der Medizin selber birgt Überraschungen: Was ist eigentlich „Nutzen" in der Medizin? Medizinische Nachschlagewerke geben keine Antworten auf diese Frage, die Suche in den Literaturdatenbanken bleibt ergebnislos (vgl. Ernst 2007).

Der Duden umschreibt den Begriff mit „Vorteil, Gewinn, Ertrag, den jemand von einer Tätigkeit, dem Gebrauch von etwas, der Anwendung eines Könnens o.Ä. hat". Übertragen wir diese Umschreibung in die Medizin, lässt sich der „medizinische Nutzen" definieren als „Vorteil, der durch ein diagnostisches oder therapeutisches Verfahren erzielt wird". So weit so gut – doch für *wen* ist es vorteilhaft? Hier einige Beispiele für Personen oder Institutionen, für die ein „Nutzen" bestehen kann: Patient, Arzt, Pflegeperson, Gesellschaft, Gesundheitssystem, Kostenträger (Krankenversicherungen), Politiker, Wissenschaft, Forscher, Hersteller eines Arzneimittels und viele andere.

Der „Nutzen" für den Patienten (z.B. Heilung, Schmerzfreiheit, Verlängerung des Lebens, Verbesserung der Lebensqualität etc.) ist nicht immer mit dem Nutzen anderer Akteure innerhalb des Gesundheitswesens deckungsgleich. Ferner kann ein „objektiver", gemeinsamer Nutzen oft nicht erzielt werden: „Nutzen" für die Krankenversicherung bedeutet u.a. Kosteneffizienz eines Verfahrens, Nachhaltigkeit der Therapie oder Zufriedenheit des Patienten als Wettbewerbsvorteil. Ein Pharmaunternehmen wird einen „Nutzen" für ein Produkt feststellen, welches z.B. ein breites Einsatzspektrum bei geringen Nebenwirkungen hat und ein gutes Verhältnis von Gewinn zu eingesetztem Kapital für Entwicklung und Marketing („return on investment") bietet.

2 „Nutzen" für den Patienten

Es liegt nahe, dass der Nutzen für den Patienten eine überragende Bedeutung hat, dennoch ist es nicht von der Hand zu weisen, dass der Nutzen für andere Personen und Institutionen, beispielsweise für die Gesellschaft oder das Gesundheitssystem, ebenfalls wichtig ist. Im Folgenden soll, da – wie bereits oben erwähnt – die ökonomischen und organisatorischen Implikationen bereits hinreichend bekannt und erforscht sind, besonders auf den Nutzen für den Patienten eingegangen werden. „Nutzen" wird hier definiert mit „Vorteil, der durch ein diagnostisches oder therapeutisches Verfahren *für einen Patienten* erzielt wird". Bei der patientenorientierten Nutzenbewertung sind verschiedene Zielgrößen relevant:

- Morbidität,
- Mortalität,
- Wohlbefinden und Lebensqualität,
- Kosten.

Viele verschiedene Faktoren beeinflussen den Nutzen eines Verfahrens für den Patienten:

- die Situation (Kontext), in der sich der Patient befindet,
- die Risiken, die mit dem Verfahren assoziiert sind,
- die Wirksamkeit des Verfahrens („*efficacy*"),
- die Effektivität des Verfahrens („*effectivity*"),
- die Wirkgröße des Verfahrens („*effect size*"),
- die Situation, in der das Verfahren angewendet wird,
- die Zeit, die bis zum Eintreffen des Nutzens vergeht,
- die Erwartungen des Patienten,
- die Erwartungen des Arztes,
- die bisher gemachten Erfahrungen des Patienten,
- die Vorlieben des Patienten
- und einige andere mehr.

Viele Faktoren, die überhaupt nicht im Einflussbereich des diagnostischen oder therapeutischen Verfahrens selber liegen, beeinflussen seinen Nutzen. Dies macht die Bewertung des Nutzens und den Vergleich mit konkurrierenden Verfahren extrem schwierig. In der Medizin wurden zahlreiche Instrumente der Nutzenbewertung und -objektivierung entwickelt, die jeweils unterschiedliche Schwerpunkte beleuchten.

3 Instrumente zur Nutzenbewertung

3.1 Evidenzbasierte Medizin (EbM)

Die klinische Entscheidungsfindung ist ein sehr komplexer Prozess – es werden Informationen aus verschiedensten Quellen (z.b. Patientendaten, klinisches Wissen und persönliche Erfahrung, erlernte Gesetzmäßigkeiten und wissenschaftliche Erkenntnisse) herangezogen, um eine Entscheidung herbeizuführen. Die Medizingeschichte zeigt, dass Behandlungen und therapeutische Verfahren oftmals auf der Basis anekdotischer Erfahrungen oder tradierter „Erkenntnisse" fortgeschrieben wurden – nicht selten entgegen bereits vorhandener wissenschaftlicher Erkenntnisse und sehr oft ohne einen wirklichen Nutzen oder sogar mit einem Schaden für den Patienten. Beispielsweise wurden aus der pathophysiologischen Erkenntnis heraus, dass Antiarrhythmika die irreguläre ventrikuläre Depolarisation nach einem Herzinfarkt verhindern, lange Zeit entsprechende Medikamente verabreicht, um einen plötzlichen Herztod zu verhindern. Eine große randomisierte, verblindete Studie konnte erst viel später nachweisen, dass die so behandelten Patienten zwar einen Sinusrhythmus im EKG aufwiesen, aber früher verstarben als die Placebogruppe (Echt et al. 1991; Friedman/Stevenson 1996). Der Nutzen „Verlängerung der Lebenszeit" ist für den Patienten zweifelsohne erheblich wichtiger als der Surrogatparameter „Sinusrhythmus".

Vor dem Hintergrund dieser Problemstellungen hat sich die „Evidence Based Medicine" (EbM) etabliert. Im angloamerikanischen Sprachraum wird „Evidence" mit „available facts, circumstances, indicating, whether or not a thing is true or valid" gleichgesetzt und damit klar von der deutschen Konnotation „unmittelbare und vollständige Einsichtigkeit, Deutlichkeit, Gewissheit" abgegrenzt. Dennoch hat sich im deutschen Sprachraum der Begriff der „Evidenzbasierten Medizin" (EbM) durchgesetzt. David Sackett, einer der Pioniere der EbM, umschreibt sie folgendermaßen:

> EbM ist der gewissenhafte, ausdrückliche und vernünftige Gebrauch der gegenwärtig besten externen, wissenschaftlichen Evidenz für Entscheidungen in der *medizinischen Versorgung individueller Patienten*. Die Praxis der EbM bedeutet die Integration individueller klinischer Expertise mit der bestverfügbaren externen Evidenz aus systematischer Forschung. (Sackett 1997)

Diese Definition macht klar, dass es nicht um irgendeine bestmögliche wissenschaftliche Evidenz geht, sondern diejenige, die für den *individuellen Patienten den größten Nutzen* hat.

Hilfreich bei der Bewertung dieser externen Evidenz ist die „Hierarchie der wissenschaftlichen Evidenz" (Guyatt et al. 2000). Verschiedenen Studientypen und -designs werden verschiedene Evidenzstufen zugeordnet, die sich durch ihre wissenschaftliche Aussagekraft und das zugrunde liegende Datenmaterial ergeben. Es existiert eine Vielzahl verschiedener Tabellen mit Evidenzleveln. Hierbei erscheint die Zusammenstellung des „Scottish Intercollegiate Guidelines Network" (SIGN) für die Nutzenbewertung aus der Sicht des Patienten sehr gut geeignet (siehe Tab. 1). In der Anwendung der EbM sollten die vorliegenden Informationen danach geordnet werden, welche Studie den Stand der Wissenschaft am zuverlässigsten wiedergibt. Dabei sollen die besten Studien, die mit größtmöglicher Transparenz und Nachvollziehbarkeit durchgeführt werden, Vorrang haben. Bei Vorliegen eines systematischen Reviews sollen beispielsweise Expertenmeinungen oder Fallberichte keine Berücksichtigung finden. Liegen umgekehrt aufgrund der Seltenheit einer klinischen Situation nur Kohortenstudien oder Fallberichte vor, sind diese wiederum anzuwenden – die EbM berücksichtigt also nicht alleine und ausschließlich randomisierte, systematische Studien.

Stufe	Evidenz-Level
1++	Hochqualitative Meta-Analysen, systematische Reviews von randomisierten kontrollierten Studien (RCTs), oder RCTs mit einem sehr geringen Bias-Risiko (statistisches Verzerrungs-Risiko)
1+	Gute Meta-Analysen, systematische Reviews oder RCTs mit einem geringen Bias-Risiko
1-	Meta-Analysen, systematische Reviews oder RCTs mit einem großen Bias-Risiko
2++	Hochqualitative Systematische Reviews von Fall-Kontroll- oder Kohortenstudien, Hochqualitative Fall-Kontroll- oder Kohortenstudien mit einem sehr geringen Risiko von Störfaktoren oder Bias und einer großen Wahrscheinlichkeit, dass eine kausale Beziehung besteht
2+	Gute Fall-Kontroll- oder Kohortenstudien mit einem geringen Risiko von Störfaktoren oder Bias und einer mittelmäßigen Wahrscheinlichkeit, dass eine kausale Beziehung besteht
2-	Fall-Kontroll-Studien oder Kohortenstudien mit einem großen Risiko von Störfaktoren oder Bias und einem signifikanten Risiko, dass keine kausale Beziehung besteht
3	Nicht-analytische Studien, z.B. Fallberichte, Fallserien
4	Expertenmeinungen

Tabelle 1: Hierarchie der Evidenz des „Scottish Intercollegiate Guidelines Network" (SIGN 2008).

Die Klassifikation der Evidenzgüte mündet in die Stärke von Empfehlungen („Grades of Recommendation"), welche neben der Qualität der Einzelstudien die Gesamtheit der Evidenz zu einer Frage (siehe Tab. 2) bewertet. Damit wird das im Zusammenhang mit EbM oft kritisierte, statische und heterogen interpretierte Gerüst der Evidenzlevel ergänzt durch ein Empfehlungssystem, welches die gesamte Evidenzlage zusammenfasst und bewertet.

Empfehlungsgrad	Empfehlung
A	Mindestens eine Meta-Analyse, systematischer Review oder RCT, die mit der Evidenzstufe 1++ bewertet wurden und direkt auf die Zielpopulation angewendet werden können, *oder* Eine Zusammenstellung von Evidenz aus Studien, die mit 1+ bewertet wurden und direkt auf die Zielpopulation angewendet werden können und eine allen gemeinsame Ergebnis-Konsistenz aufweisen
B	Eine Zusammenstellung von Evidenz aus Studien, die mit 2++ bewertet wurden und direkt auf die Zielpopulation angewendet werden können und eine allen gemeinsame Ergebnis-Konsistenz aufweisen, *oder* Extrapolierte Evidenz aus Studien, die mit 1++ oder 1+ bewertet wurden
C	Eine Zusammenstellung von Evidenz aus Studien, die mit 2+ bewertet wurden und direkt auf die Zielpopulation angewendet werden können und eine allen gemeinsame Ergebnis-Konsistenz aufweisen, *oder* Extrapolierte Evidenz aus Studien, die mit 2++ bewertet wurden
D	Evidenzlevel 3 oder 4; *oder* Extrapolierte Evidenz aus Studien, die mit 2+ bewertet wurden

Tabelle 2: Stärke der Empfehlung („Grade of Recommendation") des Scottish „Intercollegiate Guidelines Network" (SIGN 2008).

Für die Nutzenbewertung therapeutischer Verfahren sind folgende Kennzahlen besonders wichtig:

- Die *„Odds Ratio"* (OR, Chancenverhältnis) errechnet sich aus dem Verhältnis der Wahrscheinlichkeit, dass ein neues therapeutisches Verfahren erfolgreich ist und der Wahrscheinlichkeit, dass die Standard-Behandlung erfolgreich ist. Eine Odds Ratio von 1 bedeutet, dass die Chancenverhältnisse für ein Therapieversagen in beiden Gruppen gleich groß sind. Bei Werten kleiner als 1 hat die experimentelle Intervention die bessere Prognose, bei Werten größer als 1 die Standardbehandlung.

- Die „*Number needed to treat*" (NNT) gibt an, wie viele Patienten mit einem Verfahren therapiert werden müssen, um im Vergleich zu einem anderen Verfahren (oft die Standardmethode oder Placebo) einen zusätzlichen Behandlungserfolg zu erzielen bzw. ein zusätzliches negatives Ereignis zu vermeiden. Je kleiner die NNT ist, desto effektiver ist die neue Therapie im Vergleich zur Standardmethode.
- In analoger Weise zur NNT gibt die „*Number needed to harm*" (NNH) die Anzahl von Patienten an, bei denen damit unter der neuen Behandlung im Vergleich zur Standardmethode ein zusätzliches schädliches Ereignis eintritt. Die NNH wird häufig für das Auftreten von Nebenwirkungen einer Behandlung verwendet; seltener wird der Begriff gebraucht, falls die neue Behandlung schlechter ist als die Standardmethode. Eine Abwägung von NNT (für den Behandlungserfolg) und NNH (für das Auftreten von schwerwiegenden Nebenwirkungen) erlaubt auf anschauliche Weise eine Einschätzung von Nutzen und Risiken einer Behandlung.

Die „Cochrane Collaboration" (Fitzpatrick 2000; Das Deutsche Cochrane Zentrum) ist eine im Kontext der Evidenzbasierten Medizin im Jahre 1993 gegründete, internationale, gemeinnützige Organisation, die sich das Ziel gesetzt hat, aktuelle medizinische Informationen und Evidenzen zu therapeutischen Fragen zu erarbeiten und allgemein verfügbar zu machen. Ein wesentliches Instrument der Cochrane Collaboration ist die Erstellung hochqualitativer systematischer Übersichtsarbeiten (systematic reviews) zu bestimmten Themenbereichen („Cochrane reviews"). Die Erstellung solcher systematischer Übersichtsarbeiten und Meta-Analysen („Analyse von Analysen") ist ein methodisch extrem aufwändiger und gut standardisierter Prozess, der Ergebnisse von Studien zusammenfasst, statistisch aufbereitet und damit oft zu neuen Erkenntnissen und Interpretationen führt.

Ein häufiger Vorwurf von Kritikern der EbM ist allerdings, dass die EbM nicht zuletzt rein ökonomisches Denken und Handeln begünstige und altbewährte, aber nicht in randomisierten Studien erfasste Therapien unzureichend berücksichtige. Die Behandlung der Schuppenflechte (Psoriasis vulgaris) erfolgt beispielsweise seit mehr als 100 Jahren mit dem auf die Haut aufzutragenden Wirkstoff Dithranol, welcher bei hoher Wirksamkeit sehr günstig ist – darüber wurden jedoch kaum randomisierte Studien veröffentlicht. Für neuere, gentechnisch hergestellte Therapeutika (sog. Biologika, z.B. Adalimumab, Infliximab, Etanercept, Ustekinumab) existieren eine Menge Studien der besten Hierarchie-Level, die die hervorragende Wirksamkeit – bei immensen Kosten – belegen. Mit einer engen Interpretation von EbM-Kriterien müssten die Biologika bevorzugt eingesetzt werden, was aber weder immer medizinisch sinnvoll (d.h. für den

Patienten nützlich) noch ökonomisch tragbar wäre. Eine oberflächliche medizinische Nutzenbewertung aus Patientensicht würde mangels evidenzbasierter Alternativen schlussfolgern, dass Biologika den größten Nutzen (z.B. im Sinne der Reduktion von Psoriasis-Plaques, Erhöhung der Lebensqualität) haben (wenn man von den geringen Langzeit-Therapieerfahrungen und dem ausgeprägten Nebenwirkungsspektrum absieht). Eine flächendeckende Umstellung des therapeutischen Regimes auf Biologika würde jedoch wegen der damit verbundenen Kosten ein Gesundheitssystem in kürzester Zeit zur Implosion bringen und eine gerechte Ressourcenverteilung verhindern. Dieses Beispiel zeigt, dass die bestmögliche wissenschaftliche Evidenz für den individuellen Patienten (hypothetisch maximaler „Nutzen" aus Patienten-Sicht) ergänzt werden muss durch ein Instrumentarium, welches ethische, gesellschaftliche und ökonomische Faktoren mit berücksichtigt.

3.2 Health Technology Assessment (HTA)

Der Begriff „Technology Assessment" („Assessment" = Abschätzung, Bewertung, Beurteilung) wurde erstmals in den sechziger Jahren in den USA geprägt zur Kosten- und Nutzenbewertung von Verkehr, Energie, Ernährung und Rüstung. In den siebziger Jahren wurde er dann auf den Gesundheitssektor ausgeweitet, da der medizinische Fortschritt die Notwendigkeit mit sich brachte, neue diagnostische und therapeutische Konzepte, insbesondere deren Sicherheit und Wirksamkeit, zu testen.

„Health Technology Assessment" (HTA) ist die systematische, evidenzbasierte Bewertung medizinischer Verfahren und Technologien im Hinblick auf deren Effekte auf die Gesundheit des Einzelnen, auf das Gesundheitssystem und auf die Gesellschaft (Juzwishin 2010). Die Bewertung geht dabei über die bloße medizinische Wirksamkeit bzw. den medizinischen Nutzen hinaus und berücksichtigt auch ökonomische, ethische, soziale und rechtliche Auswirkungen. Dabei werden Kriterien wie Wirksamkeit, Sicherheit und Kosten, jeweils unter Berücksichtigung sozialer, rechtlicher und ethischer Aspekte, untersucht (Bitzer et al 1999). In HTA-Berichten soll die gesamte verfügbare externe Evidenz zur jeweiligen Fragestellung aufgefunden, kritisch beurteilt und bewertet werden. Abschließend wird ein zusammenfassender Bericht erstellt und Handlungsempfehlungen für die Gesundheitsversorgung gegeben. HTA-Berichte informieren bezogen auf die jeweilige Fragestellung behandelnde Ärzte, Gesundheitsbehörden, Krankenkassen, Patienten usw. über:

- die experimentelle Wirksamkeit („*efficacy*"),
- die Wirksamkeit unter Alltagsbedingungen („*effectiveness*"),
- die Sicherheit („*safety*"),
- den gesundheitsökonomischen Stellenwert („*cost-effectiveness*"),
- sowie den sozialen, ethischen und legalen Rahmen.

HTA-Berichte basieren wie die Cochrane Reviews auf einer systematischen Aufarbeitung und gesamtheitlichen Bewertung hochqualitativer Studien. Der Focus der HTA-Berichte geht aber über die systematische Übersichtsarbeit zur Wirksamkeit alleine hinaus – das Ziel ist es, eine evidenzbasierte medizinische Entscheidungsfindung zu ermöglichen, um Kosteneffektivität („value for money") in der Medizin sicherzustellen. HTA und EbM unterscheiden sich also nicht in ihren Methoden (siehe Tab. 3): Beide stützen sich auf systematische Reviews, Meta-Analysen und andere hochwertige Studien. Das Zielpublikum sind bei HTA die Entscheidungsträger mit dem Focus des Gesundheitssystems, bei EbM eher die Anwender mit dem Blick auf die Behandlung des individuellen Patienten.

	EbM	HTA
Zielpublikum	Ärzte, Anwender	Entscheidungsträger
Methodik	Kritische Bewertung („critical appraisal") von systematischen Reviews, Meta-Analysen und anderen hochwertigen Studien	
Output	Leitlinien, Meta-Analysen etc.	HTA-Berichte
Nutzenbewertung	individueller Patient	Patient im Kontext des Gesundheitssystems

Tabelle 3: Abgrenzung EbM und HTA.

In den USA gibt es seit den 1970er Jahren entsprechende Programme, die sich mit Technologiebewertungen im Gesundheitswesen auseinandersetzen. In Europa folgten Schweden (1987), die Niederlande (1988), Frankreich (1990) und Großbritannien (1991). In der Bundesrepublik Deutschland werden seit dem Jahr 1994 HTA-Studien durchgeführt. Mit den bahnbrechenden Erkenntnissen, die die Evidenzbasierte Medizin seit den achtziger und neunziger Jahren des vorigen Jahrhunderts vermittelt hat, der durch die rasante Entwicklung des Internets viel leichteren Distribution und Akquise von Wissen sowie dem zunehmenden Kostendruck im Gesundheitswesen hat sich das Health Technology Assessment weltweit etabliert.

Zusammenfassend kann gesagt werden, dass der „Nutzen" für den Patienten im Health Technology Assessment fast immer im Zusammenhang mit ökonomischen Fragestellungen und im gesamtgesellschaftlichen Kontext behandelt wird, dies ergibt sich aus den Schlussfolgerungen zum oben erwähnten Beispiel der Psoriasis-Therapie. Der HTA-Bericht hierzu folgert, dass aufgrund der Gleichwertigkeit und der besseren Kosteneffizienz bewährte und erheblich günstigere Therapieoptionen (z.B. Photochemotherapie, externe Wirkstoffe, Fumarsäureester, Retinoide, Methotrexat, Ciclosporin) ausgeschöpft sein müssen, bevor eine Therapie mit Biologika eingeleitet werden darf.[1]

3.3 Versorgungsforschung

Mit dem Instrumentarium der Evidenzbasierten Medizin und des Health Technology Assessments lassen sich bezüglich der Nutzenbewertung im Gesundheitswesen recht valide Aussagen machen. Die konkrete Umsetzung dieser Konzepte beim Patienten, d.h. die Antwort auf die Fragen „Was kommt beim Patienten wirklich an?" bzw. „Was muss getan werden, um einen optimalen Nutzen zu erhalten?" kann damit aber nur unzureichend abgeleitet werden.

Die in der Bundesrepublik Deutschland noch recht junge Disziplin der Versorgungsforschung wird nach Pfaff definiert als „eine grundlagen- und problemorientierte fachübergreifende Forschung, welche die Kranken- und Gesundheitsversorgung in ihren Rahmenbedingungen beschreibt, kausal erklärt und aufbauend darauf Versorgungskonzepte entwickelt, deren Umsetzung begleitend erforscht und/oder unter Alltagsbedingungen evaluiert" (Pfaff 2003). Der Gegenstand der Versorgungsforschung wird in Analogie zu Strom-, Gasversorgungs- und Telekommunikationsnetzen auch als „letzte Meile" des Gesundheitswesens bezeichnet. Die Versorgungsforschung erforscht die Umsetzung wissenschaftlicher Erkenntnisse in der Versorgungspraxis und ist damit klar abgrenzbar gegenüber der oft alltagsfernen klinischen Forschung und der epidemiologischen Forschung. Durch die Beschäftigung mit dem „Outcome" von Versorgungsstrukturen und -prozessen ist die Versorgungsforschung möglicherweise am dichtesten dran an einer „Nutzenbewertung" aus Patientensicht (siehe Abb. 1).

---

[1] HTA-Bericht zur Therapie der mittelschweren und der schweren Psoriasis. URL: http://portal.dimdi.de/de/hta/hta_berichte/hta129_bericht_de.pdf (zuletzt besucht am 1.12.2010).

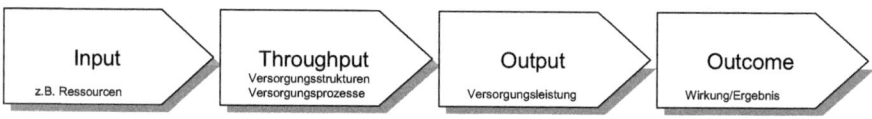

Abbildung 1: Inhalte der Versorgungsforschung (nach Pfaff 2003).

In den USA reichen die Anfänge der Versorgungsforschung (*Health Services Research*) bis in die fünfziger Jahre des letzten Jahrhunderts zurück. Eine zentrale Institution der Versorgungsforschung in den USA ist die dem Gesundheitsministerium unterstellte *Agency for Healthcare Research and Quality* (AHRQ)[2]. Sie hat die Aufgabe, die Qualität, Sicherheit, Effizienz und Effektivität der Gesundheitsversorgung zu erhöhen und bei der Nutzenbewertung von Gesundheitsleistungen zu unterstützen.

Die Begriffe „Versorgungsforschung", „Public Health" und „Gesundheitsökonomie" lassen sich wegen ihrer z.T. ähnlichen methodischen und inhaltlichen Wurzeln nicht eindeutig voneinander abgrenzen. Dies ist im gegebenen Kontext der Nutzenbewertung auch gar nicht zwingend notwendig – wichtiger ist die Betrachtung einiger daraus ableitbaren Kenngrößen für die Nutzenbewertung:

- Die *experimentelle Wirksamkeit* (*„efficacy"*) bezeichnet die Fähigkeit einer therapeutischen Maßnahme, den Verlauf einer Krankheit positiv zu beeinflussen. Sie wird typischerweise in klinisch-epidemiologischen Studien unter Idealbedingungen mit Placebokontrolle ermittelt und ist insofern problematisch, weil sie den „gefühlten" Nutzen des Patienten oft nicht adäquat abbildet. Sie bildet die „interne Validität" einer Intervention ab.
- Die *Wirtschaftlichkeit* oder (Kosten-)Effizienz (*„efficiency"*) ist ein ökonomisches Maß für den rationalen Umgang mit knappen Ressourcen und damit für den wirtschaftlichen „Nutzen". Sie wird allgemein als das Verhältnis von erreichtem Erfolg („Gesundheit") zum dafür benötigten Mitteleinsatz definiert.
- Die *Therapeutische Effizienz* (*„effectiveness"*) beschreibt aus der Patientensicht den erlebten Nutzen, den ein Verfahren aus der individuellen Sicht bietet. Es ist damit für eine Nutzenbewertung aus der Patientensicht der zutreffendste Parameter. Durch die Berücksichtigung der „letzten Meile" kann die Versorgungsforschung hier wahrscheinlich die besten Aussagen zur therapeutischen Wirksamkeit eines Verfahrens machen, indem sie die externe Validität abbildet. Mögliche Störfaktoren bei der Ermittlung der therapeuti-

---

[2] Agency for Healthcare Research and Quality. URL: http://www.ahrq.gov/ (zuletzt besucht am 1.12.2010).

schen Wirksamkeit sind Spontanheilung, Placeboeffekte und das interindividuell oft weit auseinander differierende subjektive Erleben der Betroffenen. Mit der vergleichenden therapeutischen Wirksamkeit („comparative effectiveness") können verschiedene Verfahren gegeneinander abgegrenzt werden. Therapien können – wie im Kontext der Evidenzbasierten Medizin bereits gezeigt wurde – wirksam sein, aber nicht effektiv.

- Ein *qualitätskorrigiertes Lebensjahr* („quality adjusted life year", QALY) ist ein weiterer Parameter der Nutzenbewertung aus der Versorgungsforschung. Er misst die „Krankheitslast" und berücksichtigt die Qualität und die Qualität gelebter Lebensjahre. Ein QALY basiert auf der Anzahl Lebensjahre, die durch eine Intervention hinzugefügt werden. Jedes Jahr in voller Gesundheit bekommt den Wert „1", während ein QALY von „0" einem Versterben entspricht. Wenn ein zusätzliches Jahr nicht in völliger Gesundheit verbracht wird (z.B. durch die Amputation eines Beines und der daraus folgenden Notwendigkeit eines Rollstuhls), bekommt dieses einen QALY zwischen „1" und „0". Ziel dieser Kennzahl ist es also, das Gut „Gesundheit" in eine messbare Kennzahl zu überführen. Der QALY-Parameter wird oft benutzt in Kosten-Nutzen-Analysen im Sinne einer Ermittlung des Kosten-pro-QALY-Verhältnisses (inkrementelle Kosteneffektivität, incremental cost-effectiveness ratio, *ICER*). Eine Intervention mit einem günstigeren ICER kann dann gegenüber einer konkurrierenden Intervention mit einem schlechteren ICER bevorzugt werden. Im Beispiel der verschiedenen Behandlungsmöglichkeiten der mittelschweren Psoriasis vulgaris hat die Behandlung mit konventionellen oralen Therapeutika (z.B. Fumarsäureester) einen günstigeren ICER als die Behandlung mit den teuren Biologika. Aus der ethischen Perspektive lässt sich weiter feststellen, dass der QALY-Wert, letztlich eine Maßzahl zur patientenorientierten Nutzenbewertung, durch die Verknüpfung mit den entstehenden Kosten zu einem Instrument der Rationierung von Versorgungsleistungen wird.

- Ein *krankheits- oder behinderungskorrigiertes Lebensjahr* („disability-adjusted life year", DALY) ist ein medizin-sozio-ökonomisches Konzept, welches die Bedeutung verschiedener Krankheiten auf die Gesellschaft messen soll und z.B. durch die WHO zur Bestimmung des „Global Burden of Disease (GBD)" herangezogen wird. In der Analogie zu den QALYs und übertragen auf eine größere Population soll die Effizienz von Vorbeugung und Behandlung messbar gemacht werden. Er errechnet sich aus der Summe der durch vorzeitigen Tod verlorenen Lebensjahre und den Jahren Lebenszeit mit Behinderung. In entwickelten Ländern gibt es pro 1000 Lebensjahre weniger Verlustjahre durch Krankheit oder Behinderung (DALYs) als in weniger entwickelten Ländern.

3.4 Probleme bei der Nutzenbewertung

Bei der Nutzenbewertung eines therapeutischen Verfahrens betrifft der wissenschaftliche und methodologische Diskurs häufig die Frage, welcher Studientyp zur Ermittlung der Wirksamkeit (*efficacy*) und Effizienz (*efficiency*) der richtige ist. Tabelle 4 zeigt einige Beeinflussungsfaktoren für die jeweiligen Studientypen. Für die Ermittlung der Wirksamkeit eignen sich doppelt verblindete, randomisierte, plazebo-kontrollierte Studien am besten – hier hat im Idealfall nur die Intervention einen Einfluss auf den Output einer Intervention. Je offener das gewählte Studiendesign ist, desto mehr andere Einflussfaktoren gibt es, z.B. der Placebo-Effekt, das Bewusstsein über die Teilnahme an einer Studie (Hawthorne-Effekt), die Begleittherapie, das Arzt-Patient-Verhältnis oder die soziale Erwünschtheit eines Ergebnisses. Zusammenfassend lässt sich feststellen, dass die Bestimmung von *efficacy* und *efficiency* grundsätzlich voneinander verschiedene Studientypen erfordert: Randomisierte Studien eignen sich besser zur Ermittlung der spezifischen Abhängigkeit eines Effektes von einer klar definierten Intervention (*efficacy*), während offenere Studien mehrere und realistischere Einflussgrößen einschließen (*efficiency*), aber unpräzisere Angaben über die spezifische Einflussgröße machen.

	Unkontrollierte Observationsstudien	Kontrollierte klinische Studien oder offene randomisierte Studien	Doppelt verblindete, randomisierte, plazebokontrollierte Studien
Spezifischer Effekt der Intervention	+	+	+
Placebo-Effekt	+	+	-
Hawthorne-Effekt	+	-	-
Begleittherapie	+	-	-
Soziale Erwünschtheit	+	+	-

Tabelle 4: Studiendesign und mögliche Beeinflussungsfaktoren.

Ein pragmatischer Ansatz zur Lösung dieses Dilemmas der Nutzenbewertung fordert, dass zur Ermittlung der Ursache eines gegebenen Nutzens zunächst eine sehr gute randomisierte, doppelt verblindete plazebokontrollierte Studie durchgeführt werden sollte (Bestimmung der *efficacy*). Sollten geringste Zweifel daran bestehen, dass die Wirksamkeit sich nicht gleichermaßen auch in Effektivität auswirkt, muss die *efficiency* in pragmatischeren Studien ermittelt werden.

Ein *Surrogatparameter* oder Surrogatendpunkt ist in kontrollierten klinischen Studien ein Messwert, der den Erfolg einer Intervention darstellen soll: „Angst" kann nicht direkt gemessen werden, stattdessen wird die Steigerung der Herzfrequenz als Surrogatparameter verwendet. Oft besteht – wie bereits gezeigt – aber kein Zusammenhang zwischen dem tatsächlichen Nutzen für den Patienten (z.b. Mortalität nach Herzinfarkt) und dem Surrogatendpunkt (z.b. Sinusrhythmus nach Herzinfarkt). Eine gute kontrollierte klinische Studie wird versuchen, möglichst viele „echte", also dem realen Erleben des Patienten entsprechende Parameter (z.B. Mortalität, Scores zur Ermittlung der Lebensqualität etc.) als Endpunkte zu verwenden, um *efficacy* und *efficiency* zugleich zu berücksichtigen.

3.5 Gesetze und Institutionen zur Nutzenbewertung

Zahlreiche Gesetzesnovellen, die zumeist im Sozialgesetzbuch V verankert sind, regeln die Nutzenbewertung im deutschen Gesundheitswesen:

- Mit den § 91 und § 92 des SGB V beauftragt der Gesetzgeber den „*Gemeinsamen Bundesausschuss*" (G-BA), das höchste Gremium der gemeinsamen Selbstverwaltung im Gesundheitswesen Deutschlands, über den Leistungsanspruch der Solidargemeinschaft der gesetzlich krankenversicherten Menschen rechtsverbindlich zu entscheiden. § 135 SGB V („Bewertung von Untersuchungs- und Behandlungsmethoden") legt fest, dass Leistungen zu Lasten der allgemeinen Krankenkassen nur erstattet werden können, wenn diese durch den gemeinsamen Bundesausschuss geprüft wurden.
- Mit § 139a-c SGB V wurde 2004 das „*Institut für Qualität und Wirtschaftlichkeit im Gesundheitswesen*" (IQWiG) im Zuge der Umsetzung des GKV-Modernisierungsgesetzes (GMG) zur Unterstützung des gemeinsamen Bundesausschusses geschaffen, um die Qualität der Patientenversorgung in Deutschland zu verbessern. Aufgaben des IQWiGs sind unter anderem die evidenzbasierte Bewertung des aktuellen medizinischen Wissensstandes zu diagnostischen und therapeutischen Verfahren. Die vom Gesetzgeber festgelegten Schwerpunkte des IQWiG sind (§ 139a SGB V):
    - Recherche, Darstellung und Bewertung des aktuellen medizinischen Wissensstandes zu diagnostischen und therapeutischen Verfahren bei ausgewählten Krankheiten,

- Erstellung von wissenschaftlichen Ausarbeitungen, Gutachten und Stellungnahmen zu Fragen der Qualität und Wirtschaftlichkeit der im Rahmen der gesetzlichen Krankenversicherung erbrachten Leistungen unter Berücksichtigung alters-, geschlechts- und lebenslagenspezifischer Besonderheiten,
- Bewertungen evidenzbasierter Leitlinien für die epidemiologisch wichtigsten Krankheiten,
- Abgabe von Empfehlungen zu Disease-Management-Programmen,
- Bewertung des Nutzens und der Kosten von Arzneimitteln,
- Bereitstellung von für alle Bürgerinnen und Bürger verständlichen allgemeinen Informationen zur Qualität und Effizienz in der Gesundheitsversorgung sowie zu Diagnostik und Therapie von Krankheiten mit erheblicher epidemiologischer Bedeutung.

Der Gemeinsame Bundesausschuss und das Bundesministerium für Gesundheit selber beauftragen das Institut mit Arbeiten. Vorschläge für die Beauftragung können von Patientenvertretungen, Selbsthilfevereinigungen und anderen Organisationen gemacht werden (§ 139b SGB V). Das IQWiG soll die Aufgaben mit größtmöglicher methodischer Transparenz bearbeiten – es vergibt wissenschaftliche Forschungsaufträge an externe Sachverständige, welche alle Beziehungen zu Interessenverbänden, der pharmazeutischen Industrie und der Medizinprodukte-Industrie offen legen müssen.

- In der Folge des GKV-Gesundheitsreformgesetzes wurde im September 2000 die *„Deutsche Agentur für Health Technology Assessment"* (DAHTA) beim „Deutschen Institut für Medizinische Dokumentation und Information" (DAHTA@DIMDI) gegründet.[3] Auf den Webseiten des DIMDI können Interessierte Vorschläge für ein HTA-Programm abgeben. Nach der Prüfung dieser Vorschläge durch das HTA-Kuratorium werden Prioritäten und Themen festgelegt und durch Vertreter der Krankenkassen, Krankenhäuser, Ärzte, Pflegekräfte, Patienten und Verbraucher bearbeitet. Diese bereiten die vorhandenen medizinischen, ökonomischen, ethischen, juristischen sowie sozialen Informationen systematisch auf. Die Bewertungen erfolgen nach einem strukturierten und standardisierten „HTA-Prozess". Abschließend wird ein HTA-Bericht mit Handlungsempfehlungen erstellt. Die HTA-Berichte können dann ebenfalls über die DIMDI-Webseite kostenfrei abgerufen werden.

---

[3] Deutsche Agentur für Health Technology Assessment (DAHTA). URL: http://www.dimdi.de/static/de/hta/index.htm (zuletzt besucht am 1.12.2010).

4 Fazit und Ausblick

„Nutzenbewertung" ist in der gegenwärtigen gesundheitspolitischen Diskussion ein omnipräsentes Thema. In Zeiten knapper werdender Ressourcen, eines raschen medizinischen Fortschritts sowie einer zunehmend älteren Bevölkerung sind Verfahren zur Nutzenbewertung geeignet, die bestmögliche und gerechte Verteilung der vorhandenen ökonomischen, organisatorischen und infrastrukturellen Ressourcen zu ermöglichen. Eine Nutzenbewertung aus reiner Patientensicht erscheint zwar für den individuellen Fall wünschenswert, wird jedoch stets im Kontext der Kosten zu betrachten sein. Eine solche kostenorientierte Nutzenbewertung läuft aber auch Gefahr, in eine ethisch problematische Rationierung von Gesundheitsleistungen oder eine „Mehr-Klassen-Medizin" zu münden. Letztlich müssen die Werkzeuge der Nutzenbewertung selber dafür sorgen, dass es zu einer solchen Situation nicht kommt.

Deutschland scheint nach langem gesetzgeberischen Zaudern in den 1980er und 1990er Jahren gegenüber anderen Ländern aufgeholt zu haben: Die flächendeckende Einführung fallpauschalierter Vergütungselemente (DRGs), die begleitenden Maßnahmen zur Gesundheitsforschung, Qualitätssicherung und der Etablierung von G-BA und IQWiG sowie andere Maßnahmen haben die aktuelle Versorgungssituation und auch die Zukunftchance des Gesundheitssystems trotz steigender Kosten deutlich verbessert. Es ist nur genau darauf zu achten, dass die überaus wichtigen und brisanten Aufgaben von G-BA und IQWiG nicht durch Klientelpolitik, Partikularinteressen und parteipolitisches Kalkül ausgehöhlt werden.

Vor dem Hintergrund eines im internationalen Vergleich exorbitant hohen Preisniveaus von Arzneimitteln und den überproportional zunehmenden Kosten bei oft fehlender Nutzenbewertung von Medikamenten ist eine forcierte Nutzenbewertung und Kosten-Nutzen-Analyse von Arzneimitteln notwendig. Das ab 1. Januar 2011 geltende „Arzneimittelmarkt-Neuordnungsgesetz" (AMNOG) schreibt eine so genannte „Arzneimittelfrühbewertung" fest, in welcher neu zugelassene Arzneimittel innerhalb von drei Monaten nach der Markteinführung durch den G-BA hinsichtlich ihres Zusatznutzens gegenüber einer „zweckmäßigen Vergleichstherapie" zu prüfen sind. Damit wird in Deutschland ein Vorgehen eingeführt, das in anderen Ländern bereits üblich ist. Die freie Preisgestaltung der Hersteller bei neuen Arzneimitteln wird durch Preisregelungen und Rabattverhandlungen abgelöst. Sollte ein Zusatznutzen festgestellt werden, wird einen Rabatt zentral verhandelt oder durch eine Schiedsentscheidung festgelegt. Das AMNOG enthält einige Punkte, die einen Fortschritt im Sinne einer suffizienten Nutzenbewertung von Pharmaka bedeuten, bietet aber noch zu viele Kritikpunkte wie die fehlende Transparenz und zahlreiche Ausnahmeregelungen.

Literatur

Bitzer, E.M./Busse, R./Kohlmann, T./Luhmann, D./Perleth, M. (1999): [Health technology assessment in the international context: where does Germany stand? For the "German Scientific Working Group Technology Assessment for Health care"]. In: Zeitschrift für Ärztliche Fortbildung und Qualitätssicherung, 93(1), 33-38.

Das Deutsche Cochrane Zentrum. URL: <http://www.cochrane.de> (zuletzt besucht am 1.12.2010).

Echt, D.S./Liebson, P.R./Mitchell, L.B./Peters, R.W./Obias-Manno, D./Barker, A.H. et al. (1991): Mortality and morbidity in patients receiving encainide, flecainide, or placebo. The Cardiac Arrhythmia Suppression Trial. In: The New England Journal of Medicine, 324(12), 781-788.

Ernst, E. (2007): Benefit: Terminology and Implications for Science. In: Begriffsdefinitionen und Einführung, Dokumentation des ersten gemeinsamen Workshops von GFR und IQWiG am 4. September 2007 in Berlin, S. 16. URL: <https://www.iqwig.de/download/DLR_Nutzenbewert_07-11-22_Druckversion.pdf>.

Fitzpatrick, R.B. (2000): The Cochrane Library and Cochrane Collaboration. In: Medical Reference Services Quarterly, 19(4), 73-78.

Friedman, P.L./Stevenson, W.G. (1996): Unsustained ventricular tachycardi - to treat or not to treat? In: The New England Journal of Medicine, 335(26), 1984-1985.

Guyatt, G.H./Haynes, R.B./Jaeschke, R.Z./Cook, D.J./Green, L./Naylor, C.D. et al. (2000): Users' Guides to the Medical Literature: XXV. Evidence-based medicine: principles for applying the Users' Guides to patient care. Evidence-Based Medicine Working Group. In: Journal oft he American Medical Association, 284(10), 1290-1296.

Juzwishin, D.W. (2010): Evidence informed decision-making in healthcare: the case for health technology assessment. In: World hospitals and health services, 46(1), 10-12.

Pfaff, H. (2003): Versorgungsforschung - Begriffsbestimmung, Gegenstand und Aufgaben. In: Pfaff H, Schrappe M, Lauterbach K, Engelmann U, Halber M (Hrsg.) Gesundheitsversorgung und Disease Management Grundlagen und Anwendungen der Versorgungsforschung. Bern: Hans Huber, S. 13-23.

Sackett, D.L. (1997): Evidence-based medicine and treatment choices. In: The Lancet 349(9051), 570; author reply 2-3.

SIGN 2008 (Scottish Intercollegiate Guidelines Network): Sign 50: A Guideline Developer's Handbook. URL: <http://www.sign.ac.uk/pdf/sign50.pdf> (zuletzt besucht am 1.12.2010).

WHO: Global Burden of Disease (GBD). URL: <http://www.who.int/healthinfo/global_burden_disease/en/index.html> (zuletzt besucht am 1.12.2010).

Ressourcenallokation im Krankenhaus – Akteure zwischen Medizin und Ökonomie

Julia Schäfer

1 Die Ökonomisierung des Gesundheitsmarkts

Krankenhäuser unterliegen seit einigen Jahren einem starken Wandel, der sich anhand von zwei Basisphänomenen erklären lässt. Zum einen beinhaltet er die knapper werdenden ökonomischen Ressourcen, zum anderen die gesteigerte Nachfrage nach komplexen medizinischen Leistungen. Dies wirft Fragen nach der nachhaltig gesicherten Finanzierbarkeit – neben der klassischen, so genannten dualistischen, Betriebsmittelfinanzierung durch die Länder – auf und zugleich die Organisation der Personalressourcen im medizinischen Kernbereich, d.h. Personalbeschaffung und -entwicklung. Eine interdisziplinäre Verzahnung und zugleich ein Wissenstransfer zwischen Medizin und Ökonomie sind notwendig, um kein Dilemma – insbesondere für Ärzte – zwischen Kosten und Leistungen entstehen zu lassen. Daran wiederum sind Fragen der Bewertung und Wertigkeit von bestimmten Leistungen für definierte, bestimmte Patientenkollektive geknüpft. Arztethos und Effizienzkriterien scheinen in dieser Hinsicht zunächst als ein Widerspruch.

„Es gibt einen permanenten Loyalitätskonflikt zwischen den Interessen des Krankenhauses und denen der Patienten. Dies lässt sich zugespitzt am Beispiel der Fallpauschale darlegen: sind Ärzte aus Treue zu ihren Arbeitgebern verpflichtet, Kosten bewusst zu arbeiten, indem sie für eine Fallpauschale möglichst wenig Ressourcen einsetzen (wenig Zeit, wenig Geld), damit das Betriebsergebnis möglichst hoch ausfällt? Oder sind sie aus Pflichtbewusstsein ihren Patienten gegenüber zu Wirtschaftlichkeit in einem anderen Sinn verpflichtet, nämlich für die Fallspauschale eine möglichst optimale Leistung zu erbringen...?" (o.V. 2009a)

Will man den Rahmen der aktuellen Entwicklung einer Ökonomisierung der Medizin verstehen, so lohnt ein Blick zurück, auf den Ursprung in der Veränderung der Krankenhausfinanzierung: Mit dem am 1. Januar 2000 in Kraft getretenen GKV-Reformgesetz hat der Gesetzgeber in § 17b Krankenhausfinanzierungsgesetz (KHG) die Einführung eines durchgängigen, leistungsorientierten und pauschalierenden Entgeltsystems auf der Basis von *diagnosis related groups*

(DRGs) ab dem 1. Januar 2003 bestimmt. Dieses Entgeltsystem hat das in der Bundespflegesatzverordnung verankerte, seit Januar 1995 geltende Vergütungssystem von Fallpauschalen und Sonderentgelten sowie krankenhausindividuell vereinbarten tagesgleichen Pflegesätzen abgelöst.

Der dadurch provozierte Mentalitäts- und Verfahrenswechsel impliziert, dass es nicht mehr als erstrebenswert gilt, einen Patienten möglichst lange im Krankenhaus zu halten – was auch unter sozialmedizinischen Gesichtspunkten, gerade bei älteren Patienten oft eine Motivation war – sondern ihn nach erfolgtem diagnostischen und/oder operativen Eingriff und der Sicherstellung der Anschlussheilbehandlung bzw. Reha oder geeigneter geriatrischer Betreuung schnellstmöglich zu entlassen. Ein Grund für die aktuell verbreitete Unzufriedenheit, insbesondere unter den klinisch tätigen Medizinern ist die isolierte Wahrnehmung des einzelnen Krankheitsfalles, da Vorgeschichte und Nachsorge getrennt voneinander organisiert sind bzw. es keine etablierte ganzheitliche Kommunikation gibt. Dies ist sicherlich nicht ausschließlich durch die veränderte Rechnungsstellung, sondern auch durch kommunikative sowie materielle Grenzen zwischen den verschiedenen Sektoren bzw. ihrer z.T. mangelhaften Vernetzung (personell, IT-infrastrukturell) bedingt, was durch die gesundheitspolitische Organisationsstruktur in Deutschland bedingt ist.

Das deutsche Gesundheitswesen – im Gegensatz zu anderen europäischen Ländern – war bisher nämlich durch eine Trennung zwischen ambulanter und stationärer Versorgung, eine „sektorale Budgetorientierung" geprägt (Amelung et al. 2009). Die gesetzlich intendierte Netzwerkbildung ist maßgeblich durch den generellen Trend im Krankenhauswesen ausgelöst worden, der in der Zunahme ambulanter und der Abnahme stationärer Leistungen besteht, hin zu flexiblen, fachübergreifenden Kooperationsformen; das Vertragsarztrechtsänderungsgesetz (VÄndG) vom 01.01.2007 erleichterte dabei die Umsetzung und ein neues Miteinander von Freiberuflerischen Ärzten, die durch die Kassenärztliche Vereinigung (KV), und angestellten Ärzten, die durch die GKV zugelassen bzw. finanziert sind.

Die wissenschaftssoziologische Netzwerkperspektive (Fangerau/Halling 2009: 7-9; Holzer 2009: 668-695) bietet einen solchen Ansatz, der die verschiedenen Akteure im Gesundheitswesen in ein Interdependenzgeflecht (aus Interaktion, Organisation, Gesellschaft) stellt, also im konkreten Fall ein Krankenhaus nicht mehr isoliert betrachtet, sondern sowohl das externe Umfeld (Zuweiser, Arztpraxen, Rehaeinrichtungen, Therapeuten, Schulen etc.) als auch das interne „Subsystem" (OPs, Logistik, Einkaufsabteilung, Ambulanz etc.) in die Überlegungen und Planungen einbezieht (Fangerau/Halling 2009: 13). Die Netzwerkmetapher reicht weit über die räumlich-strategische Organisation hinaus, im Sinne von *Denkkollektiven* (Fleck 2008) bestimmter Expertenorganisationen, was aber in diesem Aufsatz nicht eingehender betrachtet werden kann. Betrachtet man die semantische Kodierung – auch im Sinne eines *Employer Brandings* – verschiedener Krankenhausunternehmen, so fällt ein Trend zur Formierung von *Gesundheitszentren* auf, in denen Leistungserbringer, Heil- und Hilfsmittelhersteller und Leistungsträger vereint auftreten. Für die meisten Laien-Patienten ist der Unterschied zwischen stationärer und ambulanter Versorgung daher bereits fließend und kaum wahrnehmbar.

Gesundheitspolitisch ist die Basis für die Forcierung der Netzwerkperspektive mit dem Gesetz zur Modernisierung des Gesundheitswesens (GMG) und sein Inkrafttreten am 01. Januar 2004 gelegt worden, indem so genannte *Disease Management Programme* (DMPs) oder die *Integrierte Versorgung* (IV) aufgesetzt wurden, die ein Umdenken und vielfältige Kooperationen sowie neue Kompetenzen der verschiedenen Leistungserbringer verlangen. Eine Verzahnung der Leistungssektoren stationär, ambulant, Rehabilitation und Pflege ist das erklärte Ziel des GMG. Grundsätzlich sind die so entstandenen und entstehenden Kooperationsformen im Zusammenhang mit einem Krankenhaus, das oft auch als Betreiber fungiert, etwa in Form eines Medizinischen Versorgungszentrums (MVZ) oder als Zusammenschlüsse von niedergelassenen Arztpraxen in Form von Praxis-Netzwerken institutionalisiert.

Die Grenzen zwischen dem niedergelassenen und dem stationären Bereich weichen durch *Managed Care*, also einer gesteuerten und gleichzeitig hochgradig standardisierten Patientenversorgung (nach *Clinical Pathways*) und damit verbunden Konzepten wie *Disease Management, Integrierte Versorgung, Case Management* immer weiter auf, was gleichzeitig für eine erhöhte Angebotsvielfalt, aber auch klar festgelegte Behandlungsprozesse und -programme, bei denen sich die Patienten vertraglich „einschreiben" müssen, an Versorgungsformen und -organisationen sorgt (Amelung 2007: 203-236). Die Ärztestatistik der KBV geht von mehreren hundert Praxisnetzen in Deutschland aus, 1325 MVZs (Stand 2009), 43 Hausarztmodellen (nach §73b SGB V) in allen 16 Bundesländern, zahlreiche Vertragswerkstätten (für die besondere ambulante Versorgung nach §73c SGB V) durch die KBV auf Landesebene und über 4.553 Verträge für die Integrierte Versorgung (nach §140a ff SGB V) (KBV 2010). Die pluralisierte medizinische Beschäftigungslandschaft provoziert auch ein verändertes Selbstbild von Medizinern, die sich häufig nicht nur dem Patientenwohle bzw. dem Heilungsprozess verpflichtet fühlen, sondern auch unternehmerische Verantwortung tragen und somit gestaltend die *angebotsinduzierte Nachfrage* steuern und damit ihre medizinische Dienstleistung „verkaufen" können.

2 Effekt auf den Entscheidungshorizont von Medizinern: Anforderungen an das Personalmanagement und die -entwicklung

Mediziner, ob in der Klinik oder der Praxis beschäftigt, befinden sich in einem medizinisch-ökonomischen Interdependenzgeflecht. Ärztliches Ethos und *Evidence based Medicine* markieren – idealerweise – die Basis der ärztlichen Entscheidung, zum Wohle des einzelnen, individuellen Patienten. Diese Entscheidungsfreiheit wird konterkariert durch Auswahlkriterien, die von der Mittelknappheit diktiert werden; systemisch bedingte Rationierungsentscheidungen gehören heute, so zeigen es auch entsprechende Untersuchungen, zum ärztlichen Alltag (Strech et al. 2008: 94-109; Jonitz 2008: 20[1]). Dabei ist zwischen ökonomischen Allokationsentscheidungen und medizinischen Versorgungsentscheidungen, im Sinne einer Priorisierung, zu differenzieren. Die Priorisierung ist Teil eines zeit- und milieugebundenen Wertesystems und sollte somit periodisch durch eine möglichst interdisziplinäre und unabhängige Kommission überprüft werden. Dadurch, dass Krankenhäuser profitabel und nach kapitalwirtschaftlich-rationaler Betriebsführung am Markt agieren müssen sind sie zur Quantifizierung, Standardisierung, sowie Kalkulation und Kontrollinstrumenten angehalten (z.B. Maße und Indikatoren bzgl. input, process und outcome zu entwickeln).

> Es entstehen perspektivisch patienten- und arztbezogene Kostenrechnungen, die es ermöglichen, Verlust- oder Gewinnfälle zu identifizieren, Fälle (‚Diagnosen'), Abteilungen, Stationen und individuelle Ärzte nach ihrem Beitrag zur Rentabilität zu unterscheiden (...). Nicht die technischen und pharmakologischen Möglichkeiten sind dabei das Problem, sondern die Technikideologie, die dazu geführt hat – bildlich gesprochen - , den empathischen Blick auf den Kranken durch Messwerte nicht zu ergänzen, sondern zu ersetzen. Und gerade diese formalisierte (...) Zweckrationalität, die Reduktion auf Quantität, ermöglicht es heute, Medizin und Krankenversorgung so berechenbar und kalkulierbar zu machen, dass sie mit betrieblicher Rechnungsführung abgebildet und nach Rentabilitätskriterien gesteuert werden kann. (Kühn 2008: 36)

Wie kann man nun die Entscheidungskompetenz von Medizinern stärken oder Tools entwickeln, die eine Art assistierte Navigation durch die Allokationsentscheidung ermöglichen? Ist die Entwicklung eines ethisch-normativen Fallkatalogs ratsam, entlastet es den einzelnen Mediziner von seiner Allokationsentscheidung oder legitimiert er diese? (WAMP 2004). Ein kritischer Einwand ist eine Automatisierung der ethischen Entscheidung durch Subsumption unter einen vergleichbar beschriebenen Fall. Denkbar wäre in Ergänzung zu CIRS (Cri-

---

[1] so gennantes „Ulmer Papier" (Beschluss des 111. Deutschen Ärztetages 2008).

tical Incident Reporting System) und CPs (Clinical Pathways), im Sinne eines ethischen Risikomanagements, ein standardisiertes Handlungs- und Entscheidungsgerüst mit einem Maßnahmenkatalog nach definierten Kriterien, sodass neben medizinischen Leitlinien (der Fachgesellschaften) auch medizinökonomische Leitlinien, die jedes Krankenhaus auch individuell (je nach Leistungsangebot und Budget) transparent machen könnte, Orientierung schaffen würden. Kritische Fälle könnten über einen interdisziplinären und berufsgruppenübergreifenden Ausschuss des Krankenhauses diskutiert werden, so wie es Ethikkomitees an Uniklinika oder Tumorboards bisher schon tun.

Einerseits wird personalpolitisch der „Blick über den Tellerrand", Interdisziplinarität, Schnittstellenmanagement etc. bei jedem Besetzungsverfahren gefordert. Zentrenbildung und Vernetzung spielen eine große Rolle. Völlig unterrepräsentiert sind aber die Toolboxes auf Seiten der Häuser, um ein solches abteilungsübergreifendes Denken aktiv zu fördern, d.h. zu trainieren, und die ethische Kompetenz, im Sinne einer pragmatisch ausgerichteten Handlungsethik, der Therapie-entscheidenden Mediziner zu stärken. Umgekehrt gilt es auch für die Klinikleitungen unkooperatives, „claims" sicherndes Besitzstandsdenken zu sanktionieren. Meist sind die Wertekontexte der jeweiligen Mediziner intransparent, obwohl „wertschätzender Umgang mit Patienten und Mitarbeitern" oder „Empathiefähigkeit" oft fester Bestandteil der Kriterienkataloge für die Rekrutierung sind; tatsächlich werden sie bei Einstellungen nur von konfessionellen Trägern explizit abgefragt.

Prinzipiell sollte daher die Allokationsentscheidung von der Therapieplanung, auch bezüglich der handelnden Personen, getrennt sein; die Realität ist anders. Daraus kann man schlussfolgern, dass es einer systematischen, institutionalisierten und neutralen Meta-Ebene im Krankenhaus (oder auch in der Praxis) bedarf, die Mediziner in ihrer Entscheidung berät.

Die Toolbox könnte folgende Elemente beinhalten: a) EbM, b) Musterfälle (aus den jeweiligen Fachbereichen), c) Gesprächsführung (informed consent) und Krisenkommunikation, d) Supervision (psychologisches Coaching), e) Medizinökonomik. Eine besondere Rolle sollte dabei das *Empowerment* für die aktive Einbeziehung von Familienangehörigen spielen, da gerade bei älteren Patienten oft die Sinnhaftigkeit einer therapeutischen Entscheidung diskutiert und mit der tatsächlich erlebbaren Lebensqualität sowie dem perspektivischen Heilungserfolg abgeglichen wird. Der Faktor Zeit, der m.E. in Diskussionen um Allokationsentscheidungen oft mangelhaft berücksichtigt ist, spielt hier eine zentrale Rolle, wenn es um den dialogischen Raum zwischen Arzt und Patient bzw. dessen Angehörigen geht, da ein Informieren, Abwägen, Erörtern und schließlich gemeinsam Entscheiden die Grundlage für ein vertrauensvolles Arzt-Patienten-Verhältnis bildet. Ziel ist es, den einzelnen Mediziner in der Allokationsentscheidung professionell zu unterstützen und auch arbeitgeberseitig diesen Raum zeitlich zu „reservieren" (z.B. als „Ethik-Beratungssprechstunde"), da ethische Entscheidungen nicht aus dem operativen Tagesgeschäft heraus und unter Zeitdruck getroffen werden sollten. Die ethische Urteilsbildung erfordert somit auch ein gewisses „Training" (Dörries 2008: 14f.).

2.1 Exkurs: Triage als Ideengeber für eine Rationierungskaskade

Um dies an einem Beispiel zu verdeutlichen: in der Notfallmedizin ist es üblich, nach den Regeln der „Triage", also einem Stratifikationsverfahren, zu entscheiden. In der Wirtschaftsinformatik dient die Triage zur Optimierung und/oder Beschleunigung von Geschäftsprozessen durch die Definition verschiedener Komplexitätsstufen bzw. Kundensegmentierungen. Dies bedeutet, dass die medizinische Behandlung nach einer Bewertung der Dringlichkeit erfolgt, die dann die Behandlungsplanung systematisiert, und (Material)Aufwand sowie Zeit nach Risikogruppen priorisiert. Dieser Stufenplan ist einem medizinisch standardisierten Assessment angepasst, was die Gerechtigkeitsfrage auch tangiert, aber von den Beteiligten ärztlichen und pflegerischen Kräften als medizinisch vertretbar empfunden wird und dessen Notwendigkeit unumstritten ist. Geschieht eine Priorisierung nach finanzieller Leistungsfähigkeit, so ist dies qualitativ, aber auch aus medizinischen und ethischen Gründen als kritisch anzusehen. Die Triage greift eigentlich nur in Notfallsituationen, aber wenn man sie in den medizinisch-klinischen Alltag übersetzen würde, so wäre sie in der Lage – prozessual betrachtet – eine graduelle Bewertung der Allokation ermöglichen, nach festgelegten Kriterien, ähnlich einer Checklist. Diese Checklist könnte so zusammengesetzt sein, dass a) harte, diagnostische Faktoren (mit definierten Normwerten nach input, process, output), b) sozialmedizinische und c) fallethische (nach ähnlich gelagerten Präzedenzfällen/EbM) sowie medizinjuristische Fälle abgeglichen werden (Dörries 2008).

2.2 Fallbeispiel: Organtransplantation

Vielzitiertes Beispiel für Allokationsentscheidungen im Gesundheitswesen ist das Verteilungsverfahren bei Organtransplantationen, wobei hier neben dem Risikopotential bei verlängerter Wartezeit des Patienten auch dessen *compliance* (Reichl 2005: 45-47), also die Therapietreue im Sinne eines behavioristischen Kriteriums in die Entscheidung einfließt.

Die Entscheidung über die Vergabe von Organen erfolgt nach einheitlich durch die Bundesärztekammer festgelegten Regeln. Seit dem 11. März 1996 werden Nieren nach einem Punktesystem von Eurotransplant verteilt, das sich an den folgenden Parametern orientiert (Wujciak-Modell oder X-COMB-Programm):

- Blutgruppenkompabilität (A-B-0 System)
- HLA Werte (Gewebeantigene) zu 40% (Prinzip d. kollektiven Nutzens)
- Mismatches zu 10%
- Wartezeit zu 30%
- Ischämiezeit zu 20%
- nationaler Bonus
- Sonderbonus für Kinder und Jugendliche unter 16 Jahre

Dieser Entscheidungsprozess bringt den Arzt/die Ärztin in die Situation, v.A. medizinisch-rechtliche, aber zusätzlich moralische Entscheidungen in Anbetracht des Sozialcharakters des Patienten treffen zu müssen. Erfolg und Risiko müssen kalkulierbar sein. Thomas Schlich bezeichnet den Arzt als den „Türsteher vor dem Wartesaal Transplantation". Verfährt er/sie nach der *prozeduralen Ethik* (Birnbacher 2003: 84-112), der *Care-Ethik* (Kohlen 2008: 15-23) oder eher nach der *Prinzipienethik* (Beauchamp/Childress 2001: 337-383, 250-282)? Wohltätigkeit, Fürsorge, Autonomie, Gerechtigkeit und Utilitarismus stehen sich hier gegenüber. Oder sind auch ökonomische Kriterien im Hintergrund, die die Behandlungsentscheidung beeinflussen, z.B. ob die Dialyse rentabler (für den Anbieter) ist als eine Transplantation (für den Patienten)? Da bei Organtransplantationen die Ressourcenverteilung, die Allokation, normativ geregelt ist, scheint der Spielraum für eigene Entscheidungen recht klein. Er umfasst daher im Wesentlichen auf die Beurteilung der *compliance* des Patienten. Lebensqualität, Lebensführung sind wichtige Anhaltspunkte für ein mittel- und langfristiges Gelingen der Transplantation. Grundvoraussetzung hierfür ist die Ermöglichung eines weitestgehend selbst bestimmten Lebens nach der Operation.

Zugleich deuten sich hier Identitätskonflikte vor und nach der erfolgreichen Übertragung an: welche (imaginäre) Rolle spielt das Alter (Altersrationierung), das Geschlecht, die Religion (oder auch angenommene ethnische oder soziale Herkunft) des Spenders und welche Konsequenzen hat dies für die Identität des Empfängers? Diese Fragen können zwar nicht universell beantwortet werden, aber sie deuten an, dass die Organtransplantation im Kontext von subjektiven Willensentscheidungen, normierter Nutzensabwägung und einer radikalen Zeiterfahrung (d.h. Neubewertung der verbleibenden Lebenszeit) zu sehen ist. Medizinische Notwendigkeit und nicht etwa eine unterschiedliche Wertigkeit des Menschen sind hier Ausschlag gebend, wenn auch Urteile über den Lebensstil und Disziplinierungsoptionen implizit mitschwingen (z.B. Lebertransplantation bei einem Alkoholiker; psychosoziale Indikationsmerkmale). Emotionale Stabilität, Intellekt und Charakter können so auch zum Zuteilungskriterium, was die ärztliche Kompetenz überschreitet, werden, beeinflussen jedoch implizit die Entscheidung des Mediziners.

3 Allokation im Gesundheitswesen

Projiziert man dieses Szenario auf die allgemeine medizinische Dienstleistung, die im GKV-Katalog beinhaltet ist, dann können bestimmte medizinische Therapien (bzw. die Verordnung von Medikamenten) nicht genehmigt werden, da Gesundheit ein knappes Gut ist. Im klinischen Bereich ziehen solche Diskrepanzen zwischen medizinischer Behandlung und Finanzierbarkeit Anfragen des Medizinischen Dienstes der Krankenkassen (MDK) oder entsprechende Abschläge bezogen auf das von den Kassen bewilligte Budget, im niedergelassenen Bereich einen Regress oder die Kürzung der Regelleistungsvolumina nach sich. Der MDK untersucht entsprechend Fälle, bei denen ein nicht effizienter medizinischer Prozessablauf, der das GKV Budget unangemessen belastet, festgestellt wird. Das ökonomisch nicht gewollte und nicht genehmigte Verhalten wird daher sanktioniert. Dies hat Auswirkungen auf die Behandlungsmaßstäbe seitens der Mediziner, die zwischen Wirtschaftlichkeitsgebot (nach §12, Abs. 1 SGB V) (Bruckenberger et al. 2006: 117) und dem Anspruch guter Patientenversorgung gefangen sind.

Der Ressourcenknappheit im Gesundheitswesen wird mit unterschiedlichen Methoden begegnet: Rationalisierung und Rationierung. Welche Auswirkungen beide Ansätze auf die Patientenversorgung im Krankenhaus haben und welche Handlungsorientierung dadurch bei den beteiligten Akteuren im Krankenhaus ausgelöst wird, darum soll es im Folgenden gehen. Ein besonderer Fokus liegt in den Anforderungen an das Personalmanagement, um vor allem Ärzte und Kaufleute zu gewinnen, die medizinische und ökonomische, d.h. wirtschaftliche, Aspekte in ihr Denken integrieren.

Die gerechte Verteilung knapper Mittel im Gesundheitswesen – wie in §70 des SGB V als „bedarfsgerecht und notwendig" definiert – wirft ethische Probleme auf, da das grundgesetzlich verbriefte Solidarprinzip so angegriffen und in Frage gestellt wird. Grund für diese Entwicklung ist eine sukzessive Kostensteigerung, die auf den medizinisch-technischen Fortschritt, die demografische Entwicklung, die Veränderung der Krankheitsbilder und die angebotsinduzierte Nachfrage zurückzuführen ist. Dementsprechend ist es – insbesondere im investitionsintensiven Krankenhausbereich – notwendig, eine Diskussion über medizinisch sinnvolle, machbare und gleichzeitig finanzierbare Leistungen zu führen. Ist High-End Medizin der Versorgungsanspruch für die Gesamtbevölkerung oder sollte man zwischen Grundversorgung und Add-on Medizin, die individuell durch Rücklagen, Selbstbehalt etc. zu finanzieren ist, differenzieren?

Der medizinisch und ethisch verantwortbare Umgang mit der knappen Ressource verlangt nach einer normativen Regelung auf Seiten der Politik, die die Begrenzung der Ausgaben mit einer sozialstaatlichen Wertsetzung – etwa gegenüber anderen Bereichen wie Bildung, Bekämpfung von Arbeitslosigkeit oder Innere Sicherheit – verbindet.

So impliziert die makroökonomische Definition der Allokation die gezielte Zuordnung von beschränkten (Gesundheitsdienst-)Leistungen; die Verteilung der Güter erfolgt nach bestimmten Kriterien. Viele Mediziner empfinden ihre Rolle als zwiespältig, da sie sich mit der Entscheidung allein gelassen fühlen und die „Verteilung" von Mitteln persönlich verantworten müssen. *Evidence Based Medicine* kann da nur begrenzt aus dem ethischen Dilemma führen durch Verwissenschaftlichung und Legitimation qua theoretisch-methodischer, klinisch-epidemiologischer und technisch-praktischer Kompetenzen (in Bezugnahme auf die Präferenzen des Patienten in der Behandlung). Aus der Sicht des Sachverständigenrats der Bundesregierung existieren so genannte „Grauzonen" auf „systemischer Ebene, aber auch dort, wo sich Leistungserbringer und Entscheidungsträger im Gesundheitswesen mit ethischen, politischen und ökonomischen Problemen konfrontiert sehen, die allein durch den Rückgriff auf überzeugende wissenschaftliche medizinische Evidenz nicht gelöst werden können. Hierzu zählen z.B. viele Fragen der Allokation knapper Ressourcen, des Ausgleichs zwischen Einzelinteressen und Gemeinwohl sowie der Forderung nach einer humanen und sozial gerechten Gesundheitsversorgung" (SVR 2002: 65).

Kollidierende „Orientierungshilfen" verdeutlichen die Diskrepanz zwischen ökonomischer und medizinischer Erfassung einer Behandlung: die Kalkulation von DRGs bedingt in hohem Maße standardisierte Prozesse, die Subsumption des Einzelfalles unter Modelle/Lehrbuchfälle, die Leitlinien der Fachgesellschaften nehmen allerdings auf kostensensible Behandlungsarten keinen besonderen Bezug. Dazu kommen noch „politische" Entscheidungen über die Aufnahme bestimmter Behandlungen/Prozeduren in den GKV-Katalog seitens des Gemeinsamen Bundes Ausschusses (G-BA) oder die Bewertung der so genannten Relativgewichte im DRG System, die zu „Konjunkturen" bestimmter Fachrichtungen führen.

Gegenstand dieses Aufsatzes ist die Mikroallokation (wie z.B. in den Bereichen Diagnostik, Therapie, Pflege), eine von vier Ebenen der Allokation von Mitteln im Gesundheitswesen. Eine Entscheidung auf der Makroebene (wie z.B. dem G-BA, der Prävention, der Forschung und Lehre) sowie allgemein Budgetierungen haben Folgen auf alle weiteren Allokationsebenen (Engelhardt 2003: 54-95). Welche Implikationen dies auf den konkreten Handlungsspielraum der Akteure im Krankenhaus hat, soll im Folgenden näher beleuchtet werden.

Der BMBF Forschungsverbund Allokation hat sich zur Aufgabe gemacht, die sowohl politisch wie medizinisch-ethischen Konfliktfragen, denen implizit medizinische Leistungsbegrenzungen zugrunde liegen, zu untersuchen, am Beispiel der kosten- weil innovationsintensiven Bereiche interventionelle Kardiologie und Intensivmedizin. Schließlich geht es um die Schaffung einer Handlungsorientierung für Mediziner, nach offenen, nachvollziehbaren Kriterien im Gegensatz zur bis dato verbreiteten impliziten Rationierung nach intransparenten Kriterien.

> Darüber hinaus soll herausgearbeitet werden, welche Institutionen (Fachgesellschaften, Selbstverwaltung, Politik), Verfahren und rechtlichen Legitimationsvoraussetzungen für Versorgungsstandards erforderlich sind, um eine praktische Umsetzung im Bereich der GKV zu ermöglichen. Hierbei sind auch entsprechende Erfahrungen mit leitlinienorientierten Priorisierungen aus dem Ausland hinzuzuziehen (z.B. Neuseeland, Norwegen, Schweden, Großbritannien). Diese Überlegungen zu Versorgungsstandards sollen helfen, die in Wissenschaft und Politik häufig geäußerte Reformidee zu konkretisieren, die GKV-Versorgung in solidarisch finanzierte Regel- und privat getragene Wahlleistungen zu differenzieren. (BMBF Forschungsverband Allokation)

Der seit 2001 existierende Nationale Ethikrat mit dem Auftrag der ethisch-kritischen Bewertung der Lebenswissenschaften hat in verschiedenen Stellungnahmen zur Allokation im Gesundheitswesen versucht, die verschiedenen Interessensgruppierungen zu differenzieren und die Gerechtigkeitsfrage zu diskutieren. Im Rahmen eines Symposiums 2006 zu dem Thema „Gesundheit für alle – wie lange noch. Rationierung und Gerechtigkeit im Gesundheitswesen" ist dies aus medizinischer, soziologischer und philosophischer Perspektive beleuchtet worden (Nagel 2007: 15; Kunze/Nagel 2010: 263-270). Eckard Nagel konstatiert in seinem Eingangsstatement, dass er grundsätzlich von einem egalitären Grundrecht auf Gesundheit und damit einer qualitativ gleichen medizinischen Versorgung, unabhängig von finanziellen Erwägungen, ausgeht. Inwieweit der Staat die Rahmenbedingungen für eine adäquate Gesundheitsversorgung bereitstellen sollte und ob und in welchem Maße das Prinzip Eigenverantwortung der Patienten (z.B. im Hinblick auf Präventionsmaßnahmen etc.) gestärkt werden soll, sind gesellschaftspolitische Diskurse, die auch öffentlich zu führen sind. Daher plädiert der Nationale Ethikrat für eine offene Diskussion über Priorisierung von medizinischen Leistungen.

Die Frage nach der Verteilungsgerechtigkeit stellt sich demzufolge auf zwei Ebenen: zum einen auf der Makro- oder Systemebene, ob Gesundheitsgüter innerhalb eines freien Marktes gehandelt werden dürfen oder ob der Staat das Regulativ darstellt, zum anderen auf der Mikro- oder Handlungsebene, d.h. nach welchen Kriterien und Verfahren die Zuteilung erfolgen soll. Georg Marckmann beleuchtet die Mittelknappheit im Gesundheitswesen kritisch als Resultat einer Wertsetzung:

> Ein Versorgungsmaximalismus, der alle verfügbaren präventiven, kurativen, palliativen und rehabilitativen Leistungen umfasst, ist folglich weder ökonomisch sinnvoll noch ethisch vertretbar. Eine konkrete Obergrenze der Gesundheitsausgaben lässt sich aus diesem Zusammenhang jedoch nicht ableiten, diese muss vielmehr normativ festgelegt werden. (Marckmann 2006: 187)

4 Rationierung versus Rationalisierung

In der Diskussion um die Art, den Umfang und die Möglichkeiten der medizinischen Dienstleistung werden die Begriffe Rationierung und Rationalisierung oft in einem Atemzug genannt, meinen aber unterschiedliche Dinge.

Rationierung beinhaltet die bewusste Einschränkung, d.h. Zuteilung nach bestimmten Kriterien (medizinisch notwendig), und das Vorenthalten von Gesundheitsleistungen (Kliemt 1998: 109-114) während *Rationalisierung* versucht, Effizienzpotentiale zu identifizieren. Beide Ansätze haben sowohl strukturelle als auch effektive Aspekte: bei der Rationierung geht es primär darum, die Kosten, d.h. Gesundheitsausgaben, zu senken, bei der Rationalisierung darum, Prozesse transparent zu machen, Abläufe durch Standardisierung effizienter zu gestalten und letztlich Qualität mit Wirtschaftlichkeit zu kombinieren. Greifen die Einsparungen aber im Personalbereich, werden also Ärztestellen und Pflegekräfte zugunsten einer günstigeren Kostenbilanz reduziert, so kann dies nachhaltige Folgen für die medizinische Qualität haben, da durch die Phänomene Leistungsverdichtung, Spezialisierung und arbeitszeitrechtliche Bestimmungen eigentlich eine Besetzung über dem Stellenplan erforderlich wäre. Da aber die Personalkosten mit durchschnittlich 70% den größten Kostenblock im Krankenhaus ausmachen und Tarifsteigerungen noch zusätzliche Ausgaben verursachen, müssen Krankenhäuser sich in der Finanzierung entweder zusätzliche, extrabudgetäre, Einnahmen sichern, Public Private Partnerships eingehen oder Kosten reduzieren. Die Kreditfinanzierung durch Banken ist seit den erhöhten Anforderungen an die Kreditvergabe (Basel II) und so genannten *Ratings* auch ein Beispiel für Rationalisierungsmaßnahmen, die zur Offenlegung der Bilanzen und der Prozesskostenrechnung zwingen.

Rationalisierungspotentiale liegen generell auch in der Logistik, der Materialwirtschaft bzw. dem Einkauf sowie der Betriebstechnik, wo mithilfe von Rahmenvereinbarungen, Rabattverträgen, Zentralisierung etc. Kosteneinsparungen erzielt werden können – ohne die medizinische Qualität zu mindern. Die Sicherstellung der medizinischen Qualität kann allerdings nur mithilfe von definierten Service Level Agreements geschaffen werden, da etwa Fusionen von Laboren oder das Outsourcing von Bereichen wie der Pathologie, der Küche, Technik oder der Servicebereiche ein gesteigertes Schnittstellen- und Qualitätsmanagement verlangen.

In Diskussionen zwischen Geschäftsführungen und ärztlichen Klinikleitungen geht es im Kern weniger um die Kosten, denn um die Erlöse. Ein Kostenbewusstsein – v.a. unter Medizinern – ist seit der Einführung der DRGs gewachsen, sodass die exakte Kodierung diagnostischer, interventioneller und therapeutischer Maßnahmen in Relation zum Mitteleinsatz mittlerweile eine Selbstverständlichkeit geworden ist. Weniger selbstverständlich ist, dass durch ein differenziertes Controlling mit definierten Reportingstrukturen, die jeweiligen Chefärzte genau wissen, wo sie im Budget ihrer Klinik stehen, um unterjährig steuern zu können. In Kliniken, wo Mediziner für das Betriebsergebnis ihrer Klinik/Abteilung verantwortlich gemacht werden, aber keine Kostentransparenz oder Beteiligung an Investitionsplanungen etc. besteht, kann kein Wirtschaftlichkeitsdenken geschweige denn ein Sparprogramm und die Kommunikation desselbigen an die Belegschaft erwartet werden.

Viele Mediziner wissen auf den Cent genau, mit welcher medizinischen Leistung sie welchen Gegenwert generieren und in welchem Kontext welche Leistung – ökonomisch – besser abbildbar ist (stationär/ambulant, vor-/teil-/vollstationär, laparoskopisch/offen, konservativ/interventionell usw.); über aktive Wertschöpfung wird bezeichnenderweise in den Kosten-Nutzen Debatten aber selten gesprochen. In welchem Kontext nun kann diese angesichts von tief greifenden Finanzierungsproblemen und Auswegen aus dem dualistischen Modell generiert werden?

5 Trends und Medizinökonomie im deutschen Krankenhausmarkt

Die aktuelle Situation von Krankenhäusern in Deutschland lässt sich – nach dem Krankenhausrating-Report 2009 des RWI - folgendermaßen skizzieren:

In den Jahren 2006 und 2007 lag der Anteil der Krankenhäuser im roten Bereich (erhöhte Insolvenzgefahr) noch bei 16% und die durchschnittliche Ausfallwahrscheinlichkeit bei 1,3%, für 2008 wird ein erheblicher Anstieg des roten Bereichs auf 27%, 2009 dagegen ein Sinken auf 15%, ab 2010 wieder eine Erhöhung erwartet. Langfristig betrachtet, nehmen die Kosten stärker zu als die Erlöse, sodass ohne Produktivitätsfortschritt, was faktisch eine Leistungsausweitung bedeutet, der Anteil im roten Bereich bis 2020 auf 29% steigen könnte. Eine Marktbereinigung, so die Prognose verschiedener Wirtschaftsinstitute (wie etwa dem RWI) würde langfristig die Lage der überlebenden Krankenhäuser verbessern; damit ist meist aber kein Wegfall kleinerer Häuser sondern quasi ihr Umfunktionieren und eine Neuausrichtung z.B. als Portalklinik gemeint. Dies würde eine Reduktion von rund 15% der Krankenhäuser mit schlechtem Rating bis 2020 sowie eine Umverteilung der Patientenströme beinhalten. Von einem Ausfall besonders betroffen wären kleine Krankenhäuser, öffentlich-rechtliche, solche mit einem hohen Basisfallwert und westdeutsche Häuser, da dort (v.a. in NRW) eine hohe Krankenhausdichte besteht. Ländliche Häuser wären hingegen nicht stärker gefährdet als städtische. Kernproblem ist für viele Häuser der Grund- und Regelversorgung in kommunaler Trägerschaft oft die mangelhafte Liquidität, die Investitionen und damit Innovationen verzögert, wenn nicht verhindert und damit die Arbeitgeberattraktivität mindert. Kostendeckung allein ist keine positive Bestandsaufnahme für Krankenhäuser als spezialisierte Dienstleistungsinstitutionen.

> Die deutsche Krankenhausgesellschaft schätzte den Investitionsstau, der durch die klammen Kassen der öffentlichen Hand in den vergangenen Jahren bewirkt wurde, im vergangenen Jahr auf rund 50 Milliarden Euro. Und das Bundesministerium für Gesundheit hat einen jährlichen Neubedarf an Investitionsmitteln von fünf Milliarden Euro festgestellt. (Viering/Söhnle 2010: 5; o.V. 2009b: 27; Blum/Offermanns 2009: 67-75)

Angesichts beschränkter Mittel im Gesundheitswesen gibt es verschiedene Szenarien zur Reformierung. Nach diversen Kostendämpfungsprogrammen seit den 1970er Jahren, die einen ganz deutlichen Negativeffekt auf Innovationen und Mitarbeiterzufriedenheit hatten, steht mittlerweile die mehr oder weniger offen geführte Diskussion um die Neubestimmung des Solidarprinzips sowie die Infragestellung staatlicher Eingriffe, die ihrem Auftrag der ausreichenden wohnortnahen Krankenhausversorgung und der Finanzierung der Betriebsmittel immer weniger gerecht werden, an. In der Diskussion sind – wie auch seit Jahren durch die Studien des RWI angeregt – (teil)monistische Finanzierungsmodelle oder auch die Einbeziehung von Venturecapital bzw. strategischen Investoren, die noch – ähnlich wie spezielle Krankenhausratings – nicht durchgängig akzeptiert, geschweige denn etabliert sind. Der Grund für eine zunehmende Unzufriedenheit und zugleich überproportionale Wechselbereitschaft in den Geschäftsführungen ist auch der Eindruck, in einem gedeckelten Budget nicht im eigentlichen Sinne wirtschaften zu können.

Nach dem Ende der Konvergenzphase 2009 und der damit verbundenen Umstellung auf DRG-basierte Erlösbudgets, gilt es, eine neue Bestandaufnahme in puncto Krankenhausfinanzierung zu machen. Dazu trägt auch die Umstellung von der bisherigen Anpassung der *Veränderungsrate*, die sich an der Grundlohnsumme ausrichtet, an den durch das Statistische Bundesamt neu zu ermitttelnden *Orientierungswert* bei, der ab 2011 erstmals angewendet werden soll. Das BMG entscheidet dann per Rechtsverordnung den zu finanzierenden Teil als *Veränderungswert*. Umgekehrt erzwingt dieses reglementierte System, Effizienzreserven zu identifizieren, Prozesse zu verschlanken, zu zentralisieren (z.b. von Küche, Service, Technik, Einkauf etc.) und zusätzlich außerbudgetäre Einnahmequellen (z.b. durch AOP, Wahlleistungen) zu erschließen, angesichts des wachsenden Kostendrucks (zwischen den Jahren 2000-2008 um ca. 21%). Seitens der Krankenkassen kann zudem ein Trend hin zu Selektivverträgen konstatiert werden.

> Das Gesundheitswesen krankt – (...) – an falschen Anreizsystemen, einem Verantwortungsvakuum und einer ständig wachsenden Reglementierungsflut. Ziel einer Reform muss es daher sein, die Ursachen von Ineffizienzen zu bekämpfen und systemimmanente Anreize zu schaffen. Gerade unter dem ambivalenten Gesichtspunkt künftiger Wachstumspotentiale im Gesundheitswesen darf Kostendämpfung nicht als Selbstzweck verstanden werden. (Oberender et al. 2006: 135)

Zusammenfassend können folgende Trends im deutschen Krankenhausmarkt identifiziert werden:

a. die Leistungsverdichtung und zunehmende Spezialisierung (z.B. durch Robotik, neue bildgebende Verfahren, gesteigertes Patientenaufkommen in der Onkologie etc.)
b. Standardisierung von Prozessen (etwa in Form von *Standard Operating Procedures*, kurz: SOPs, *Clinical Pathways*, kurz: CPs)
c. Gezielte Patienten- und Belegungssteuerung sowie Auslagerung von Dienstleistungen wie Gebäudemanagement, Inkasso, Logistik
d. Zertifizierung und Zentrenbildung (Synergieeffekte, Qualitätsmanagement und Interdisziplinarität)
e. Ambulantisierung, d.h. eine Verlagerung von medizinischen Dienstleistungen vom stationären in den ambulanten Bereich und damit steigende Bedeutung von MVZs, Praxisnetzen etc.
f. Zunehmende Privatisierung von Krankenhäusern (ca. 30%) und alternative Finanzierungsmodelle (z.B. *Public Private Partnerships*)
g. Gesteigerter Bedarf bzgl. *Employer Branding* und Mitarbeiterrekrutierung und –bindung

h. Erweiterung der medizinischen Dienstleistungen (z.B. Medical Wellness, Fitnesscenter zur Gesundheitsförderung der Mitarbeiter als auch zur Frühreha, Ästhetische Chirurgie etc.)
i. Ergänzung der Krankenhausinfrastruktur (z.B. durch Parkhäuser, Schwimmbäder, IT-Portale, Hotelleistungen für Angehörige, Fitnesscenter, Heil- und Hilfsmittelerbringer, Einzelhandel bzw. „artfremdes Geschäft" etc.)

Den größten Anteil an den Kosten im Krankenhausbereich machen die Personalkosten aus, die zwischen den Jahren 2000-2008 um 23% stiegen, was ursächlich auch durch die Einführung des Arbeitszeitgesetzes (ArbZG) bedingt ist, gegenüber einer Steigerung der Sachkosten um 57%.

Der Kienbaum Studie zum Arbeitszeitgesetz (Kienbaum 2009) zufolge sind bei 95 Prozent der Krankenhäuser die Personalkosten gestiegen. Für 48 Prozent der Kliniken hat das Gesetz der Motivation der Mitarbeiter geschadet, da eben nicht über Stellenplan besetzt wird und ein Großteil der Positionen v.a. im ärztlichen Bereich vakant sind. Knapp ein Drittel führt eine verstärkte Personalfluktuation auf das neue Gesetz zurück. Knapp ein Fünftel der Häuser gibt laut der Untersuchung an, dass die Versorgungsqualität wegen des Gesetzes gelitten hat. 79 Prozent der Krankenhäuser haben ihren Personalbestand erhöht, um die Bestimmungen des Arbeitszeitgesetzes umzusetzen; in Fällen, in denen dies nicht geschehen ist, haben vereinzelt Belegschaften gegen ihren eigenen Arbeitgeber geklagt und beim Gewerbeaufsichtsamt angezeigt. Gerade die Personalerhöhung im ärztlichen Dienst – gegenüber einer starken Reduzierung in der Pflege – ist die häufigste Ursache der Mehrkosten, die im Zuge der Umsetzung des neuen Gesetzes entstehen. Des Weiteren wenden knapp drei Viertel der Befragten eine sogenannte Opt-out-Regelung an und ermöglichen damit eine höhere Wochenarbeitszeit als die im Arbeitszeitgesetz vorgeschriebenen 48 Stunden. Auch nutzen zwei Drittel versetzte Dienstzeiten im Regeldienst zur Umsetzung des Arbeitszeitgesetzes.

Neben der allgemeinen Kostenentwicklung ist allerdings auch eine anspruchsvollere und kritischere Nachfrage medizinischer Leistungen bei den Patienten zu verzeichnen. Patientenakquise (national wie international), Zuweisermarketing, gezieltes Produktportfolio und Anwerbung von exzellenten Medizinern („Leuchttürmen"), sprechen für die grundlegende Veränderung des Gesundheitswesens zu einer wettbewerbsorientierten Gesundheitswirtschaft, in der Häuser bei mangelnder Performance auch insolvent gehen können. Dass Patienten über die Existenz von einzelnen Abteilungen und ganzen Krankenhäusern entscheiden können, haben mittlerweile die meisten Kliniken registriert, eine Übersetzung in die Ausgestaltung der internen Betriebsabläufe im Sinne einer patientenorientierten Prozessorganisation begleitet von einer gezielten Führungskräfteentwicklung hat bisher aber nur zum Teil stattgefunden.

6 Patient – Kunde/Mandant – Fall

Dass Kostenerwägungen in die Arzt-Patienten-Beziehung hineingetragen werden, macht eine medizinisch-praktische und zugleich neutrale Beratung des Patienten schwierig. Zum einen erfährt die Risikobelastung bzw. Therapietreue des Patienten eine neue Bewertung (*compliance*), zum anderen tritt der Arzt als Unternehmer auf, der für eine pauschal vergütete Leistung einen möglichst geringen, d.h. zweckmäßigen, Aufwand betreibt, um wirtschaftlich zu bleiben. Andererseits gibt es im Rahmen der Integrierten Versorgung aber auch Prämien- und damit Anreizsysteme, die eine Akquirierung von bestimmten Patientengruppen, z.B: Chronikern (KHK, Diabetes etc.) attraktiv erscheinen lassen und im Gegenzug Dokumentationen im Rahmen eines Qualitätsmanagements erfordern. Die Rolle, die dem Arzt zwischen Medizin und Ökonomie zufällt, bezeichnen Wiesing und Marckmann als „Doppelagent" (Angell 1993: 279-286):

> Ärzte als Doppelagenten drohen das 'antizipatorische Systemvertrauen' zu unterminieren: Kann der Patient noch einem Arzt vertrauen, der nicht nur ihm selbst, sondern gleichermaßen anderen Patienten verpflichtet ist? Wird ein Patient sich noch darauf verlassen können, dass der Arzt alles in seiner Macht stehende unternimmt, um ihm zu helfen? Muss der Patient nicht befürchten, dass er aufgrund von Kostenerwägungen die für ihn optimale Behandlung nicht erhält? Kann ein Patient seinem Arzt noch vertrauen, dass dieser ihn ehrlich über die verfügbaren – und nicht nur über die finanzierbaren – diagnostischen und therapeutischen Möglichkeiten aufklärt? (Wiesing/Marckmann 2009: 53)

Die gezielte Steuerung von in diese Programme eingeschriebenen Patienten im Rahmen von *Disease Management Programmen* oder *Integrierter Versorgung* ist unter verschiedenen Interessensgesichtspunkten zu betrachten: zum einen verpflichtet sich der behandelnde (niedergelassene) Arzt den Einzelfall, der einem bestimmten Krankheitsbild zugeordnet werden kann, zu dokumentieren und mit qualitätssichernden Maßnahmen zu begleiten; zum anderen entsteht ein Anreizsystem, möglichst viele Patienten mit entsprechender Symptomatik zu akquirieren oder auch zu entsprechenden, passenden Diagnosen zu kommen, um von den eigens angesetzten Prämien zu profitieren. Im Gesundheitsmarkt haben wir es dementsprechend mit einer *angebotsinduzierten Nachfrage*, die komplett durch Experten steuerbar ist, zu tun, sodass alle Add-on Leistungen, IGel etc.

außerhalb des pauschalierten Budgets Mehreinnahmen für den Mediziner ermöglichen und Mehrausgaben für die Kostenträger bedeuten.

Die eben genannten Programme beinhalten standardisierte Prozesse, *Clinical Pathways*, die durch die jeweilige medizinische Diagnostik auch variiert werden können. Dies ist allerdings abhängig von der Informiertheit der Patienten (*informed consent*), der medizinischen Behandlungsqualität sowie der Vernetzung zwischen Praxis und Klinik. Gerade das Zuweisermanagement befindet sich aktuell in der Kritik oder zumindest in der Beobachtung, da sich in bestimmten Bereichen etwa der Endoprothetik oder im Mammographiescreening kartellartige Absprachen in manchen Regionen herausgebildet haben, die den Wettbewerb zwischen den Krankenhäusern verzerren und nicht unbedingt an der bestmöglichen Behandlung des Patienten orientiert sind.

Aufgrund der prinzipiellen Informationsasymmetrie zwischen Arzt und Patient, da die medizinische Dienstleistung ein Vertrauens- bzw. Glaubensgut ist, kann der medizinische Laie nur die Ergebnisqualität nicht jedoch die Prozess-/Behandlungsqualität und die Therapieentscheidung beurteilen. Aus dem *paternalistischen* Arzt – Patienten Modell, bei dem der Arzt nur so viele Informationen, wie nötig gibt und die Behandlung festsetzt, über das *informative* Modell (*informed consent*), in dem der Arzt die Informationen bereitstellt, aber die Entscheidung dem Patienten überlässt, entwickelte sich das *shared decision making* Konzept, d.h. eine gleichberechtigte Entscheidungsfindung bezüglich Diagnose und Therapie zwischen medizinischem Personal und Patient (Scheibler/Pfaff 2003: 11-22; Siegrist 2005: 263ff.). Shared-Decision-Making scheint dabei im Vergleich zu den anderen Modellen zu einer höheren Patientenzufriedenheit zu führen, auch wenn der positive Effekt auf die Therapieergebnisse nicht eindeutig nachgewiesen ist. (Bieber et al. 2006: 53-60).

Dass die Entscheidung über die konkrete Ver-/Zuteilung von Medikamenten und/oder Therapien beim einzelnen Mediziner liegt, wird vielfach kritisiert; dennoch stellt die Ressourcenallokation und Priorisierung eine fast schon alltägliche Handlungsweise dar. Ein gleich bleibender medizinischer Standard bzw. medizinische Qualität kann mit massiven Kostendämpfungssystemen nicht aufrechterhalten werden; daher spricht man mittlerweile von einer schleichenden oder verdeckten Rationierung im deutschen Gesundheitssystem. Dies öffentlich zu thematisieren ist allerdings nach wie vor ein Tabu, insbesondere wenn es um Rationierung bei lebensbedrohlichen Krankheiten geht. Der Präsident der Bundesärztekammer, Jörg-Dietrich Hoppe äußert sich entsprechend deutlich:

> Nicht jeder Krebspatient bekommt heute das sehr teure Krebsmedikament (...) Ärzte und Krankenhäuser stünden unter Budgetdruck und entschieden deshalb, ausgehend vom Einzelfall, bei welchem Patienten sich eine teure individuelle Behandlung besonders lohne. Im deutschen Gesundheitswesen wird heimlich rationiert, weil nicht

genügend Geld zur Verfügung steht, um allen Menschen die optimale Therapie zu verschaffen. (o.V. 2010)

Ist es dennoch ethisch vertretbar, eine Prioritätenliste etwa von Medikamenten, zu erstellen, die von der GKV getragen bzw. erstattet werden und solchen, obwohl medizinisch betrachtet nützlich für den Patienten, die von diesem Katalog ausgeschlossen werden? Wer bestimmt in diesem Zusammenhang die Bedeutung einzelner Krankheiten für eine Patientengruppe, d.h. abhängig von ihrem volkswirtschaftlichen Wert? Die Diskussion um Einsparpotentiale sollte daher im Kern eine Effizienz- sowie Qualitätsthematik beinhalten und keine Selektion von Leistungen oder gesellschaftlich nicht relevanten Patientenkollektiven. Der einzelne Mediziner ist mit derartigen Allokationsentscheidungen – zu Recht – überfordert, was Fragen nach der Neupositionierung der ärztlichen Rolle aufwirft.

7 Autonomie und Dilemma des Arztes

> Die Medizin ist eine Wissenschaft; der ärztliche Beruf ist die Ausübung einer hierauf gegründeten Kunst. Jede Kunst hat einen Zweck, sie will etwas zustande bringen; die Wissenschaft will etwas herausfinden, ganz allgemein die Wahrheit über etwas: das ist ihr immanenter Zweck, bei dem es bleiben könnte. Der Zweck einer Kunstfertigkeit dagegen, einer *techne*, liegt außer ihr, in der Welt der Objekte, die sie verändert und um neue, eben künstliche, vermehrt. (Jonas 1987: 146)

Hans Jonas beschreibt die „Kunstfertigkeit" des Arztes als die Fähigkeit, das Besondere, den Einzelfall, unter das Allgemeine zu subsumieren. In der Diagnose rechne dieser partikulare Phänomene einem Krankheitsbild zu, das wiederum mit bestimmten Menschenbildern korrespondiert. Das Ziel des Mediziners müsse sich mit dem Eigenziel des Patienten verbinden und das sei die Gesundheit. Jonas beschreibt die ärztliche Tätigkeit daher als weder zweck- noch wertfrei, als keine reine Anwendung einer Technik, sondern das Produkt der Verantwortung, der Urteilskraft und des Know-Hows des einzelnen Mediziners. Der einzelne Mediziner befindet sich also in dem Dilemma zwischen *ars* und *techne*, Kunst und Regelhaftigkeit, und dies in einem sozio-politischen Kontext, der Legitimität des Handelns herstellen soll. Welche Auswirkungen hat der Standardisierungsdruck auf das Patientenbild des Arztes?

In einem Radiofeature zum Thema „Heilen unter ökonomischem Zwang – Das Dilemma der Mediziner" bezieht sich der Medizinhistoriker Wolfgang U. Eckart auf den Hippokratischen Eid „Salus aegroti suprema lex", die Pflicht des Arztes zum Wohle des Patienten zu handeln. Oberste Maxime ist also der Patient. Dennoch verweist Eckart auf die Informationsasymmetrie zwischen Arzt und Patient und den Verdacht, dass Dispositives für die Notwendigkeit des ständig zu erneuernden Moralkodexes spricht. Fehlende Markttransparenz, ein hoch kompliziertes Interdependenzgeflecht verschiedener Akteure im Gesundheitswesen und die eingeschränkte Konsumentensouveränität des Patienten, machen eine rationale oder individuell selbst bestimmte Entscheidung über die angemessene Gesundheitsdienstleistung fast unmöglich. Dass der ärztliche Lohn nicht immer der tatsächlich erbrachten Leistung entsprach, hat ebenfalls historische Wurzeln; und so zitiert Eckart den Humanistenarzt Euricus Cordus aus dem 16. Jahrhundert mit den Worten: „Drei Gesichter hat der Arzt; das eines Engels, wenn er um Rat gebeten wird; das eines Gottes gar, wenn er hilft; das eines entsetzlichen und schrecklichen Satans aber, sobald er sein Honorar einfordert." (Eckart 2009: 3).

In welcher Relation stehen nun ärztliches Handeln und Heilungserfolg und wie kann man ökonomische Erwägungen in eine Balance mit medizinischer Professionalität bringen? Die Kosten-Nutzen Debatte untersucht zweierlei: zum einen den individuellen Patientennutzen durch eine medizinische Intervention, zum anderen die Legitimität der Kostenübernahme durch die Solidargemeinschaft. Ökonomisch bedeutsam ist somit nicht der gesellschaftliche Gesamtnutzen – also etwa das „medizinisch Mögliche" – sondern relevantes Kriterium ist das Verhältnis von Zusatznutzen zu Zusatzkosten (eines Medikaments, einer Behandlung). Letzteres Entscheidungskalkül spiegelt die Ambivalenz wider, in der sich der behandelnde Mediziner befindet; die Erwartungshaltung der Mehrheit der Bevölkerung ist dagegen geprägt vom Phänomen des so genannten *moral hazard*, der das eigene Handeln (Rauchen, fettreiches Essen, wenig Bewegung) nicht in Beziehung zur Risikomaximierung setzt. Mangelnde Kostentransparenz – auch für GKV-Versicherte – stärkt dieses Verhalten.

In Großbritannien verfolgt man eine andere Methode der Bemessung von Kosten-Nutzen-Relationen: die Ermittlung von QALYs (Quality adjusted Life Years), d.h. die Wertigkeit der zusätzlich gewonnenen Lebensjahre durch eine Therapie oder ein Medikament, inklusive einer klar kommunizierten Leistungsbegrenzung (nach Alter in der Endoprothetik etwa oder nach einer bestimmten Grenzsumme bzgl. der Ausgaben p.a. pro Patient). In Deutschland untersucht das Institut für Qualität und Wirtschaftlichkeit im Gesundheitswesen (IQWIG) diese Relation, um auf dieser Grundlage eine Empfehlung für den G-BA Katalog abzugeben. Beide Systeme zielen – in unterschiedlichen Ausprägungsgraden – auf eine Kostenbegrenzung der öffentlichen Daseinsfürsorge und faktisch eine Einschränkung von Gesundheitsleistungen.

Das Dilemma des Mediziners liegt in ethischer Hinsicht v.a. in der veränderten Patientenwahrnehmung und letztlich auch seinem Menschenbild: die oben kurz aufgeführten Überlegungen beziehen sich auf statistische Werte, auf numerisch generierte Algorithmen. Ein Patient wird damit zum Fall, der in Summe für die jeweilige Klinik addiert, und je nach Diagnose/ Behandlung/ Prozedur/ Verweildauer ein Relativgewicht produziert, das seine Entsprechung in einem Erlös, der nach einer Software, dem DRG-Grouper, kategorisiert wird, findet. Stellt man nun die Kosten (Personal, Material) dem Erlös gegenüber, ergibt sich entweder ein positiver oder negativer Wert; liegt der Patient beispielsweise länger als erwartet auf der Station – z.B. infolge einer Komplikation oder sozialmedizinischer Umstände – dann manövriert sich eine solche Abteilung zwangsläufig in die Unterdeckung, es sei denn, sie steuert gegen, indem sie dies durch kürzere Verweildauern und eine Mischkalkulation bzgl. des Patientenkollektivs ausgleicht. Diese Rahmenbedingungen schaffen Anreize (oder in der Perspektive mancher Mediziner auch Zwänge), die nicht klar medizinisch, sondern ökonomisch indiziert sind und strategische Erwägungen in die individuelle Behandlung hineintragen. Welche Bedeutung hat demzufolge der Transfer des individuellen Patienten zu einem numerischen Wert, einem relationalen Gewicht? Und in welchem historischen Kontext steht die Objektivierung, d.h. Verdinglichung, des individuellen Patienten?

Historischer Exkurs: Durchschnittstypus versus Individualität

Wenn im aktuellen Diskurs der Wert von verbleibenden Lebensjahren und damit die volkwirtschaftliche Qualität eines Menschen an seiner Wiedereingliederungsfähigkeit in den Arbeitsprozess, d.h. seine Produktivität, gemessen werden, so geht es auch um die Geschichte der Typenbildung. Versuche, das Individuelle in abstrakte Zahlen und Entitäten zu übersetzen entstanden mit der Industrialisierung und damit verbunden einer Ökonomisierung des Körpers. Angefangen bei dem „mittleren Menschen" des belgischen Statistikers Adolphe Quetelet, über die wirkmächtigen „Konstitutionstypen" des Neurologen und Psychiaters Ernst Kretschmers (Kretschmer 1921) bis hin zum nationalen Prototyp, dem rassenhygienischen Volkskörper. Neben der Rationalisierung und Effizienz, der physischen Arbeitsfähigkeit geht es immer auch um Fragen der Qualität, der Leistungsfähigkeit des Körpers sowie seines utilitaristischen Werts für die Gemeinschaft/Gesellschaft.

Die rechnerische Figur des *Durchschnittstypus* oder „mittleren Menschen" wie er ursprünglich bei dem belgischen Statistiker Adolphe Quételet heißt (Quételet 1914: 160-174, 517-529), verweist in keinem Fall auf einen reellen Güter- oder Menschenwert, sondern stets auf einen relationalen, der durch den individuellen oder gesamtwirtschaftlichen Nutzen bestimmt wird. So verhält es sich auch mit der am kranken Prototypen orientierten „mittleren Verweildauer" in Krankenhäusern. Unter der Annahme der strukturellen Gleichheit von sozialem und physischem Körper ging beispielsweise der Soziologe Emile Durkheim davon aus, dass jede Abweichung von diesem scheinbar natürlichen *Idealtypus*, der als Indikator für ein vollkommenes Volk fungiert, als krankhaft stigmatisiert würde (Durkheim 1970: 148; Schmölders 2000[2]). Auch wenn hier nicht der Platz für eine vertiefte Diskussion der Termini bzw. Grenzziehung zwischen Gesundheit und Krankheit ist, so wird suggeriert, dass es eine Messbarkeit des Heilerfolgs gibt, die wiederum einem statistischen Wert, dem *Outcome*, also einem Qualitätsindikator für die Wirksamkeitsmessung bestimmter Prozeduren, entspricht.

Der Durchschnittstypus ergibt sich, indem man die häufigsten Charakteristika zu einer Art „abstrakter Individualität" zusammenfasst, die jedoch nicht mit dem tatsächlichen (morphologischen, physiologischen) individuellen Körper zu verwechseln ist. Der Transfer von der medizinischen Präparierung und Bereitstellung von individuellen Körpern zum öffentlichen sozialen Körper wird durch Normierungsverfahren vereinfacht und vereinheitlicht, was auf die gesteigerte Bedeutung des Arbeitsprozesses im Leben der Bürger seit der Industrialisierung, zurückgeht. So geht die ökonomische Theorie nach dem Zweiten Weltkrieg davon aus, dass es auch zu einer *Ver (Natur) wissenschaftlichung* der Wirtschaft – oder umgekehrt einer Ökonomisierung des Körpers – seit der neoklassischen Revolution der 1860er/1870er gekommen sei, die sich in der Mathematisierung und Technisierung ausdrückte.

> In an interesting development, the aesthetics of high modernism – in economics, associated largely with the norms imposed by the application of calculus, topology, set theory, and more recently, game theory – came to dominate the very constitution of scientific economic discourse itself, determining largely not only the form but also the content of economic concepts and forms of analysis. (Amariglio/Ruccio 2001: 144)

Die Wirtschaftstheoretiker Jack Amariglio und David F. Ruccio (ebd.) beschreiben den Fetisch Mathematik und seine „soziale" Physik, der seit der Mitte des 19. Jahrhunderts zu einem Verschwinden und einer Ersetzung des (physischen) Körpers durch quantifizierbare Einheiten in der Ökonomie beigetragen hätte. Es findet eine Trennung der körperlichen Arbeitskraft, die operationalisiert werden soll, vom Individuum als Ganzem statt, das zur Ware reduziert wird.

---

[2] „Das wissenschaftliche Normgesicht der Rassenkunde verhält sich zum lebenden Individualgesicht als Inbild einer Gruppe freilich exklusiv. Das eine kann nicht die Rolle des anderen spielen; denn das eine ist geschichtslos, das andere aber nichts als Geschichte." (Schmölders 2000: 110).

8 Resümee

Kernthema jeder Allokationsdebatte bleibt die Qualität der Behandlung des einzelnen, individuellen Patienten in einem System, das in der Debatte zwischen Verteilungsgerechtigkeit, Mittelknappheit und ärztlichem Ethos gefangen ist. Mögliche Auswege sind ebenso unpopulär wie scheinbar unausweichlich, nämlich Rationierung medizinischer Leistungen und damit einhergehend die Priorisierung von Patienten oder die Verbreiterung der Einnahmequellen der GKV bzw. die Steigerung der Gesundheitsausgaben und damit die Abschaffung einer Budgetdeckelung. Letzteres steht jedoch oft in keinem Verhältnis zum Zusatznutzen einer Behandlung und kollidiert auch mit anderen gesellschaftlichen Gütern und Aufgaben – wie eingangs im Rahmen des Solidaritätsprinzips erläutert.

Die gesellschaftliche Herausforderung der nächsten Jahrzehnte wird – gerade angesichts der demographischen Entwicklung – eine Balance zwischen den verschiedenen Interessensgruppen sein, zwischen Medizinern, Pflegekräften, Ökonomen und Patienten. Eine „targeted medicine" wird nicht nur im therapeutischen state of the art sein, sondern als hochselektive medizinische Dienstleistung auch die ökonomisch induzierte Allokation beeinflussen, indem es eine Basisversorgung für die Masse und eine spezialisierte für zahlungskräftige oder subventionierte Patientengruppen gibt.

Transparenz in der Kommunikation und eine differenzierte medizinethische Abwägung bilden die Voraussetzung für einen offenen Umgang mit Gesundheitsleistungen innerhalb eines budgetierten und nach wie vor stark politikabhängigen Systems. Grenzen des Machbaren und Leistbaren müssen somit neu definiert und offen kommuniziert werden.

Literatur

Amariglio, J./Ruccio, D.F. (2001): From Unity to Dispersion. The body in modern economic discourse. In: Cullenberg, S./Amaroglio, J./Ruccio, D.F. (ed.): Postmodernism, economics and knowledge. London: Routledge, pp. 143-165.
Amelung, V. (2007): Managed Care. Neue Wege im Gesundheitsmanagement. Mit 17 Fallbeispielen aus den USA, Großbritannien und Deutschland. Wiesbaden: Gabler Verlag.
Amelung, V.E./Sydow, J./Windeler, A. (Hrsg.) (2009): Vernetzung im Gesundheitswesen. Wettbewerb und Kooperation. Stuttgart: Kohlhammer.
Angell, M. (1993): The doctor as Double Agent, in: Kennedy Institute of Ethics Journal 3 (3), pp. 279-286.

Beauchamp, T.L./Childress, J.F. (2001): Principals of biomedical ethics, 5th ed. Oxford: Oxford University Press.

Bieber, C./Müller, K.G./Blumenstiel, K./Eich, W. (2006): Partizipative Entscheidungsfindung als Maßnahme zur Verbesserung der Arzt-Patient-Interaktion mit Fibromyalgie-Patientinnen. In: Zeitschrift für Medizinische Psychologie, 15, 53-60.

Birnbacher, D. (2003): Analytische Einführung in die Ethik. Berlin: de Gruyter.

Blum, K./M. Offermanns (2009): Krankenhaus Barometer, Umfrage Deutsches Krankenhausinstitut e.V. Düsseldorf. <http://www.dki.de/PDF/Bericht%20KH%20Barometer%202009.pdf> (abgerufen am 22.07.2010).

Bruckenberger, E./Klaus, S./ Schwintowski, H.-P. (2006): Krankenhausmärkte zwischen Regulierung und Wettbewerb, Berlin, Heidelberg: Springer.

Dörries, A./Neitzke, N./Simon, A./Vollmann, J. (Hrsg.) (2008): Klinische Ethikberatung. Ein Praxisbuch. Stuttgart: Kohlhammer.

Durkheim, E. (1991): Die Regeln der soziologischen Methode [Original 1895], Frankfurt a.M.: Suhrkamp.

Eckart, W.U. (2009): Heilen unter ökonomischem Zwang. Das Dilemma der Mediziner, SWR2 Aula, Sendung: Pfingstmontag, 1. Juni 2009, 8:30 (Manuskript).

Engelhardt, H.T. (2003): Das Recht auf Gesundheitsversorgung, soziale Gerechtigkeit und Fairness bei der Verteilung medizinischer Leistungen: Frustrationen im Angesicht der Endlichkeit. In: G. Marckmann et al. (Hrsg.): Gerechte Gesundheitsversorgung: ethische Grundpositionen zur Mittelverteilung im Gesundheitswesen. Stuttgart: Schattauer, S. 54-95.

Fangerau, H./Halling, Th. (2009): Netzwerke. Allgemeine Theorie oder Universalmetapher in der Wissenschaft? Ein transdisziplinärer Überblick. Bielefeld: transcript.

Fleck, L. (2008): Entstehung und Entwicklung einer wissenschaftlichen Tatsache. Einführung in die Lehre vom Denkstil und Denkkollektiv (Nachdr. 1. Aufl. von 1935), Frankfurt a.M.: Suhrkamp.

Holzer, B. (2009): Netzwerkanalyse. In: Kühl, S./Strodtholz, P./Taffertshofer, A. (Hrsg.): Handbuch Methoden der Organisationsforschung: quantitative und Qualitative Methoden. Wiesbaden: VS Verlag für Sozialwissenschaften, S. 668-695.

Jonas, H. (1987): Ärztliche Kunst und menschliche Verantwortung. In: Technik, Medizin und Ethik. Praxis des Prinzips Verantwortung, Frankfurt a.M.: Suhrkamp.

Jonitz, G. (2008): Rationierung findet statt. In: Zeitschrift für Evidenz, Fortbildung und Qualität im Gesundheitswesen 102 (3), 200-203.

Kienbaum Health Care-Studie (2009) „Arbeitszeitmanagement in deutschen Krankenhäusern", Januar 2009.

Kassenärztliche Bundesvereinigung (KBV) (2010): Ärztliche Kooperationsformen. URL: http://www.kbv.de/koop/25926.html (abgerufen am 22.07.2010).

Kliemt, H. (1998): Gesundheitsversorgung bei Ressourcenknappheit. In: Nagel, E./Fuchs, C. (Hrsg.): Rationalisierung und Rationierung im deutschen Gesundheitswesen: Symposium, Mainz, 6. Mai 1998 / Internationale Gesellschaft für Gesundheitsökonomie e.V.; Akademie der Wissenschaften und der Literatur. Stuttgart [u.a.]: Thieme, S. 109-114.

Kliemt, H. (2009): Ethik und Politik der Rationierung im Gesundheitswesen. In: Kölner Zeitschrift für Soziologie und Sozialpsychologie, Wiesbaden: VS Verlag für Sozialwissenschaften, 364-382.

Kohlen, H. (2008), Patientenautonomie, Care und Care Ethik,. Aus pflegerischer Sicht. In: Charbonnier, R./Dörner, K. (Hrsg.): Medizinische Indikation und Patientenwille. Behandlungsentscheidungen in der Intensivmedizin und am Lebensende. Stuttgart: Schattauer, S. 15-23.

Kretschmer, E. (1921): Körperbau und Charakter. Untersuchungen zum Konstitutionsproblem und der Lehre von den Temperamenten. Berlin: Springer.

Kunze, B./Nagel, E. (2010): Die Auswirkungen der DRG-Einführung auf Berufsethos, Arbeitsbedingungen und Versorgungsprozesse in Krankenhäusern - Case Management als Lösungsstrategie? Köln: Deutscher Ärzteverlag.

Kühn, H. (2008): Die Sorge um die Patienten: Grundlage der Personalarbeit im Krankenhaus,. In: Naegler, H. (Hrsg.): Personalmanagement im Krankenhaus. Grundlagen und Praxis. Berlin: MWV, S. 19-42.

Marckmann, G. (2006): Verteilungsgerechtigkeit in der Gesundheitsversorgung. In: Schulz, S./Steigleder, K./Fangerau, H./Paul, N. (Hrsg.): Geschichte, Theorie und Ethik der Medizin, Frankfurt a.M.: Suhrkamp, S. 183-208.

Nagel, E. (2007): Gesundheit für alle – wie lange noch? Rationierung und Gerechtigkeit im Gesundheitswesen, Vorträge der Jahrestagung des Nationalen Ethikrats 2006, Berlin: <http://www.ethikrat.org/dateien/pdf/Tagungsdokumentation_JT_2006_Gesundheit_fuer_alle.pdf> (abgerufen am 22.07.2010).

Oberender, P.O./Hebborn, A./Zerth, J. (Hrsg.) (2006): Wachstumsmarkt Gesundheit, 2. grundlegend überarb. u. aktualisierte Ausgabe. Stuttgart: Lucius&Lucius.

o.V. (2009a): Deutsches Ärzteblatt 106 (28-29); a 1456-0.

o.V. (2010): FAZ Sonntagszeitung, Nr. 2 D v. 17.01.2010, 1 u. 51-53.

o.V. (2009b) Flickwerk statt Finanzreform, ein Kommentar von Simone Burmann und Jürgen Malzahn. In: gesundheit und gesellschaft, 2, 26-31.

Quételet, A. (1914; Orig. 1835): Soziale Physik oder Abhandlung über die Entwicklung der Fähigkeiten des Menschen. Jena: Fischer.

Reichl, V. (2005), Prospektive Auswirkungen der Kosteneinsparung im Gesundheitswesen auf Ärzte, Patienten und die Industrie, (Diss. München), Wiesbaden: Deutscher Universitätsverlag.

Sachverständigenrat für die konzertierte Aktion im Gesundheitswesen (SVR) (2002): Bedarfsgerechtigkeit und Wirtschaftlichkeit, Gutachten 2000/2001. Baden Baden: Nomos Verlag.

Scheibler, F./Pfaff, T. (2003): Shared decision-making. Ein neues Konzept der Professionellen-Patienten-Interaktion. In: Scheibler, F./Pfaff, H. (Hrsg.): Shared Decision-Making. Der Patient als Partner im medizinischen Entscheidungsprozess, Weinheim: Juventa, S. 11-22.

Schmölders, C. (2000): Hitlers Gesicht, eine physiognomische Biographie. München: Beck Verlag.

Siegrist, J. (2005): Medizinische Soziologie, 6. neu bearb. u. erw. Auflage. München: Elsevier, Urban& Fischer.

Strech, D./Börchers, K./Freyer, D./Neumann, A./Wasem, J./Marckmann, G. (2008): Ärztliches Handeln bei Mittelknappheit. Ergebnisse einer qualitativen Interviewstudie. In: Ethik in der Medizin, 20 (2), 94-109.

Viering, S./Söhnle, N. (Hrsg.) (2010): Krankenhauslandschaft im Umbruch. Wirtschaftskrise, Wettbewerb und neue Kundenwünsche. Studie, Ernst&Young, Stuttgart.

WAMP Studie („Wandel von Medizin und Pflege im DRG-System") (2004) unter der Leitung von Hagen Kühn, Forschungsgruppe Public Health des Wissenschaftszentrums Berlin, Zentrum für Sozialpolitik, Uni Bremen.

Wiesing, U./Marckmann, G. (2009): Freiheit und Ethos des Arztes. Herausforderungen durch evidenzbasierte Medizin und Mittelknappheit. Freiburg: Alber.

Neue Berufe und Aufgabenneuverteilung im Gesundheitswesen – Stand und Perspektiven

Tobias Ehrhard, Dennis A. Ostwald, Peter Franz

1 Einleitung

Die Gesundheitswirtschaft hat sich in den vergangen Jahren als eine der bedeutendsten Branchen des deutschen Wirtschaftsstandorts etabliert. Überdurchschnittliche Wachstumsraten, maßgeblich getrieben vom medizinisch-technischen Fortschritt und dem demografischen Wandel, haben die Wahrnehmung der Gesundheitswirtschaft vom Kostentreiber hin zum Wachstumsmotor verändert. Die Bruttowertschöpfung der Gesundheitswirtschaft betrug im Jahr 2009 rund 218 Mrd. Euro bzw. 11,0% des Bruttoinlandsprodukts. In den zurückliegenden Jahren erwies sich vor allem das Gesundheits- und Sozialwesen, der Kernbereich der Gesundheitswirtschaft, mit seinen überdurchschnittlich hohen Wachstumsraten als Wachstums- und Beschäftigungstreiber (Ostwald 2009: 214). Zwischen 1996 und 2009 ist die Zahl der Beschäftigten im Gesundheitswesen, von 2,25 Mio. auf 2,6 Mio. Beschäftigte gestiegen. Dies entspricht einer Zunahme von 14,6%.

Das Gesundheitswesen umfasst Leistungen und damit auch Einrichtungen, die direkt am Patienten ansetzen und sich mit der Erhaltung des Gesundheitszustandes und der Behandlung von Krankheiten befassen. Es sichert eine solide Grundversorgung der Bevölkerung mit dem Gut Gesundheit. Zu den Einrichtungen des Gesundheitswesens zählen z.B. Krankenhäuser, Arztpraxen sowie Medizinische Versorgungszentren (MVZ) (Ranscht 2009: 6).[1]

Darüber hinaus fungiert das Gesundheitswesen gerade in Krisenzeiten als konjunkturunabhängiger Wachstums- und Beschäftigungstreiber, der als automatischer Stabilisator des deutschen Arbeitsmarkts verstanden werden kann (Ostwald et al. 2010). Diese Stärken kann das Gesundheitswesen in Zukunft nur entfalten, wenn diesem personalintensiven Bereich ausreichend qualifizierte Fachkräfte zur Verfügung stehen.

---

[1] Siehe auch: http://www.gw-kompass.de.

2 Herausforderungen im Gesundheitswesen

2.1 Demografischer Wandel

Die demografische Entwicklung wirkt auf unterschiedliche Weise auf das Gesundheitswesen. Die wichtigsten Stellgrößen sind die Alterung und Schrumpfung der Gesellschaft und die damit einhergehende Veränderung der Altersstruktur der Erwerbsbevölkerung. Während ersteres zu einer veränderten Nachfragestruktur nach Gesundheitsleistungen führen wird, dürfte sich letzteres vor allem in einem schrumpfenden Arbeitsangebot niederschlagen. Beide Phänomene werden zu einer veränderten Nachfragestruktur nach Arbeitskräften und Qualifikationen führen.

Die Entwicklung der Altersstruktur in Deutschland ist ein bekanntes und viel diskutiertes Phänomen. Im Jahr 2000 waren in Deutschland 13,5 Mio. Menschen älter als 65 Jahre. Diese Zahl wird bis 2030 auf ca. 22,2 Mio. und bis 2040 auf rund 23,8 Mio. ansteigen (Ostwald/Ranscht 2007: 21). In der Altersgruppe der über 80-Jährigen ist die prozentuale Zunahme durch die steigende Lebenserwartung noch größer. Gab es im Jahr 2000 gerade einmal 3,1 Mio. Menschen im Alter von über 80 Jahren in Deutschland, wird sich die Zahl bis 2050 auf rund 10 Mio. mehr als verdreifachen (Beske et al. 2007: 40). Dagegen ist in der Altersgruppe bis 20 Jahre eine gegenläufige Entwicklung zu beobachten: Diese Alterskohorte schwindet vom Jahr 2000 bis 2050 um 40%, absolut gesehen von 17,4 auf 10,4 Mio. Personen. In Folge der beschriebenen Veränderung steigt der Altenquotient[2] von 26,8 im Jahr 2000 auf 64,3 in 2050 (IGSF 2007: 4f.).

Für die zukünftige Entwicklung der Krankheitsfälle und damit der Nachfrage nach Gesundheitsleistungen ist vor allem der Anteil der älteren Jahrgänge an der Bevölkerung von Bedeutung. Das Erkrankungsrisiko korreliert, neben anderen Faktoren, stark mit dem Alter (Beske et al. 2009: 28). Aus diesem Grund ist zu erwarten, dass im Zuge einer alternden Gesellschaft die Nachfrage nach Gesundheitsleistungen steigen wird. Dies geht mit einer veränderten Nachfragestruktur einher. So werden zukünftig verstärkt Leistungen nachgefragt, die mit Erkrankungen im hohen Alter in Zusammenhang stehen (z.B. Demenzerkrankungen, etc.) (Henke 2008).

Ein weiterer wichtiger Aspekt der demografischen Entwicklung ist die Schrumpfung der Erwerbsbevölkerung. Der Anteil der Personen im erwerbsfähigen Alter geht von 51,2 Mio. im Jahr 2000 auf 35,5 Mio. Personen im Jahr 2050 zurück. Durch diese Überalterung und die bereits skizzierte Schrumpfung der jüngeren Jahrgänge werden in naher Zukunft hohe Ersatzbedarfe, d.h. Bedarfe

---

[2] Der Altenquotient gibt an, wie viele Personen der Altersgruppe 65 Jahre und älter auf 100 Personen im erwerbsfähigen Alter kommen.

aufgrund altersbedingt aus dem Berufsleben ausscheidender Erwerbstätiger entstehen, die sich nicht durch Studien- oder Ausbildungsabsolventen kompensieren lassen (Ostwald et al. 2010).

2.2 Feminisierung

Die Feminisierung der medizinischen Berufe schreitet weiter voran. Die Zahl der zugelassenen Ärztinnen ist in den letzten Jahren stetig gestiegen. Im Jahr 2009 waren von den 326.000 berufstätigen Ärzten 42,2% Frauen. Diese Quote ist insbesondere im Vergleich zum Jahr 1991, in dem die Frauenquote lediglich bei 33,6% lag, beeindruckend (Bundesärztekammer 2009). Diese Entwicklung wird sich – begünstigt durch die hohe Zahl weiblicher Studenten (ca. 61%) – weiter fortsetzen.

Auf dem weiteren Karriereweg verliert die Feminisierung allerdings an Fahrt. In den Phasen der Weiterbildung während des Berufslebens nimmt die Frauenquote merklich ab. In Leitungsfunktionen gelangen nur wenige Frauen (vgl. Abb. 1).

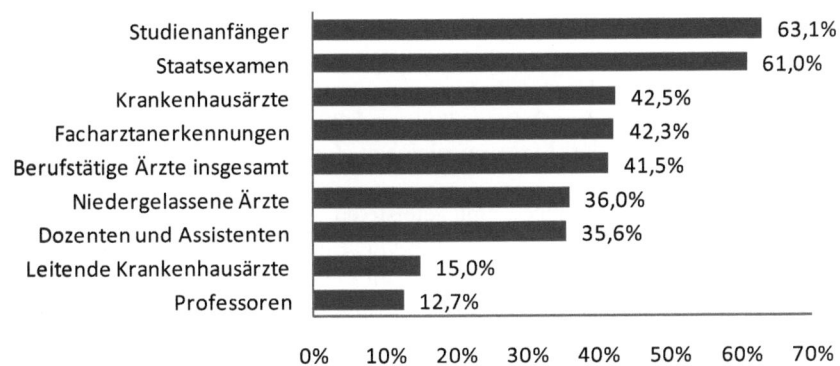

Abbildung 1: Abnehmender Frauenanteil im Karriereverlauf (Kopetsch 2010: 101).

Dieser „Frauenschwund" im Verlauf des Erwerbslebens lässt sich zum großen Teil auf die Unvereinbarkeit zwischen Familie und Beruf zurückführen. Dieses Problem ist bei Ärztinnen im Vergleich zu anderen akademischen Berufen besonders gravierend, da Patienten sowohl im stationären als auch im ambulanten Bereich meist auch an Wochenenden, Feiertagen und in der Nacht medizinische Versorgung benötigen. Diese Arbeitszeiten lassen sich mit Kindern nur schwer vereinbaren, da sie nicht mit den Öffnungszeiten von Schulen und Kinderbetreuungsstätten zusammenfallen. Entsprechend haben Ärztinnen mit Kindern oft weniger Chancen in Führungspositionen zu gelangen. Bei den Ärztinnen in leitenden Positionen lässt sich feststellen, dass sie seltener verheiratet sind und häufiger kinderlos bleiben (Kopetsch 2010: 105,106).

Probleme bei der Vereinbarkeit von Beruf und Familie haben allerdings nicht nur die ärztlich tätigen Frauen im Gesundheitswesen. Die gleiche Problematik bezüglich Arbeitszeiten und -bedingungen trifft auch die nicht-ärztlichen Berufsgruppen. Hier ist der Frauenanteil zum Teil noch wesentlich höher. So wird bei den Gesundheits- und Krankenpfleger/-innen für die Zukunft erwartet, dass über 80% der Ausbildungsabsolventen Frauen sein werden. Bei den Sprechstundenhelfern könnte sich der Frauenanteil sogar auf über 95% belaufen (Ostwald et al. 2010: 63).

2.3 Arbeitszeitverkürzung und Teilzeitarbeit

Im Gesundheitswesen ist der Trend zu Arbeitszeitverkürzungen im Vergleich zu anderen Wirtschaftszweigen deutlich ausgeprägter. Berechnungen der Bundesärztekammer weisen nach, dass die insgesamt geleisteten Arbeitsstunden berufstätiger Ärzte zwischen dem Jahren 2000 und 2007 um 1,6% zurückgegangen sind, obwohl die Zahl der Ärzte im gleichen Zeitraum um 6,9% gestiegen ist (Kopetsch 2010: 138).

Dieser Rückgang der insgesamt geleisteten Arbeitsstunden, trotz gestiegener Beschäftigungszahlen, lässt sich zum einen auf den Trend zu kürzeren Arbeitszeiten bei Männern und zum anderen auf einen wachsenden Frauenanteil in den Arztberufen zurückführen. Die zunehmende Feminisierung hat einen Rückgang des geleisteten Arbeitsvolumens zur Folge, da gerade Ärztinnen mittleren Alters vorwiegend Teilzeitstellen nachfragen. Dieser Sachverhalt kann auch den Ergebnissen der Tabelle 1 entnommen werden, in der die wöchentlichen Arbeitsstunden für weibliche und männliche Ärzte miteinander verglichen werden.

Die Bundesagentur für Arbeit hat ermittelt, dass Frauen im Schnitt nur 72% der Arbeitszeit von Männern im gleichen Beruf arbeiten. Bei einer zunehmenden Feminisierung müssen somit mehr Ärzte beschäftigt werden, um das gleiche Leistungsvolumen zu erbringen (Kopetsch 2010: 135,136).

Wöchentliche Arbeitsstunden [h]	Ärzte gesamt	Männer	Frauen
unter 21	7,5 %	3,2 %	12,9 %
21 – 31	5,7 %	1,6 %	10,9 %
32 – 35	2,7 %	4,9 %	4,1 %
36 – 39	7,5 %	5,9 %	9,5 %
40	24,4 %	23,2 %	25,9 %
41 – 44	6,6 %	6,5 %	6,8 %
45 und mehr	45,6 %	54,7 %	29,9 %

Tabelle 1: Vergleich der Wochenarbeitszeit bei Ärzten (Kopetsch 2010: 136).

2.4 Medizinisch-technischer Fortschritt

Der medizinisch-technische Fortschritt führt einerseits durch neue Erkenntnisse bei Diagnose-, Therapie-, Präventions- und Rehabilitationsverfahren zu einer Verbesserungen der Gesundheitsversorgung bzw. des Gesundheitszustandes der Bevölkerung, andererseits aber auch zu einer zusätzlichen Nachfrage nach neuen Gesundheitsleistungen und damit zu steigenden Ausgaben im Gesundheitswesen.

Dabei beeinflussen sich die beiden Trends, demografischer Wandel und medizinisch-technischer Fortschritt, gegenseitig. So leistet der medizinisch-technische Fortschritt einen entscheidenden Beitrag dazu, dass die Menschen heute älter werden als früher. Diese gestiegene Lebenserwartung hat zur Folge, dass vermehrt Gesundheitsleistungen nachgefragt werden. Gleichzeitig sind Unternehmen bemüht ihre Investitionen in Forschung und Entwicklung zur effizienteren Befriedigung der Gesundheitsleistungen zu steigern, was im Ergebnis den medizinischen Fortschritt beschleunigt (Ostwald/Ranscht 2007: 24,25).

Neben einer Nachfragesteigerung trägt der zunehmende Einsatz von Technologie im Gesundheitswesen auch zu einer immer größeren Spezialisierung des Personals bei. Die entwickelten Medizingeräte, die sowohl in diagnostischen als auch in therapeutischen Prozessen eingesetzt werden, besitzen eine höhere Komplexität und erfordern ein größeres Anwenderwissen. Unter den Ärzten wird der steigende Einsatz von technologischen Verfahren beispielsweise zu einer zunehmenden Spezialisierung auf bestimmte Anwendungen führen (besondere Operationsverfahren, etc.). Dies fördert die Entwicklung von hochspezialisierten Facharztrichtungen (Krüger/Müller 2008: 36).

2.5 Ambulantisierung

Unter Ambulantisierung wird die Verlagerung von gesundheitlichen und sozialen Versorgungsleistungen aus dem stationären Bereich in den ambulanten Sektor verstanden. Dieser Prozess ist schon seit einigen Jahren zu erkennen und wurde insbesondere durch das Gesundheitsstrukturgesetz aus dem Jahr 1993 beschleunigt, das den Krankenhäusern ein ambulantes Leistungsspektrum (Behandlungen, Operationen) ermöglichte. So ist beispielsweise die Zahl ambulanter Operationen in Krankenhäusern von rund 118.000 im Jahr 1996 auf 1.341.000 im Jahr 2008 gestiegen.[3]

Im Jahr 2008 gab es in allen deutschen Krankenhäusern insgesamt 503.360 Patientenbetten. Bis zum Jahr 2050 wird mit einer Abnahme der Krankenhausbetten um ca. 25% gerechnet. Dies korreliert mit dem erwarteten Rückgang der Verweildauer in Krankenhäusern von durchschnittlich 8,6 Tagen pro stationärem Behandlungsfall im Jahr 2005 auf voraussichtlich 3,8 Tage im Jahr 2050. Die Bettenziffer (Zahl der verfügbaren Krankenhausbetten pro 1.000 Einwohner) in Deutschland wird selbst bei der erwarteten Abnahme auf 5,6 im Jahr 2050 noch deutlich über dem internationalen Schnitt liegen (Beske et al. 2007: 94, 95).

In Zukunft ist mit einer weiteren Zunahme der Ambulantisierung zu rechnen. Dahinter verbirgt sich vor allem das politische Ziel, die Nutzung der kostenintensiven stationären Behandlungstherapien zu reduzieren, um den Anstieg der Gesundheitsausgaben zu dämpfen.

Durch die beschriebenen Entwicklungen und Rahmenbedingungen resultiert ein erhöhter Bedarf an Untersuchungen und Behandlungen in den ambulanten Arztpraxen. Die Ambulantisierung wird dabei positiv vom medizinisch-technischen Fortschritt beeinflusst. Dieser ermöglicht erst ambulante Behandlungen, die zuvor zwingend stationär durchgeführt werden mussten. Auch die wachsende Zahl an Vorsorgeuntersuchungen wird überwiegend vom ambulanten Sektor erbracht (Schaeffer/Ewers 2001).

In Bezug auf den demografischen Wandel kann der Trend zur Ambulantisierung einen Vorteil darstellen. Über kleinere ambulante Versorgungseinheiten – wie beispielsweise Medizinische Versorgungszentren (MVZ) – kann die nötige Versorgungsdichte auch in ländlichen Regionen sichergestellt werden. Dies kommt insbesondere älteren Menschen zu Gute, die wenig mobil sind, oder Menschen mit chronischen Erkrankungen, die verstärkt auf regelmäßige ortsnahe Behandlungen angewiesen sind.

---

[3] Siehe: Gesundheitsberichterstattung des Bundes (http//:www.gbe-bund.de): Ambulante Operationen, GKV-Versicherte.

3 Fachkräfteengpässe im Gesundheitswesen

Die beschriebenen Megatrends stellen das Gesundheitswesen vor neue Herausforderungen. Die größte resultierende Herausforderung für das Gesundheitswesen wird die Reduzierung der zu erwartenden Fachkräfteengpässe sein. Dies lässt sich aus einer Studie von PwC und WifOR ableiten, in der ermittelt wurde, welche Personalengpässe dem Gesundheitswesen drohen, wenn nicht rechtzeitig Gegenmaßnahmen ergriffen werden (Ostwald et al. 2010). Im Rahmen der Studie wurden Personalengpässe für den ambulanten und stationären Sektor in Deutschland sowie für das ärztliche und das nicht-ärztliche[4] Personal berechnet. Der o.g. Studie zufolge könnten im Jahr 2020 knapp 56.000 Ärzte und gut 140.000 nicht-ärztliche Fachkräfte fehlen. Bis 2030 wird sich die Personallücke sogar auf rund 165.000 Ärzte sowie fast 786.000 nicht-ärztliche Fachkräfte vergrößern. Dies würde bedeuten, dass bei den Ärzten knapp 42% der nachgefragten Ärzte fehlen, und bei den nicht-ärztlichen Fachkräften ebenfalls rund 39% der benötigten Stellen unbesetzt blieben.

Diese Personalengpässe treten zwischen dem ambulanten und stationären Sektor unterschiedlich stark auf. So werden im Jahr 2030 im ambulanten Bereich 54% der nachgefragten Ärzte bzw. 89.000 Vollzeitäquivalente fehlen. Im stationären Sektor hingegen werden zwar auch annähernd 77.000 Ärzte fehlen, dies entspricht jedoch „lediglich" einem relativen Mangel von 33%. Dieser Unterschied ist insbesondere auf das hohe Durchschnittsalter der derzeit beschäftigten ambulanten Ärzte zurückzuführen.

So war das Durchschnittsalter der Krankenhausärzte im Jahr 2009 mit 41,1 Jahren im Vergleich zu den ambulant tätigen Vertragsärzten mit rund 51,9 Jahren noch relativ niedrig (Kopetsch 2010). Folglich gehen im stationären Bereich bis zum Jahr 2020 nur etwa 21.300 und bis 2030 etwa 59.900 Ärzte in Rente, während es im ambulanten Sektor für den gleichen Zeitraum etwa 48.400 bzw. 101.600 Ärzte sein werden (Ostwald et al. 2010).[5] Diese Zahlen gewinnen bei der Betrachtung der berufsspezifischen Ersatzbedarfe an Bedeutung. So werden im ambulanten Sektor bis 2030 mit 10.700 Personen etwa 78% der heute beschäftigten Praktischen Ärzte altersbedingt ausscheiden. Ebenso stark betroffen ist die Gruppe der Allgemein(fach)ärzte, Kinderärzte und Internisten. In dieser Berufsgruppe wird ein Ersatzbedarf von 48.300 bzw. 74% der Beschäftigten erwartet.

---

[4] Hierzu zählen beispielsweise Sprechstundenhelfer, Krankenschwestern, Helfer in der Krankenpflege, Medizinallaboranten usw.
[5] Das der Berechnung zugrunde liegende durchschnittliche Renteneintrittsalter der Ärzte beträgt im ambulanten Sektor 67 Jahre und im stationären Sektor 65 Jahre.

Während in den ambulanten Einrichtungen insbesondere ärztliche Fachkräfte fehlen könnten, treten die Personalengpässe im stationären Bereich stärker beim nicht-ärztlichen Personal auf. Mit etwa 447.000 nicht-ärztlichen Vollzeitkräften bzw. 48% der benötigten Vollzeitkräfte, ist der Mangel im stationären Sektor gegenüber dem ambulanten Bereich mit etwa 340.000 Personen bzw. 31% der benötigten Vollzeitkräfte deutlich größer.

Von dieser Personalsituation sind die Arztpraxen sowie die Krankenhäuser besonders betroffen. Hier entsteht jeweils der Großteil der ambulanten und stationären Personalengpässe. So werden im Jahr 2030 beispielsweise jede dritte Arztstelle in Krankenhäusern und sogar jede zweite Arztstelle in Arztpraxen unbesetzt bleiben.

Diese Zahlen belegen, dass das Gesundheitswesen vor großen Herausforderungen steht. Es drohen dramatische Personalengpässe, wenn keine tiefgreifenden Reformen in absehbarer Zeit ergriffen werden. Um diese Engpässe zu reduzieren, müssen systeminterne Effizienzreserven gehoben und die vorhandenen Ressourcen intelligent genutzt werden. In dieser Hinsicht stellen die nachfolgenden Lösungsansätze über eine Aufgabenneuverteilung im Gesundheitswesen vielversprechende Ansätze dar.

4 Lösungsansätze zur Vermeidung von Fachkräfteengpässen

4.1 Allgemeine Rahmenbedingungen

Wie bereits in Kapitel 3 beschrieben ist auch im Gesundheitswesen in einigen Berufsfeldern zukünftig mit einem Fachkräftemangel zu rechnen. Um diese Engpässe zu reduzieren, sollten die Arbeitsbedingungen für Frauen verbessert werden. Insbesondere sollte die Vereinbarkeit von Familie und Beruf durch flexiblere Arbeitszeitmodelle erhöht werden. Grundvoraussetzung dafür ist ein Ausbau der Kinderkrippenplätze und Ganztagsschulen (speziell in den ländlichen Regionen) und ein vermehrtes Angebot an Teilzeitstellen. Neben diesen Infrastrukturmaßnahmen zur Kinderbetreuung muss der Wiedereinstieg nach der Elternzeit erleichtert werden. Dies könnte durch eine familienfreundlichere Umgestaltung des gesamten Berufsalltags inklusive neuer Arbeitszeitmodelle mit Jobsharing und einer zeitgemäßen Dienstzeitplanung ermöglicht werden. Aus diesem Grund hat der deutsche Ärztinnenbund Initiativen wie „Studieren mit Kind" und „Die familienfreundliche Niederlassung" gestartet (Frei et al. 2010:124; Deutscher Ärztinnenbund 2009). Allerdings erfordern gerade Teilzeitmodelle und Jobsharing weiterführende Maßnahmen, die die „Reibungsverluste" innerhalb des Gesundheitssystems beseitigen. Diese „Reibungsverluste", die zwischen Arbeitnehmer aufgrund einer zunehmenden Teilzeitarbeit auftreten, entstehen vor allem durch den zusätzlichen Abstimmungsbedarf und Informationsaustausch. Damit diese Entwicklung nicht zu neuen Effizienzverlusten führt, werden intelligente (IT-) Lösungen und Strategien zum Informationsaustausch benötigt.

4.2 Berufsspezifische Aufgabenneuverteilung

Die in Kapitel 2 beschriebenen Trends führen in vielen Berufsgruppen zu einer gesteigerten Arbeitsbelastung und – bedingt durch den medizinisch-technischen Fortschritt – zur Notwendigkeit, komplexe Arbeitsprozesse neu zu erlernen und anzuwenden. In diesem Zusammenhang stellen Gesetzesänderungen, in deren Folgen eine zunehmende Bürokratisierung festzustellen ist, alle Akteure des Arbeitsmarktes vor neue Herausforderungen.

Neben einer Kontinuität der institutionellen Rahmenbedingungen zur Vermeidung eines stetigen Bürokratieaufbaus, soll der Fokus dieses Beitrages auf eine effiziente Umverteilung von Aufgaben zwischen den verschiedenen Berufsgruppen des Gesundheitswesens gerichtet werden. Bereits der Sachverständigenrat erörterte in seinem Jahresgutachten 2007 eine Aufgabenneuverteilung bei den Gesundheitsberufen, da die Aufgabenbereiche verschiedener Berufsgruppen nach vorherrschender Meinung nicht mehr mit den heutigen demographischen und strukturellen Anforderungen übereinstimmen (Sachverständigenrat 2007).

Das kurzfristige Ziel der Einrichtungen und des deutschen Gesundheitssystems wird es sein, Effizienzreserven bei gleichbleibender Qualität zum Wohl des Patienten zu heben. In diesem Zusammenhang erscheint die Delegation von Aufgaben über Qualifikationsebenen hinweg als ein möglicher Lösungsansatz. Entsprechend der Entwicklung in anderen Branchen wird dabei die Delegation von Aufgaben von der höheren auf die niedrigere Qualifikationsebene im Vordergrund stehen. Es sollten vor allem diejenigen Aufgaben delegiert werden, die von einer anderen Berufsgruppe qualitativ gleichwertig, aber kostengünstiger erbracht werden können, damit sich das Fachpersonal auf seine jeweiligen Kernkompetenzen konzentrieren kann.

4.2.1 Ärztliches Personal

Vor allem dünn besiedelte Regionen haben mit ärztlichen Fachkräfteengpässen zu kämpfen, die bereits heute zur Unterversorgung bei Hausarztpraxen führen. Gleichzeitig ist aufgrund der steigenden Lebenserwartung und der dadurch zunehmenden Multimorbidität – trotz rückläufiger Bevölkerungszahlen in den ländlichen Regionen – nicht mit einem Rückgang des medizinischen Versorgungsbedarfs zu rechnen. Gerade vor dem Hintergrund der Zersiedlung in ländlichen Regionen, zum Teil gesteigert durch eine unzureichende Infrastruktur, wird diese sinkende Zahl von Hausärzten dazu führen, dass der Versorgungsradius der Hausärzte weiter zunimmt. Bei der flächendeckenden Versorgung im ländlichen Raum sind daher intelligente Konzepte notwendig, um zum einen die medizinische Versorgung sicherzustellen und zum anderen die Attraktivität des Berufsbilds „Landarzt" zu steigern.

Das AGnES Projekt[6] kann als ein solches innovatives Konzept angeführt werden. Der Ansatz wurde erprobt und aufgrund der großen Akzeptanz seitens der Patienten von über 90% als erfolgreich bewertet. Das Konzept sieht die Unterstützung und Entlastung der Hausärzte durch qualifizierte Pflegefachkräfte oder medizinische Angestellte vor, die auf Anweisung des Hausarztes beratende und therapieüberwachende Tätigkeiten im Rahmen von z.B. Hausbesuchen übernehmen. Diese Tätigkeiten umfassen z.B. Blutdruck- oder Herz-Rhythmus-Messungen, Dokumentation des Gesundheitszustandes des Patienten, Kontrolle der Medikamenteneinnahme, Wundversorgung, etc. Die Ergebnisse des Hausbesuchs werden detailliert dokumentiert und die Daten können im Anschluss jederzeit vom zuständigen Hausarzt im Rahmen von Telemedizin[7] eingesehen werden (Krüger/Müller 2008: 107-113). Der dazu notwendige Einsatz von IT in der Medizin bedarf allerdings entsprechender Fähigkeiten des Gesundheitsfachpersonals, die durch die berufliche Qualifizierung sichergestellt werden müssen. Die telemedizinische Gesundheitsversorgung wird heute bereits flächendeckend in vielen europäischen Ländern vorgenommen, mit dem Ziel die Gesundheitsversorgung auch bei größeren Distanzen sicherzustellen. Die Beratungsleistung erfolgt dabei zumeist über das Internet und nicht durch die Präsenz des ärztlichen Hilfspersonals.

Neben dem Trend der Ambulantisierung wird in stationären Einrichtungen, insbesondere in Krankenhäusern, die Strategie eines hochspezialisierten Ärzteteams verfolgt. Im Rahmen dieser Neuregelung werden Ärzte speziell für neue Behandlungsverfahren geschult, damit sie innovative Therapieverfahren anwenden und weiterentwickeln können. Dieser Lösungsansatz soll dazu dienen, dass Innovationen in eingespielten Team-Strukturen besser umgesetzt werden. Durch diese Aufgabenspezialisierung wird versucht schneller und effizienter Forschungsideen umzusetzen. Die Bündelung ärztlichen Fachpersonals in Projektteams ermöglicht es, Abstimmungsprobleme zu reduzieren und individuelle Kompetenzen gezielt zusammenzustellen. Empirische Untersuchungen belegen dabei, dass insbesondere gemischte Teams bei sich ständig verändernden Zu-

---

[6] Entwickelt vom Institut für Community Medicine der Universität Greifswald.
[7] Überbrückung der räumlichen Distanz zwischen Arzt und Patient.

sammensetzungen einen höheren Forschungsoutput generieren (Sachverständigenrat 2007: 24).

4.2.2 Nicht-ärztliches Personal

Auch im Bereich des nicht-ärztlichen Personals gewinnt die berufsspezifische Aufgabenneuverteilung zunehmend an Bedeutung. Seit einigen Jahren steht dabei die Delegation von ehemals ärztlichen Aufgaben auf nicht-ärztliches Gesundheitsfachpersonal im Vordergrund.

Als Hauptproblem bei der Übernahme neuer Tätigkeitsfelder mit höheren Verantwortungsrisiken sind rechtliche Haftungsbestimmungen zu beachten, wie sie beispielsweise bei der Arbeitsübernahme von einzelnen Arzttätigkeiten durch Pflegefachkräfte entstehen. In den Rechtsnormen ist eine starke Zentrierung auf das Arztpersonal in der Patientenversorgung festgeschrieben, d.h. dass den Ärzten die persönliche Pflicht zur Leistungserbringung zukommt (Diagnose, Heilung, etc.). Um die Delegation von einzelnen Tätigkeiten zu vereinfachen, ist es sinnvoll, rechtliche Regelung zu schaffen und somit Ärzte von einfacheren Tätigkeiten (Infusionen, Blutabnahme, administrative Arbeiten) zu entlasten. In der heutigen Praxis werden Aufgaben durch ärztliche Anordnung und unter ärztlicher Aufsicht delegiert. Um dem nicht-ärztlichen Gesundheitsfachpersonal zukünftig auch in einem gewissen Ausmaß ärztliche Aufgaben zu übertragen, muss die Haftungszuständigkeit geklärt werden.

Als Konsequenz der Übernahme von ärztlichen Aufgaben durch Pflege- und Assistenzfachkräfte ist eine Erhöhung des Pflegepersonals oder ihrerseits eine Abgabe von bisherigen Aufgaben an andere Berufsgruppen eine Grundvoraussetzung (Sachverständigenrat 2007: 17,18). Die Delegation sowohl von pflegefremden, als auch pflegerischen Aufgaben könnte an Servicepersonal und Pflegeassistenzkräfte (Pflegehilfskräfte) erfolgen. Neben der Schaffung von freien Kapazitäten bei Pflegefachkräften könnte durch diesen Ansatz zusätzlich das Effizienzziel verfolgt werden, einfache Aufgaben im vertretbaren Rahmen von kostengünstigerem Personal erledigen zu lassen. Zu den Leistungen die auch von geringer qualifiziertem Personal übernommen werden könnten, gehören beispielsweise die Körperpflege, die Nahrungsaufnahme, die Essensausgaben innerhalb der medizinischen Einrichtungen, die Betreuung bei Freizeitaktivitäten, die Betreuung der Angehörigen der Patienten, die Erledigung des Materialnachschubs auf den Stationen sowie weitere grundlegende Pflegeaufgaben. Zudem kann die Entlastung der Pflegefachkräfte durch Pflegeassistenten und Servicekräfte bei organisatorischen und administrativen Tätigkeiten (Patiententransport) sinnvoll sein. Im Kontext der Delegation von Aufgaben bzw. einer möglichen berufsspezifischen Aufgabenneuverteilung müssen jedoch stets das Wohl des Patienten und die Qualität der Leistungserbringung im Vordergrund stehen. Folglich sollten z.B. Patiententransporte nur delegiert werden, wenn diese bei dem Transport nicht auf eine fachliche Betreuung angewiesen sind. Als Anhaltspunkt könnte daher die vorhandene Selbstständigkeit der Patienten dienen (Verdi 2009: 10-12).

In diesem Zusammenhang wurden bereits neue Berufsbilder geschaffen, wie etwa der Serviceassistent im Gesundheitswesen. Dieser Weiterbildungslehrgang richtet sich insbesondere an Quereinsteiger, die schon in anderen Servicebereichen tätig waren. Beim Serviceassistenten handelt es sich nicht um einen staatlich anerkannten Ausbildungsberuf. Verschiedene Fort- und Weiterbildungsinstitute bieten diese Kurse jedoch an.[8]

Der Sachverständigenrat schlägt darüber hinaus die Einführung eines sektorübergreifenden Case Managements vor, das den gesamten Behandlungsablauf einer Erkrankung von der ambulanten über die stationäre bis hin zur rehabilitativen Versorgung im Blick hat und die Übergänge zwischen den Sektoren aufeinander abstimmt. Damit könnte neben einer Optimierung der gesamten Versorgungskette inkl. der Verbesserung des Übergangs zwischen den Sektoren auch die Verweildauer im kostenintensiven stationären Bereich verkürzt werden. Um das Case Management in Deutschland einführen zu können, müssen neue Berufsbilder geschaffen werden, die diese neuen Aufgaben koordinieren können. Die Hauptaufgaben dieser Case Manager sollten in der Steuerung des Behandlungsablaufes (Zeitplan, Behandlungstermine) liegen und würde folglich die Ärzte entlasten (Sachverständigenrat 2007: S. 24).

4.3 Neue Ausbildungsgänge

Um eine Neuverteilung der Aufgabengebiete im Gesundheitswesen zu ermöglichen, muss auch das Bildungssystem, d.h. die Bildungsangebote auf die neuen Anforderungen zugeschnitten werden. In diesem Zusammenhang ist eine Neustrukturierung der Ausbildungsgänge zwingend erforderlich. Das derzeitige Ausbildungssystem ist durch eine Unterteilung in verschiedene Ausbildungsgänge nach Sektoren gekennzeichnet. Durch diese Organisationsform wird die sektorübergreifende Tätigkeit der Ausbildungsabsolventen stark eingeschränkt. So arbeiten Gesundheits- und Krankenpfleger nach ihrer Berufsausbildung überwiegend in Krankenhäusern und nur selten in Altenpflegeeinrichtungen. Dies ist insbesondere vor dem Hintergrund der großen Bedarfe an zusätzlichen

---

[8] Siehe: http://www.gesundheit-akademie.de/download/Serviceassistent.pdf.

Pflegekräften in diesen Einrichtungen problematisch. Zukünftig muss durch die Einrichtung neuer Ausbildungsangebote eine höhere Durchlässigkeit zwischen den Sektoren gewährleistet werden. Dies könnte durch einen einheitlichen Ausbildungsgang für die bestehenden Ausbildungsberufe zum Altenpfleger, Gesundheits- und Krankenpfleger bzw. Gesundheits- und Kinderkrankenpfleger ermöglicht werden. Der Ausbildungsgang sollte so konzipiert werden, dass er – ähnlich wie Studiengänge – mit einem hohen zeitlichen Anteil an Basisausbildung ausgestattet ist. Im Anschluss an die Basisausbildung sollten in den Ausbildungsgängen die Möglichkeiten zu einer Spezialisierung angeboten werden. Durch diese Neugestaltung der Ausbildungsgänge würde die Flexibilität der Pflegefachkräfte, bei gleichzeitiger Verbesserung der Chancen auf dem Arbeitsmarkt, ermöglicht. Ein Schritt in die richtige Richtung wurde im Jahr 2004 mit der grundlegenden Reform der Krankenpflegeausbildung gemacht. Darin wurde erstmals eine gemeinsame zweijährige Ausbildung in der Kranken- und Kinderkrankenpflege festgelegt. Im Anschluss an diesen Ausbildungsgang folgt eine einjährige Differenzierungsphase. Daneben wurden beide Berufsbilder um die Gesundheitspflege erweitert, welche präventive, palliative und rehabilitative Aufgaben miteinschließt (Blum et al. 2006: 1-3,9,10; vgl. Verdi 2009: 15-17).

In den letzten Jahren wurden zudem zahlreiche neue Fort- und Weiterbildungsmöglichkeiten besonders für Assistenz- und Pflegefachkräfte geschaffen. Diese bauen zumeist auf bereits im Ausland bestehende Berufsbilder auf. Zu den neu geschaffenen Weiterbildungsangeboten gehören beispielsweise die Fortbildung zum Chirurgieassistenten, Diabetesassistenten, Diabetesberater (landesrechtlich geregelt in Rheinland-Pfalz seit 1995)[9], Gefäßassistent, Nurse Practitioner, Stroke Nurse und Wundmanager. In den letzten Jahren wurden etablierte Weiterbildungsgänge wie z.B. die OP-, Anästhesie- und Intensivpflege und Fachweiterbildungen in psychiatrischer, nephrologischer und onkologischer Pflege weitgehend landesrechtlich geregelt. Bei einer Vielzahl anderer neuer Fortbildungsgänge, die durch betrieblich angebotene Zusatzausbildungen entstanden sind, übernehmen Bildungsträger oder medizinische Fachgesellschaften die inhaltliche Regelung (Verdi 2009: 6-10).

Weitere Assistenzberufe, die im Hinblick auf eine Übertragung von ärztlichen Aufgaben auf nicht-ärztliches Fachpersonal bereits eingeführt wurden, sind der medizinisch-technische Fachassistent, der Gefäßassistent, der Phlebotomist und der Physician Assistant.

Damit die Pflege- und Gesundheitsfachberufe für Nachwuchskräfte noch attraktiver werden, wird in der bildungspolitischen Diskussion über eine stärkere Aka-

---
[9] Bibb (2010): Ergänzungsband zum Verzeichnis der anerkannten Ausbildungsberufe und des Verzeichnisses der zuständigen Stellen.

demisierung der Ausbildung nachgedacht. Heute gibt es an deutschen Hochschulen bereits 14 Studiengänge für Physiotherapie, 9 für Logopädie und 8 für Ergotherapie, die weitgehend zu einem Bachelor-Abschluss führen. Im Jahr 2008 wurde zudem ein Studiengang für Hebammenwissenschaften eingeführt. Daneben gibt es mehrere weiterführende Masterstudiengänge für Gesundheitsfachberufe. Auch für andere Gesundheitsberufe sind aufgrund der gestiegenen Anforderungen parallel zur Fachschulausbildung neue Hochschulstudiengänge im Gespräch. Dazu bedarf es Änderungen in den entsprechenden Berufsgesetzen. Da in vielen europäischen Ländern ein akademischer Abschluss für Gesundheitsfachberufe die Regel ist, erschweren die deutschen Fachschulabschlüsse das Sammeln von Auslandserfahrung. Für die akademischen Ausbildungsgänge der Gesundheitsfachberufe gibt es in Deutschland gegenwärtig drei unterschiedliche Modelle. Neben dem Weiterbildungsstudium, welches erst nach Abschluss einer vorherigen Fachschulausbildung aufgenommen werden kann, gibt es die Möglichkeiten ausbildungsintegrierter Studiengänge, d.h. eine Kombination aus Fachschul- und Hochschulausbildung, sowie grundständiger Studiengänge. Bei den noch neuen grundständigen Studiengängen erfolgt die gesamte Ausbildung durch eine Hochschule. Über eine staatliche Abschlussprüfung sind die Absolventen eines solchen Studiengangs auch zum Führen der Berufsbezeichnung des entsprechenden Gesundheitsfachberufs berechtigt. Solche primärqualifizierende Studiengänge beruhen derzeit allerdings nur auf Modellklauseln in den Berufsgesetzen und erfordern die Genehmigung der jeweiligen Bundesländer. Für Pflegeberufe ist eine rein akademische Ausbildung durch die Änderung des Krankenpflegegesetzes schon seit 2003 möglich. Bei den therapeutischen Gesundheitsfachberufen und dem Hebammenwesen erfolgte die Novellierung der Berufsgesetze erst Mitte 2009. Auffällig ist, dass die Studiengänge für Gesundheitsfachberufe überwiegend an Fachhochschulen und kaum an Universitäten angeboten werden (Adler/Knesebeck 2010).

Eine Vielzahl verschiedener Ausbildungsakteure und fehlende bundeseinheitliche Regelungen in diesem Bereich, können Ineffizienzen im System verursachen. Die Ausbildungsinhalte sind bundesweit zum Teil sehr unterschiedlich. Es fehlt bis heute an einer eindeutigen Abgrenzung zwischen den alten und den neuen Berufsbildern. Um die Attraktivität und Flexibilität der Ausbildungsgänge auch zukünftig zu sichern, sollten die Ausbildungsangebote im Gesundheitswesen bundeseinheitlich oder zumindest auf Landesebene einheitlich geregelt werden.

5 Fazit

Die größte Herausforderung des Gesundheitswesens, im Hinblick auf die Sicherstellung der Grundversorgung, wird in der Reduzierung der zu erwartenden Personalengpässe liegen (vgl. Kapitel 3). Es müssen zeitnah Lösungsansätze entwickelt und Maßnahmen ergriffen werden, die die effiziente Nutzung der vorhandenen und neu hinzukommenden (Personal-) Ressourcen ermöglichen.

Um dies gewährleisten zu können muss – neben einer Steigerung der Attraktivität der Berufsbilder im Gesundheitswesen, z.b. durch höhere Entlohnung und flexiblere Arbeitszeitmodelle – das bestehende und das zukünftige Arbeitsangebot im Gesundheitswesen effizient hinsichtlich ihrer Qualifikationen eingesetzt werden. In diesem Zusammenhang spielt die Aufgabenneuverteilung zwischen einzelnen Berufen eine entscheidende Rolle. Dabei werden möglichst diejenigen Aufgaben von der höheren auf die niedrigere Qualifikationsebene übertragen, die von einer anderen Berufsgruppe qualitativ gleichwertig, aber kostengünstiger erbracht werden können. Die Delegation kann sowohl von Ärzten auf hoch qualifizierte Pflegekräfte, als auch von diesen auf einfache Hilfskräfte (Serviceassistenten) erfolgen.

Darüber hinaus muss das Bildungssystem und die Bildungsangebote auf die neuen Anforderungen zugeschnitten werden. Beispielsweise sollten die Ausbildungsgänge für bestehende Berufsbilder – ähnlich wie Studiengänge – einen hohen zeitlichen Anteil an Basisausbildung beinhalten, die im Anschluss durch eine Spezialisierung abgerundet wird. Dadurch würde die Flexibilität der Pflegefachkräfte erhöht, bei gleichzeitiger Verbesserung der Chancen auf dem Arbeitsmarkt.

Auch die Einführung von akademischen Aus- und Weiterbildungsangeboten wird die Attraktivität der Branche und der zugehörigen Berufsbilder erhöhen. Allerdings sollte bei allen neu geschaffenen Angeboten eine bundesweit einheitliche Regelung angestrebt werden. Dadurch ließen sich Überschneidungen zwischen den Berufen reduzieren und es wird eine effizient und bedarfsgerecht Ausbildung ermöglicht.

Literatur

Adler, G./Knesebeck, J. (2010): Gesundheitsfachberufe: Auf akademischen Wegen. In: Deutsches Ärzteblatt, 107(9), A386-390.

Beske, F./Becker, E./Katalinic, A./Krauss, C./Pritzkuleit, R. (2007): Gesundheitsversorgung 2050 – Prognose für Deutschland und Schleswig-Holstein. Fritz Beske Institut für Gesundheits-System-Forschung, Kiel.

Beske, F./Katalinic, A./Peters, E./Pritzkuleit, R. (2009): Morbiditätsprognose 2050 – Ausgewählte Krankheiten für Deutschland, Brandenburg und Schleswig-Holstein. Fritz Beske Institut für Gesundheits-System-Forschung, Kiel.

BIBB (2010): Datenreport zum Berufsbildungsbericht 2010. Bundesinstitut für Berufsbildung, Bonn.

Blum, K./Isfort, M./Schilz, P./Weidner, F. (2006): Pflegeausbildung im Umbruch – Zusammenfassung. Studie des Deutschen Krankenhausinstituts und des Deutschen Instituts für angewandte Pflegeforschung, Düsseldorf.

Bundesärztekammer (2009): Ergebnisse der Ärztestatistik zum 31. Dezember 2009. Arbeitsgemeinschaft der deutschen Ärztekammern, Berlin.

Deutscher Ärztinnenbund (2009): Die Zukunft der Medizin ist weiblich - Herausforderung und Chance für alle. Pressemitteilung vom 11.05.2009, <http://www.aerztinnenbund.de/Die-Zukunft-der-Medizin-ist-weiblich.1180.0.2.html>, letzter Abruf 25.10.2010.

Frei, M./Kampe, C./Papies, U. (2010): Beschäftigtenstrukturanalyse der Berlin-Brandenburger Gesundheitswirtschaft. LASA-Studie Nr.48, Berlin.

Henke, K.-D. (2008): Neue Berufe im Zweiten Gesundheitsmarkt? In: Public Health Forum 16, Heft 58.

Institut für Gesundheits-System-Forschung (IGSF) (2007): Gesundheitsversorgung der Zukunft jetzt gestalten, Pressemitteilung zur Pressekonferenz des IGSF am 20. September 2007 in Berlin, URL: <http://www.igsf.de/PMlangBand108.pdf>, letzter Abruf: 06.05.10.

Kopetsch, T. (2010): Studie zur Altersstruktur- und Arztzahlentwicklung: Daten, Fakten, Trends. 5. Aktualisierte Auflage, KBV, Berlin.

Krüger, R./Müller, R. D. (2008): Fachkräfte in der Gesundheitswirtschaft – Veränderte Strukturen, neue Ausbildungswege und Studiengänge. Jahrbuch HealthCapital Berlin-Brandenburg, Berlin.

Ostwald, D.A./Ranscht, A. (2007): Wachstums- und Beschäftigungspotenziale der Gesundheitswirtschaft in Berlin-Brandenburg. Studie im Auftrag von HealthCapital Berlin-Brandenburg, Berlin.

Ostwald, D. (2009): Wachstums- und Beschäftigungseffekte der Gesundheitswirtschaft in Deutschland. Berlin: MWV.

Ostwald, D.A./Ehrhard, T./Bruntsch, F./Schmidt, H./Friedl, C. (2010): Fachkräftemangel – Stationärer und ambulanter Bereich bis zum Jahr 2030. Herausgegeben von PricewaterhouseCoopers AG Wirtschaftsprüfungsgesellschaft, Frankfurt am Main.

Ranscht, A. (2009): Quantifizierung regionaler Wachstums- und Beschäftigungseffekte der Gesundheitswirtschaft – am Beispiel ausgewählter Metropolregionen. Berlin: MWV.

Sachverständigenrat (2007): Kooperation und Verantwortung - Voraussetzungen einer zielorientierten Gesundheitsversorgung. Sachverständigenrat zur Begutachtung der Entwicklung im Gesundheitswesen, Bonn.

Schaeffer, D./Ewers, M. (2001): Ambulantisierung – Konsequenzen für die Pflege. Institut für Pflegewissenschaft an der Universität Bielefeld, Bielefeld.

Verdi (2009): Neue Arbeitsteilung im Gesundheitswesen. Vereinte Dienstleistungsgewerkschaft, Berlin.

Häusliche Pflege zwischen Ökonomie und Menschenwürde

Susanne Sünderkamp

In 2008 lebten 2,1 Millionen Pflegebedürftige in Deutschland, die ambulant oder stationär mit Leistungen der Pflegeversicherung versorgt wurden, Tendenz steigend. Mehr als zwei Drittel der Pflegebedürftigen – rund 1,63 Millionen – beziehen Leistungen für häusliche Pflege. 79% davon erhalten Leistungen für Angehörigenpflege, 21% erhalten professionelle Pflege durch ambulante Pflegedienste. Die Ausgaben für ambulante Pflege lagen 2008 noch bei 8,6 Mrd. Euro, ein Jahr später waren es schon 9,6 Mrd. Euro (Bundesministerium für Gesundheit 2010).

Nüchterne Zahlen, die für die pflegerische Praxis und die Betreuung Pflegebedürftiger große Auswirkungen haben. Häusliche oder ambulante Pflege, die von professionellen Gesundheits- und Krankenpflegerinnen sowie Altenpflegerinnen[*] beim Pflegebedürftigen zu Hause ausgeübt wird, bedeutet oft Pflege im Minutentakt. Die sogenannte „Kleine Morgentoilette ohne Transfer" beinhaltet An-/Auskleiden, Zahnpflege, Rasur, Haare kämmen und Teilkörperpflege (z.B. Gesicht oder Intimbereich) und setzt voraus, dass der Pflegebedürftige keine Hilfe für den Weg ins Bad benötigt. Diese Leistung wird mit 8,03 Euro von der Pflegeversicherung vergütet. Dafür hat eine Pflegekraft etwa 13 Minuten Zeit, inklusive Begrüßung, Überwachung, Prävention, Dokumentation und Verabschiedung. Stellt sich unsere Gesellschaft so menschenwürdige Betreuung Hilfe- und Pflegebedürftiger vor?

Im Pflegebereich werden schnell Situationen erreicht, in denen zur Frage steht, wie Menschenwürde respektiert werden kann. Achtet eine Gesellschaft auf Menschenwürde, wenn häusliche Pflege so knapp finanziert ist, dass das Personal keine Zeit für Zuwendung und Beschäftigung mit dem Menschen hat? Darf ein Mensch vereinsamen? Ist es zumutbar, mehrere Stunden eingenässt im Bett zu liegen? Ein Mensch, dem Selbstbestimmung und Autonomie zugestanden wird, würde dies nicht zulassen. Dabei sind Selbstbestimmung und Autonomie zwei zentrale Eckpfeiler menschwürdiger Pflege.

---

[*] Männer und Frauen sind gleichermaßen gemeint.

Die Menschenwürde ist ein zentraler Begriff in unserem Wertesystem. Die Verankerung im Grundgesetz zeigt, wie schützenswert sie ist. Gerade in der häuslichen Pflege entsteht eine besondere Nähe zum Menschen, dass eine Orientierung an dieser Norm besondere Priorität hat. Dennoch belegen empirische Studien Pflegeprobleme, die die Würde beeinträchtigen. Einige der Ursachen sind struktureller Art und unmittelbar in der Pflegeversicherung begründet. Dazu gehören z.B. die Abrechnung der Pflege in knapp bemessenen Minuten sowie die mangelnde Berücksichtigung psychosozialer Grundbedürfnisse (Fix/Kurzke-Maasmeier 2009).

Um die Pflegesituation hilfe- und pflegebedürftiger Menschen in Deutschland zu verbessern, wurde im Jahre 2005 von rund 200 Experten aus allen Verantwortungsbereichen der Altenpflege „Die Charta der Rechte hilfe- und pflegebedürftiger Menschen" herausgegeben. Dies ist ein deutliches Zeichen dafür, dass Handlungsbedarf besteht. Für hilfe- und pflegebedürftige Menschen tragen Staat wie Gesellschaft in besonderer Weise Verantwortung für den Schutz der Menschenwürde (Bundesministerium für Familie, Senioren, Frauen und Jugend/Bundesministerium für Gesundheit 2009).

Die Einhaltung der Menschenwürde ist ein Auftrag, den sich die Gesellschaft selbst gestellt hat und die mit staatlichen Instanzen überwacht wird. Bezogen auf die häusliche Pflege stellt sich die Frage, ob die strukturellen Voraussetzungen die Einhaltung der Menschenwürde fördern. Die für die häusliche Pflege wichtigen Gesetze sind vor allem das SGB XI (Pflegeversicherung) und das SGB V (Krankenversicherung), denen sich der nachfolgende Absatz widmet. Nicht von ungefähr greift die Pflegeversicherung in § 2, Abs. 1 des Elften Sozialgesetzbuches den Begriff der Menschenwürde auf:

> Die Leistungen der Pflegeversicherung sollen den Pflegebedürftigen helfen, trotz ihres Hilfebedarfs ein möglichst selbständiges und selbstbestimmtes Leben zu führen, das der Würde des Menschen entspricht. Die Hilfen sind darauf auszurichten, die körperlichen, geistigen und seelischen Kräfte der Pflegebedürftigen wiederzugewinnen oder zu erhalten.

Zu hoffen bleibt, dass der derzeitige Begriff der Pflegebedürftigkeit mit der anstehenden Novelle des SGB XI durch den neu definierten abgelöst wird, weg von der zeitlichen Berechnung des Ausgleichs körperlicher Defizite hin zu einer differenzierten Orientierung an der Lebenslage mit einem Höchstmaß an Teilhabe und Selbständigkeit.

Hinter den meisten strukturellen Versorgungsproblemen liegen monetäre Einflüsse. Diese werden sich angesichts der zu erwartenden demografischen Entwicklung verschärfen – in welchem Umfang ist noch nicht gewiss, da die derzeitigen Vorausberechnungen nicht mit einbeziehen, dass mit dem medizinischen Fortschritt der Gesundheitszustand der zukünftigen 80jährigen besser sein wird als heute. Dass die Anzahl Pflegebedürftiger deutlich steigen wird, ist dagegen Fakt.

Zu erwarten ist daher, dass die häusliche Pflege angesichts der demografischen Entwicklung einem weiter steigenden ökonomischen Druck ausgesetzt wird. Dies wird Auswirkungen auf die Einhaltung der Menschenwürde haben. Die meisten ambulanten Pflegedienste schreiben in Ihren Leitbildern, dass der Mensch im Mittelpunkt ihres Handels steht. Ist das unter den heutigen Umständen eher eine nicht realisierbare Idealvorstellung? Immer mehr Pflegedienste haben Mühe, ihre Wertvorstellungen mit der ökonomischen Realität zu vereinbaren. Da darf die Frage gestellt werden, ob das heute noch nicht ausgesprochene Handlungsmotto eher lautet, dass im Mittelpunkt erst das Geld und dann der Mensch steht? Daher befasst sich das erste Kapitel mit den Grundlagen der Finanzierung häuslicher Pflege.

Welche Auswirkungen die Ökonomisierung häuslicher Pflege auf die Rolle des Pflegebedürftigen hat, wird im zweiten Teil thematisiert. Ist er immer noch Patient oder entwickelt er sich zwangsläufig zum Kunden? Welche ökonomische Bedeutung steckt hinter diesen Begriffen und welche Risiken und Chancen sind damit verbunden?

Das dritte Kapitel führt die Dilemmata aus dem Spannungsfeld Ökonomie und Menschenwürde zusammen und zeigt sie exemplarisch für die drei Hauptakteure häuslicher Pflegesituationen auf: Pflegebedürftige, Angehörige und professionell Pflegende. An welchen Stellen trägt der Hilfe- bzw. Pflegebedürftige die alleinige finanzielle Verantwortung für sein Wohl? Wie wirkt sich der ökonomische Druck auf die Personalsituation aus? Der Arbeitsmarkt ist bereits leergefegt, Deutschland steuert auf einen Mangel an Pflegepersonal zu. Dabei ist unsere Gesellschaft dringend auf diese Berufsgruppe angewiesen. Pflegende Angehörige wenden bereits einen eindrucksvollen Eigenanteil an Arbeitskraft auf, wie die Studien im selben Teil eindrucksvoll zeigen.

Zum Abschluss werden Forderungen zur Vereinbarkeit von Ökonomie und Menschenwürde gestellt in Verbindung mit zukunftsweisenden Beispielen aus der Praxis.

1 Finanzierung häuslicher Pflege

Man muss das komplexe Finanzierungssystem verstehen, um die Ursachen für die z.T. bedrohliche Situation für Pflegedienste und Pflegebedürftige zu erfassen. Dieses Kapitel macht deutlich, welche Gestaltungsspielräume häuslicher Pflege noch gegeben sind und welch engen Grenzen der Wahrung der Menschwürde durch die Gesetzesvorgaben gesetzt sind.

1.1 Gesundheitsausgaben nach Kostenträgern

Die Gesundheitsausgaben in Deutschland sind mit rund 263 Milliarden Euro enorm. Diese Ausgaben gehen sowohl an stationäre und teilstationäre Leistungserbringer wie Krankenhäuser, (teil-)stationäre Pflege (z.B. Pflegeheime), Einrichtungen der Rehabilitation und Vorsorge als auch an ambulante Einrichtungen, zu denen Arztpraxen, Apotheken und ambulante Pflege gezählt werden. Mehr als die Hälfte der Gesundheitsausgaben werden zwar von der gesetzlichen Krankenversicherung getragen, nicht so in der häuslichen Pflege. Die andere Hälfte teilen sich die privaten Krankenversicherungen, die Pflegeversicherungen, öffentliche und private Haushalte (Tab. 1).

Kostenträger	Summe Gesundheitsausgaben in Mrd. Euro	Gesundheitsausgaben für häusliche Pflege in Mrd. Euro	Anteil häuslicher Pflege an den Gesamtausgaben*
Soziale Pflegeversicherung	19,2	3,0	15,8%
Gesetzliche Krankenversicherung	151,5	2,6	1,7%
Private Haushalte	35,3	2,1	6,0%
Öffentliche Haushalte	13,0	0,5	3,7%
Private Krankenversicherung	24,9	0,1	0,5%
Weitere*	19,3	0,2	1,2%
Summe	263,2	8,6	3,3%

Tabelle 1: Gesundheitsausgaben nach Kostenträgern insgesamt und für häusliche Pflege (Quelle: Statistisches Bundesamt 2008; *eigene Berechnung).

Die Gesundheitsausgaben der jeweiligen Kostenträger für häusliche Pflege sehen völlig anders aus. Die Analyse lohnt sich vor dem Hintergrund des gesetzlich festgelegten Vorrangs häuslicher Pflege vor (teil-)stationärer Pflege (§ 3 SGB XI), kurz „ambulant vor stationär" genannt. Insbesondere wegen der volkswirtschaftlichen Kosten sollen Gesetze fördern, dass Pflegebedürftige mit

Unterstützung ihrer Angehörigen möglichst lange in der häuslichen Umgebung bleiben können.

Den größten Ausgabenanteil für häusliche Pflege zeigt die soziale Pflegeversicherung, deren Leistungsspektrum speziell auf Pflege ausgerichtet ist. Bereits hier fällt allerdings auf, dass obwohl zwei Drittel der Pflegebedürftigen zu Hause versorgt werden, selbst die soziale Pflegeversicherung nur 15,8% ihrer Ausgaben für die häusliche Pflege ausgibt und weit mehr für (teil-)stationäre Pflege.

Von allen Gesundheitsausgaben macht häusliche Pflege lediglich 3,3% aus, was bei dem genannten Grundsatz des Vorrangs häuslicher Pflege keineswegs verständlich ist. Häusliche Pflege fristet ein Schattendasein, der gesetzliche Grundsatz bleibt „eher rhetorischer Art" (Klie 2005: 21). Die höchsten Gesundheitsausgaben liegen bei Krankenhäusern (66,7 Mrd. Euro), Arztpraxen (40,2 Mrd. Euro) und Apotheken (beachtliche 38,5 Mrd. Euro). Stationäre und teilstationäre Pflege kostete 19,9 Mrd. Euro (Statistisches Bundesamt 2010).

Das Zuhause ist ein wichtiger Gesundheitsstandort aus zweierlei Hinsicht: erstens ist es der Ort, an dem über 90% der Deutschen bis ans Lebensende wohnen möchten (Kremer-Preiss 2007), zudem bietet es die günstigste Variante gesundheitlicher Versorgung, weil wenig Infrastruktur finanziert werden muss. Der Pflegebedürftige kommt selbst für Unterkunft, Verpflegung und Energiekosten auf. Personalkosten sind exakter kalkulierbar, weil in der Regel genau das geleistet wird, was vergütet wird. Bereitschaftsdienste müssen weniger als im stationären Bereich vorgehalten werden. Häusliche Pflege ist nicht zuletzt deswegen günstiger, weil Angehörige einen Großteil leisten.

1.2 Einnahmequellen ambulanter Pflegedienste

Betrachtet man die Finanzierung aus Sicht eines ambulanten Pflegedienstes, stellt sich die Frage seiner Einnahmen. Häusliche Pflege finanziert sich hauptsächlich durch die drei Kostenträger soziale Pflegeversicherung (35,2%), gesetzliche Krankenversicherung (30,8%) und die privaten Haushalte (24,5%). Öffentliche Haushalte übernehmen 5,6%, den Rest teilen sich die private Krankenversicherung und weitere Träger wie z.B. die private Pflegeversicherung, die Unfallversicherung oder Arbeitgeber (Abb. 1).

Mehr als die Hälfte der Einnahmen erhalten ambulante Pflegedienste von den gesetzlichen Kranken- und Pflegeversicherungen. Die entsprechenden Regelungen dieser Leistungssysteme stellen daher entscheidende ökonomische Rahmenbedingungen der häuslichen Pflege dar. Mit 24% Kostenanteil an häuslicher Pflege beteiligen sich private Haushalte enorm und in den letzten Jahren kontinuierlich zunehmend – 2004 waren es noch 17%. Dagegen ist der Finanzierungsanteil durch die Krankenversicherungen seit der Einführung der Pflegeversicherung 1994 von 77% auf 31% in 2008 deutlich gesunken (Statistisches Bundesamt 2010).

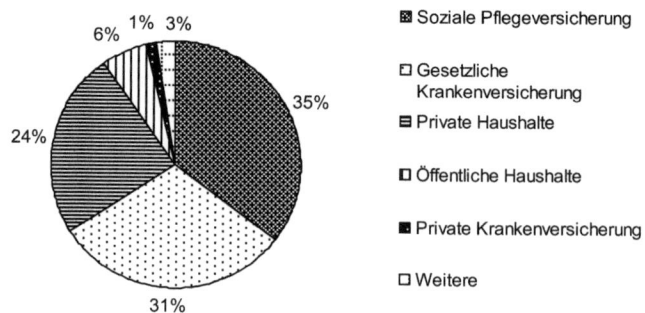

Abbildung 1: Finanzquellen ambulanter Pflege (eigene Berechnung auf Grundlage der Daten des Statistischen Bundesamtes, s. Tab. 1, Stand 2008).

Mit Anerkennung der Pflegebedürftigkeit durch eine Pflegestufe erhält ein gesetzlich Versicherter bis zu einem Maximalbetrag gestaffelte Leistungen aus der sozialen Pflegeversicherung (Tab. 2). Er wird einer der drei Pflegestufen zugeordnet, wobei der festgestellte Hilfebedarf deutlich über dem liegt, was sich von den Leistungen der Pflegeversicherung bezahlen lässt. Seit Einführung der Pflegeversicherung 1994 wurde dieser Betrag 2008 erstmals angehoben und lediglich zwei weitere dynamische Steigerungen festgelegt. Dem Pflegebedürftigen stehen dadurch mehr Leistungen zu, da die Vergütung für ambulante Pflege gleich geblieben ist.

Pflegebedürftig im Sinne der Pflegeversicherung (SGB XI) ist, wer aufgrund einer Krankheit und/oder Behinderung Hilfe bei den regelmäßig wiederkehrenden Verrichtungen des täglichen Lebens benötigt. Der Pflegebedarf muss bereits erheblich sein. Für die nicht erheblich Pflegebedürftigen tritt ggf. der Sozialhilfeträger ein. Dabei wird bei der Feststellung der Pflegebedürftigkeit nicht der gesamte Pflegebedarf, sondern nur der im SGB XI anerkannte berücksichtigt. Der Pflegebedürftige kann die Leistungen entweder als Sachleistung, Pflegegeld oder als Kombination dieser beiden erhalten. Sachleistung wird für professionelle Pflege durch einen Pflegedienst gewährt, Pflegegeld für selbst organisierte Pflege (z.B. Familienangehörige).

Die Tendenz der vergangenen Jahre zeigt also, dass die Finanzquellen ambulanter Pflegedienste zwar überwiegend die Pflege- und Krankenversicherungen sind, aber in stark zunehmendem Maße die privaten Haushalte. Dies erfordert immer mehr, den Pflegeempfänger als Kunden zu sehen, der für den Kauf von Leistungen umworben werden muss.

	Pflegestufe I: erheblich Pflegebedürftige	Pflegestufe II: Schwerpflegebedürftige	Pflegestufe III: Schwerstpflegebedürftige
Hilfebedarf in den Verrichtungsbereichen Körperpflege, Ernährung, Mobilität (sog. Grundpflege)	mindestens 1x täglich Hilfe bei zwei Verrichtungen	mindestens 3x täglich zu verschiedenen Tageszeiten	täglich rund um die Uhr, auch nachts
Bedarf an hauswirtschaftlicher Versorgung	mehrmals wöchentlich	mehrmals wöchentlich	mehrmals wöchentlich
Benötigter Zeitaufwand für Hilfen pro Tag	mindestens 90 Minuten davon mindestens 45 Minuten Grundpflege	mindestens 3 Stunden davon mindestens 2 Stunden Grundpflege	mindestens 5 Stunden davon mindestens 4 Stunden Grundpflege
Sachleistung: Leistungen der Pflegeversicherung bei häuslicher Pflege durch einen Pflegedienst	440 Euro ab 2010 450 Euro ab 2012	1.040 Euro 2010 1.100 Euro 2012	1.510 Euro ab 2010 1.550 Euro ab 2012
Pflegegeld: Leistungen der Pflegeversicherung bei häuslicher Pflege durch Angehörige	225 Euro ab 2010 235 Euro ab 2012	430 Euro 2010 440 Euro 2012	675 Euro ab 2010 700 Euro ab 2012

Tabelle 2: Leistungen der Pflegeversicherung für ambulante Pflege nach Grad der Pflegebedürftigkeit (Bundesministerium der Justiz 2010: §§ 15, 36 und 37 SGB XI).

1.3 Preis- und Leistungsbildung

Wer bestimmt den Preis für die Leistungen der häuslichen Pflege? Wer legt fest, was ein Verbandswechsel, eine Blutzuckermessung oder Baden und Anziehen kostet? Das wird im Folgenden anhand der zwei größten Kostenträger soziale Pflegeversicherung und gesetzliche Krankenversicherung aufgezeigt.

Im Rahmen der Pflegeversicherung hat das Bundesministerium für Gesundheit und Soziale Sicherung die Möglichkeit nie genutzt, eine bundesweit verbindliche Gebührenordnung für die Vergütung der ambulanten Pflegeleistungen zu erlassen. Stattdessen werden die Rahmenverträge auf Landesebene von den Pflegekassen unter Beteiligung des Medizinischen Dienstes der Krankenversicherung, dem Sozialhilfeträger sowie des Verbandes der privaten Krankenversicherung mit den Verbänden der ambulanten Pflegeeinrichtungen ausgehandelt. Die daraus entstehenden Pflegesatzvereinbarungen haben zum Ziel, eine „wirksame und wirtschaftliche pflegerische Versorgung der Versicherten sicherzustellen" (§ 75 SGB XI, Abs. 1, Satz 1). Die Verhandlungsposition der ambulanten Pflegeverbände ist in dieser Konstellation denkbar schwach. Herausgekommen sind bundesweit unterschiedliche Vergütungen fast ausschließlich nach Leistungskomplexen, d.h. es gibt einen festgelegten Preis für eine definierte Zusammenfassung kleingliedriger Pflegehandlungen, z.B. einen Leistungskomplex aus Aus-/Ankleiden, Baden, Mundpflege. Gesetzlich verankert ist zwar eine leistungsgerechte Vergütung für standardgerechte Pflegeleistungen. Die Vergütungen liegen heute jedoch unter den tatsächlichen Kosten. Für qualitätssichernde Maßnahmen erhalten Pflegedienste kein gesondertes Budget, sodass Pflegediensten als erwünschten Wirtschaftsunternehmen kein Spielraum für Gewinn oder Rücklagenbildung gelassen wird (Klie 2005).

Die vereinbarten Leistungskomplexe haben zwar den Vorteil, Pflegehandlungen nicht zu kleingliedrig abzurechnen. Bei festgelegtem Leistungsinhalt und Preis, obliegt dem Pflegedienst die Steuerung der Zeit, in der die Leistungserbringung wirtschaftlich bleibt. Im Gegensatz zum Anfangsbeispiel (ohne Transfer) enthält der Leistungskomplex 1 „Kleine Morgen-/Abendtoilette mit Transfer" in Bremen folgende Leistungen:

- Hilfe beim Aufsuchen und Verlassen des Bettes
- An-/Auskleiden, einschließlich Auswahl der Kleidung, ggf. An- und Ausziehtraining und An- und Ablegen von Körperersatzstücken
- Teilwaschen, z.B. Gesicht/Oberkörper *oder* Genitalbereich/Gesäß *oder* Beine/Füße
- Mund- und Zahnpflege, einschließlich Lippenpflege, Zahnprothesenversorgung und Mundhygiene
- Kämmen, einschließlich Herrichten der Tagesfrisur.

Dieser Leistungskomplex ist mit einer Punktzahl von 250 Punkten hinterlegt. So gibt es in der Pflegeversicherung etwa 30 Leistungskomplexe, die sich in den Bundesländern in ihrer Anzahl und Zusammensetzung leicht unterscheiden. Der Preis für die Punkte wird jeweils mit den Pflegeversicherungen des Landes ausgehandelt – mehr oder weniger erfolgreich. Im Land Bremen liegt der Punktwert bei 0,0406 Punkten, also wird eine „kleine Morgen-/Abendtoilette mit Transfer" mit 10,15 Euro zzgl. 2,03 Euro Wegepauschale vergütet (Bremer Leistungskomplexkatalog). Je nach Wirtschaftlichkeit des Pflegedienstes und Durchschnittsgehalt der Pflegekräfte kalkuliert ein Pflegedienst mit einem Arbeitgeber-Brutto-Gehalt von 33-38 Euro pro Stunde (incl. Umlage von Verwaltungskosten, Lohnausfall durch Krankheitstage, Fuhrpark etc). Dadurch hat eine examinierte Altenpflegerin etwa 20 Minuten Zeit für z.B. 12 Minuten Pflege und 8 Minuten Anfahrt. Praktisch gesehen: Wie soll ein alter Mensch respektive die Pflegekraft dies alles in 12 Minuten unter Wahrung der Menschenwürde schaffen?

Mit diesem Leistungssystem sind zwar innerhalb eines Bundeslandes die Sätze für Pflege- und Krankenversicherungsleistungen gleich, d.h. der Pflegebedürftige erhält die Leistungen überall im Land zum selben Preis. Der Wettbewerb spielt sich daher nicht auf der Preis-Leistungsebene ab, sondern auf der Qualitätsebene und dem Umfang des angebotenen Leistungsspektrums (z.B. Haushaltshilfe, Diabetesfachkraft etc.).

Im Gegensatz zur Pflegeversicherung, die hauptsächlich grundpflegerische Leistungsarten wie Körperpflege, Ernährung und Mobilität finanziert, kommen die Krankenversicherungen für Behandlungspflege auf, die medizinisch-technische Leistungen wie Verbandswechsel, Injektionen oder Medikamentengabe enthalten. Leistungen häuslicher Krankenpflege können von der gesetzlichen Krankenversicherung in zwei Fällen finanziert werden: zum einen nach § 37 Abs. 1 SGB V zur Vermeidung oder Verkürzung eines Krankenhausaufenthalts und zum anderen „zur Sicherung des Ziels der ärztlichen Behandlung" (§ 37 Abs. 2 SGB V). In der Praxis kommt der erste Fall immer seltener zum Tragen, weil aufgrund der Fallpauschalen im Krankenhaus die Aufenthaltsdauer kaum noch zu kürzen ist (Rothgang 2004). Bei Fallpauschalen erfolgt die Vergütung von medizinischen Leistungen pro Behandlungsfall und nicht nach Tagessätzen oder Einzelleistungen, sodass das Krankenhaus den Patienten frühzeitig entlassen muss.

Für den zweiten Fall „zur Sicherung des Ziels der ärztlichen Behandlung" legt der „Gemeinsame Bundesausschuss" auf Grundlage von § 92 SGB V Richtlinien über die Verordnung häuslicher Krankenpflege fest und gibt Ärzten ein Verzeichnis verordnungsfähiger Maßnahmen vor. Diese unterliegen wiederum dem Genehmigungsvorbehalt der Krankenkasse, d.h. sie kann Leistungen entgegen der ärztlichen Empfehlung ablehnen, wenn sie keine Notwendigkeit der

Leistungserbringung auf Kosten der Solidargemeinschaft sieht. Es wird beispielsweise nicht genehmigt, was vom Versicherten selbst oder einem Angehörigen durchgeführt werden kann. Das heißt in der Praxis, dass Angehörige des Versicherten motiviert werden, Verbandswechsel oder Injektionen nach entsprechender Schulung selbst vorzunehmen. Es darf die Frage gestellt werden, inwieweit Sachbearbeiter der Krankenkasse in der Lage sind, solche Entscheidungen nach Aktenlage zu treffen.

Wiederum Ländersache sind die Regelungen zu den Investitionskosten. Im hochverschuldeten Bremen wälzt das Land alle Kosten auf den Pflegebedürftigen ab, der einen Zuschlag von etwa 5,25% der Pflegeversicherungsleistungen an den Pflegedienst zahlen muss, damit dieser damit Investitionen für Büro und Fahrzeuge tätigen kann.

Private Haushalte zahlen außerdem die Leistungen, die kein anderer Kostenträger übernimmt, z.B. in Form von Zuzahlungen nach Ausschöpfen des Budgets für die Pflegestufe oder für Leistungen, die nicht in den Leistungskatalogen der Pflege- und Krankenversicherungen stehen. Die Preise der Privatzahlungen orientieren sich jedoch weniger an freien Marktpreisen, sondern eher an den gesetzlich vereinbarten Sätzen.

Zwar wurden die Leistungshöhen für die jeweiligen Pflegestufen gemäß § 36 SGB XI seit Einführung des Pflegeversicherungsgesetzes 1994 erstmals in 2008 dynamisiert, die Vergütung für die Leistungskomplexe bleibt jedoch in den meisten Bundesländern auf dem Niveau von 1994. Dagegen sind seitdem die Personalkosten und daraus folgend die Preise für ambulante Pflege deutlich gestiegen. Ambulante Pflegedienste sehen sich immer schneller der Gefahr ausgesetzt, ein negatives Betriebsergebnis zu erzielen (Rothgang 2004).

Die Kranken- und Pflegeversicherungen decken nicht einmal mehr standardisierte Grundleistungen ab. Für eine menschenwürdige Pflege ist der Pflegebedürftige immer stärker als eigenverantwortlicher Privatzahler gefordert. Pflegedienste müssen sich strengem Controlling unterziehen, um wirtschaftlich zu bleiben. Welche Folgen die Ökonomisierung häuslicher Pflege insbesondere auf den Pflegeempfänger hat, zeigt der folgende Abschnitt.

2 Ökonomisierung häuslicher Pflege – Pflegebedürftiger, Patient oder Kunde?

Die Ökonomisierung häuslicher Pflege begann mit Einführung von Marktelementen durch die Pflegeversicherung 1995 und bedeutete die Abkehr von fürsorglichen Gemeindeschwestern und Sozialstationen. Jede pflegerische Tätigkeit wurde mit der Stoppuhr gemessen und für die Entwicklung von Durchschnittszeiten verwendet, um sie dann mit einem einheitlichen finanziellen Wert zu hinterlegen. Professionell pflegerisches Handeln wurde mit den Leistungskomplexen reduziert auf zweckrationales und instrumentelles Handeln. Psychosoziale und kommunikative Tätigkeiten wie Betreuung bei Demenz oder Gespräche zur Förderung der Tagesstruktur finden bis heute kaum Berücksichtigung. Von einem freien Markt kann dennoch aufgrund der bereits geschilderten Finanzierungssituation keine Rede sein.

2.1 Der Pflegebedürftige

Bisher wurde der Begriff des Pflegebedürftigen verwendet, der sehr von der Sprachwahl des Pflegeversicherungsgesetzes geprägt ist. Pflegebedürftig im Sinne der Pflegeversicherung (SGB XI) ist, wer Hilfe bei den regelmäßig wiederkehrenden Verrichtungen des täglichen Lebens benötigt. Der Pflegebedarf muss bereits erheblich sein, also mehr als 90 Minuten täglich umfassen (Tab. 2). Dabei wird bei der Feststellung der Pflegebedürftigkeit nicht der gesamte Pflegebedarf, sondern nur der im SGB XI anerkannte berücksichtigt. Benötigt jemand einen ambulanten Pflegedienst, ist er nach dieser Definition nicht zwangsläufig pflegebedürftig. In Deutschland leben 3 Millionen Menschen, die aufgrund von Krankheit oder Alter Hilfe benötigen, aber nicht pflegebedürftig im Sinne der Pflegeversicherung sind (Schneekloth 2006b). Sie tauchen nicht in den Statistiken der Pflegeversicherung auf und müssen selbstzahlend für Hilfsleistungen kommen. Die Pflegebedürftigkeits-Definition der Pflegeversicherung dient also der Zuweisung von finanziellen Mitteln. Sie ist nicht ausreichend für die Darstellung der Verantwortung, die unsere Gesellschaft für Menschen mit einem Hilfebedarf trägt.

Im Rahmen der Ökonomisierung häuslicher Pflege wird an dieser Stelle eine Diskussion seiner Alternativen notwendig, da jeder Begriff eine andere Orientierung am Menschenbild und ein unterschiedliches Rollenverständnis impliziert. Die Diskussion um die Begriffe „Kunde" und „Patient" begann in den 1990ern, als aufgrund von Kosten- und Modernisierungsdrucks im Gesundheitswesen Management- und Organisationselemente aus der Privatwirtschaft eingeführt werden (Klie 1999).

2.2 Der Patient

Der Begriff „Patient" ist medizinischen Ursprungs und ist der in der medizinischen, pflegerischen und therapeutischen Praxis am häufigsten verwendete Begriff. In der Vergangenheit war die Rolle des Patienten eher von Passivität geprägt. Die Krankheit und die Rahmenbedingungen wurden ertragen. „Patient" (lat. patiens = leidend) ist eine allgemeine Bezeichnung für einen Kranken, der leidet und medizinisch behandelt, diagnostiziert oder therapiert wird (Pschyrembel 2007). Diese medizinisch geprägte Definition trifft nur sehr begrenzt auf den Menschen zu, der Dienstleistungen von einem ambulanten Pflegedienst bezieht. Nicht jeder nimmt seine Situation leidvoll wahr. Zudem steht meist nicht eine medizinische Behandlung, Diagnostik oder Therapie im Vordergrund, sondern eine pflegerische oder hauswirtschaftliche Unterstützung, die eine aktive Teilnahme des Pflegebedürftigen sogar fordert (§ 2 SGB XI, Klie 2005) und Hilfe zur Selbsthilfe liefert.

Das Pflege-Handeln wird in Lehrbüchern heute vielmehr von einem Menschenbild und einem ethischen Grundverständnis geprägt, das auf die individuelle Bedürfnisbefriedigung ausgerichtet ist. Genauso häufig wird vom „Patienten" als auch vom „Pflegebedürftigen" gesprochen, selten auch vom „erkrankten Menschen" oder „Klienten". Über die „Patientenorientierung" wird zum Ausdruck gebracht, dass der Patient unter Einbezug seiner Lebenspraxis seine Autonomie wahrt, indem er selbst entscheidet, was er für sich selbst umsetzen kann und möchte. Pflege wird mehrfach als „personenbezogene Dienstleistung" aufgeführt, aber nicht näher erläutert (Menche 2007: 2-3 und 18-19). Der pflegebedürftige Mensch und seine Angehörigen werden nicht als „Kunden" sondern als „Betroffene" verstanden, da sie aufgrund einer Notlage, nämlich nicht freiwillig, Leistung in Anspruch nehmen (Menche 2007: 38). Insofern zeichnet die Pflege-Literatur zwar ein gewisses Menschenbild und Pflegeverständnis, legt sich aber auf keinen einheitlichen Begriff fest. Ebenso wird das Rollenverständnis nicht differenziert für verschiedene Pflegebereiche (ambulant, stationär) betrachtet. Bis heute hat sich keiner der Begriffe in der Pflege durchgesetzt.

2.3 Der Kunde

Als weitere Alternative, insbesondere wegen der Ökonomisierungstendenzen, wäre der Begriff Kunde zu prüfen. Klie (1999) beschreibt den Kunden als den Kundigen, den Bekannten oder Vertrauten, der dem Geschäftspartner bekannt und mit dem Markt vertraut ist. In Anlehnung an seine Kriterien für einen Kundenbegriff, den er dem Bereich der Ökonomie entnommen hat, bedeutet dies:
- „die Fähigkeit, sich auf einem Markt zu bewegen,
- die aktive Nachfrage interessierter Konsumenten,
- die Möglichkeit, zwischen verschiedenen Angeboten wählen zu können,
- die Entrichtung eines Preises für nachgefragte Dienstleistungen,

- die Einflussnahme auf den Inhalt und die Qualität des Angebots durch die Wahl des Angebots,
- die existentielle Notwendigkeit für Anbieter einer Leistung, Kunden zu finden, die deswegen umworben werden" (Klie 1999: 9-10).

Der Kunde eines ambulanten Pflegedienstes kommt diesen Kriterien unterschiedlich nahe: Die Fähigkeit, sich auf einem Markt zu bewegen, ist bei der heutigen älteren Generation unterschiedlich ausgeprägt. Auf der einen Seite gibt es die sehr informierten und kritisch nachfragenden Interessenten, auf der anderen Seite stehen pflegebedürftige Menschen mit fortgeschrittener Demenz, denen rationale Entscheidungen oft nicht mehr möglich sind. Um dem Menschen als Kunden gerecht zu werden, muss er befähigt werden, sich auf Märkten zu bewegen, beispielsweise durch Beratung, Case Management oder notfalls Bevollmächtigte, die sich im Sinne des Betroffenen auf dem Markt Leistungen wählen. Selbst pflegende Angehörige sind wenig mit dem Markt vertraut und nehmen aus Unwissenheit keine Entlastung oder Beratung in Anspruch (Heinemann-Knoch et al. 2006; Kofahl/Mnich 2005).

Die aktive Nachfrage interessierter Konsumenten als Kundenmerkmal findet sich in der ambulanten Pflege wieder. Abgesehen von den Fällen, die mit komplexer Versorgungssituation von anderen Institutionen vermittelt werden, findet der überwiegende Teil der Kunden durch aktive Nachfrage seinen Pflegedienst selbst. Die aktive Nachfrage ist bei gesundheitlichen Problemen oftmals eingeschränkt. Verschlimmert sich der Gesundheitszustand, sind es in der Praxis eher die Pflegekräfte, die einen steigenden Pflegebedarf feststellen und dem Kunden eine Erweiterung der Leistungen empfehlen.

Die Möglichkeit zwischen verschiedenen Anbietern wählen zu können, wird vor allem zu Beginn einer Pflegesituation genutzt. Anders als bei einem Einzug in ein Pflegeheim ist der Wechsel zu einem anderen Anbieter vergleichsweise einfach, wird aber bisher selten in Anspruch genommen. Bei zukünftig kritischer werdenden Kunden (Hanser 2006) muss von einer steigenden Wechselbereitschaft ausgegangen werden. Die Entscheidung über die Wahl des Anbieters wird wahrscheinlich anhand des angebotenen Leistungsspektrums oder (vermuteten) Qualität getroffen, da die Mehrheit der Leistungen zu einem je Bundesland einheitlichen Preis angeboten wird.

Was das Kundenkriterium über die Entrichtung eines Preises für die nachgefragte Dienstleistung angeht, wird dieses aufgrund der Kranken-, Pflegekasse oder dem Amt für Soziale Dienste als Kostenträger derzeit in geringerem Maße erfüllt. Hauptsächlich bestimmen und entrichten diese den Preis und nicht der Kunde. Das Bewusstsein über den monetären Wert von Pflegeleistungen steht mit 24% Selbstzahler-Anteil (vgl. Abb. 1) noch am Anfang, umso mehr wird vom Kunden ein aktives Mitwirken am Heilungsprozess erwartet. Der Kunde einer pflegerischen Dienstleistung ist Nachfrager und Koproduzent in einer Person und unterscheidet sich somit von Kunden anderer Dienstleistungen.

Allerdings gibt es auch Kriterien, die für den Kundenstatus sprechen. Die Pflegeversicherung ist nicht als Vollfinanzierung gedacht, sondern zielt auf die Zahlung eines Eigenanteils ab. Hinzu kommen die vermögenden Selbstzahler, die zusätzliche Dienstleistungen außerhalb der Leistungskataloge der Kassen auswählen. Die Tendenz, selbst Kosten zu übernehmen, wird aufgrund der defizitären Pflegeversicherung und der bisherigen Entwicklung von Zuzahlungen weiter steigen und somit das Kundenkriterium verstärken.

Einfluss auf die Qualität der Dienstleistung, das nächste Kundenkriterium, hat der Kunde nur dann, wenn er von seiner Möglichkeit des Pflegedienst-Wechsels Gebrauch macht. Ansonsten wird die Qualität der Dienstleistung durch rechtliche Vorgaben oder Richtlinien wie dem Prüfkatalog des Medizinischen Dienstes der Krankenversicherungen (MDK) oder den Qualitätsvorgaben in § 80 SGB XI definiert. Der Kunde eines ambulanten Pflegedienstes bemisst die Qualität eher aufgrund des persönlichen Verhältnisses zu seiner Pflegekraft. Diese ist erst mit vorhandener Erfahrung beurteilbar, nicht vor der Inanspruchnahme der Dienstleistung.

Den Inhalt der Dienstleistung können Kunden nur geringfügig mitbestimmen. Sie erhalten die fest definierten Leistungen im Rahmen des Leistungskatalogs, die die Pflege- oder Krankenkasse genehmigt und ein Arzt zuvor verordnet hat. Dagegen besteht eine größere Wahlmöglichkeit über den Inhalt der Dienstleistung natürlich bei Privatzahlung sowie beispielsweise bei Inanspruchnahme der Pflege bei Verhinderung der Pflegeperson nach 39 SGB XI oder bei Zusätzlichen Betreuungsleistungen („niedrigschwellige Leistungen") nach § 45 a-c SGB XI.

Das letzte Kundenkriterium, die existentielle Notwendigkeit für Anbieter einer Leistung, Kunden zu finden, die deswegen umworben werden, findet man zunehmend. Ambulante Pflegedienste müssen sich verstärkt darum kümmern, „ihre" Kunden nach einem Krankenhaus-Aufenthalt weiter versorgen zu können. Zu schnell laufen sie Gefahr, den Kunden an einen anderen Pflegedienst zu verlieren, weil dieser vom Krankenhaus empfohlen oder vermittelt wurde – in einer Situation, in der der Kunde vielleicht aufgrund des Stresses nicht in der Lage ist, „seinen" Pflegedienst wieder zu wählen. Dies fordert von ambulanten Pflegediensten, den Kunden so für sich zu gewinnen, dass er sich an „seinen" Pflegedienst erinnert und einen Wechsel ausschließt.

Zusammengefasst fördert der Kundenbegriff die Auseinandersetzung mit dem Pflegebedürftigen als Menschen, der informiert, selbstbestimmt und kritisch Dienstleistungen in Anspruch nimmt. Dies wäre der Einhaltung der Menschenwürde zuträglich. Jedoch ist Vorsicht geboten, wenn sich die Patientenrolle zu einer ausschließlichen Kundenrolle entwickelt. In einer reinen Dienstleistungsbeziehung wird dem Kunden hohe Eigenverantwortung zugeschrieben, die viele pflegebedürftige Menschen nicht leisten können. Die Dienstleistung am Kunden droht dann zu einer rein berechneten Leistung nach Zahlen zu werden, die keinen Raum für psychosoziale Interventionen oder Unvorhergesehenes lässt. Hat der Kunde einen schlechten Tag und benötigt für die Körperpflege die doppelte Zeit oder muss die Krankenkasse angerufen werden, damit die Hilfsmittel genehmigt und geliefert werden, bleibt dafür keine Zeit.

Als Erfolg der Pflegeversicherung beschreibt Naegele (2007), dass „aus sozialpolitischer Sicht die neue Kundenrolle (…) zweifellos positiver zu bewerten (ist) als die des dankbaren Nehmers früherer Jahre". Zudem sei „die im Ausland längst eingeführte Debatte um Verbraucherschutz und Kundenbeteiligung („user involvement", „user empowerment") in der Pflege nun auch nach Deutschland gelangt" (S.19).

2.4 Der Mensch in der ökonomisierten häuslichen Pflege

Der Mensch, der häusliche Pflege erhält, ist weder ein Patient im klassischen Sinne noch ein Kunde. Die Erfüllung der Kundenkriterien wäre zumeist wünschenswert für den Pflegebedürftigen insbesondere mit der Möglichkeit, Angebote einschätzen und wählen zu können. In der Realität ist das System zu komplex und kompliziert, um von ihm durchschaut zu werden. Durch den unfreien Markt, insbesondere durch das Finanzierungssystem, ist dem Pflegebedürftigen nicht transparent genug, wer für welche in der Praxis auftauchenden Versorgungsprobleme verantwortlich ist. Dies ist insbesondere für die Pflege ein Problem, da ihr im Gegensatz zu den entscheidenden Instanzen (Kranken- und Pflegeversicherungen) lediglich eine ausführende Instanz zugesprochen wird.

In der Gesundheitsversorgung kann der Kundenbegriff mangels uneingeschränkter Autonomie und Souveränität daher in vielen Bereichen nicht zutreffen. Das könnte sich zukünftig ändern: Konsumforscher halten die neue Generation der Alten, die um 1930-1950 geboren wurden, für konsumfreudige, lebensbejahende Senioren mit steigendem Selbstbewusstsein. Bereits 1995 verfügten die Haushalte der Älteren über eine Kaufkraft von 48%, die noch deutlich steigen wird. Der Käufertyp wechselt vom klassischen zum fordernden und kompetenten Konsumenten, dem Qualität, ein freundlicher und kompetenter Service sowie Einfachheit, Übersichtlichkeit und Handhabbarkeit wichtig sind (Hanser 2006). Für die genaue Analyse des Nachfrageverhaltens zukünftiger Pflegebedürftiger sind umfangreichere Daten notwendig. Der genannte Autor lässt vermuten, dass die Kunden ambulanter Pflege diese tendenziell gut bezahlen können, ihr Vermögen aber sehr bewusst dafür einsetzen.

Dennoch verursacht das Finanzierungssystem häuslicher Pflege mit den definierten Leistungskomplexen in der Pflegeversicherung einerseits und der Entscheidungsgewalt der Krankenkassen über ärztlich verordnete Leistungen hinweg andererseits strukturelle Missstände, die die Gestaltung häuslicher Pflege derart einschränken, dass die Wahrung der Menschenwürde zur echten Herausforderung wird. Pflegende erhalten oft nicht die Voraussetzungen dafür, Menschen zu Hause so zu pflegen und zu betreuen, „ein möglichst selbständiges und selbstbestimmtes Leben zu führen, das der Würde des Menschen entspricht" wie es die Pflegeversicherung selbst formuliert. Dies hat weitreichende Konsequenzen für die Hauptakteure in der häuslichen Pflege.

3 Dilemmata aus drei Perspektiven: Pflegebedürftige, Angehörige und professionell Pflegende

Nach der finanziellen und ökonomischen Betrachtung häuslicher Pflege geht es nun um die drei Hauptakteure in der häuslichen Pflegepraxis. Welche Auswirkungen haben die geschilderten Rahmenbedingungen für die Pflegebedürftigen, ihre Angehörigen und die professionell Pflegenden konkret? Welche Dilemmata treten dabei auf?

3.1 *Pflegebedürftige*

Pflegebedürftige im Sinne der Pflegeversicherung sind nur Personen, die voraussichtlich für mindestens sechs Monate in mindestens erheblichem Maße der Hilfe bedürfen, also mindestens 90 Minuten Hilfebedarf am Tag, davon mindestens 45 Minuten Grundpflege (vgl. Tab. 2). Für Hilfebedarf unterhalb dieser Grenze muss die Person eigenverantwortlich einstehen. Das betrifft knapp 3 Millionen Personen, die in Privathaushalten leben und ebenfalls im Rahmen der alltäglichen Lebensführung beeinträchtigt sind (Schneekloth 2006b). Ihr Unterstützungsbedarf liegt hauptsächlich in der Haushaltsführung sowie in der Versorgung mit Hilfsmitteln. Hilfe- aber nicht pflegebedürftig ist man zum Beispiel dann, wenn man aus dem Krankenhaus mit einem gebrochenen Arm entlassen wird. Bei älteren Menschen kann es einige Monate dauern, bis der Arm wieder zum Einkaufen, Putzen, Essen zubereiten oder für die eigene Körperpflege eingesetzt werden kann. Für alle benötigten Hilfen muss er aus Sicht der Pflegeversicherung finanziell selbst aufkommen.

Bei der Krankenversicherung hat derselbe Patient ähnlich schlechte Karten: eine Finanzierung von Hilfen ist nicht möglich über den § 37 Abs. 1 SGB V zur Vermeidung oder Verkürzung eines Krankenhausaufenthalts. Eine Verkürzung ist kaum möglich, da seit Einführung der Fallpauschalen nach einer sehr kurzen Verweildauer entlassen wird, unabhängig von der Länge der Erkrankung. Zur Sicherung der ärztlichen Behandlung nach § 37 Abs. 2 SGB V könnte er dagegen Leistungen für einen Pflegedienst finanziert bekommen z.b. für einen Verbandswechsel oder die Medikamentengabe, allerdings nicht für hauswirtschaftliche Hilfen.

Auch bei ambulanten Operationen besteht keinerlei Anspruch auf Hilfe außerhalb ärztlicher Behandlung. In diese „Versorgungslücke" fallen immer mehr Versicherte – insbesondere ältere Menschen. Wer nicht selbst für die benötigten Leistungen aufkommen kann, droht unterversorgt zu sein. Der Verein „Ambulante Versorgungslücken e.V." um Elsbeth Rütten hat 2009 eine Petition in den Bundestag gebracht. „Ziel ist es, dass häusliche Krankenpflege auch dann geleistet wird, wenn keine ärztliche Behandlung erforderlich ist, gleichwohl aber ein Bedarf an Leistungen der Grundpflege oder hauswirtschaftlicher Versorgung besteht" (Deutscher Bundestag 2009: 2).

Ein weiteres Finanzierungsproblem für den Pflegebedürftigen stellt sich dar, wenn er präventive oder rehabilitative Maßnahmen benötigt, beispielsweise nach einem Schlaganfall. Sowohl in der Krankenversicherung (§ 11 SGB V) wie auch in der Pflegeversicherung (§ 31 SGB XI) wird ein Vorrang der Rehabilitation vor Pflege festgeschrieben. Für Maßnahmen der Rehabilitation kommt die Krankenversicherung auf, für Pflegeleistungen die Pflegeversicherung. Die Pflegeversicherungen sollen bei den Krankenversicherungen darauf hinwirken, dass durch frühzeitige Maßnahmen der Prävention und Rehabilitation der Eintritt von Pflegebedürftigkeit möglichst vermieden wird. Den Krankenversicherungen fehlen jedoch entsprechende Anreize und ein geschlossenes Regelungskonzept, Maßnahmen der Rehabilitation tatsächlich zu finanzieren (Klie 2005).

Eines der größten Probleme des Pflegebedürftigen dürfte sein, das komplexe Finanzierungssystem häuslicher Pflege zu verstehen oder die passende Beratung zu erhalten. Es gibt eine Vielfalt von Beratungsstellen unterschiedlichster Träger mit unterschiedlichen Interessen, aber kaum tatsächlich unabhängige Beratungsstellen. Die Bundesregierung wollte mit Einführung der Pflegestützpunkte dem zwar entgegen wirken, jedoch sind diese in einigen Regionen in reiner Trägerschaft der Kranken- und Pflegeversicherungen. Der Kostenträger kann ebenso wenig neutral beraten wie der Leistungserbringer.

Dass Pflegebedürftige derzeit für 24% der Kosten häuslicher Pflege mit steigender Tendenz aufkommen, muss kritisch hinterfragt werden. Eine Kostenbeteiligung ist in Hinblick auf die steigenden Gesundheitsausgaben nötig und ist in dem Konstrukt der Pflegeversicherung vorgesehen. Es muss jedoch mehr Unterstützung für diejenigen geben, die nicht in der Lage sind, diese Zuzahlungen zu leisten und in eine Situation der Unterversorgung zu geraten drohen.

In der Praxis sind die Pflegebedürftigen oft Opfer der rigiden Sparversuche der Kassen. Statt häusliche Versorgung zu fördern, versuchen die Krankenkassen, sogar eine Medikamentengabe von 3,55 Euro zu kürzen. Inkontinenzmaterial wird von einigen Kassen in großen Mengen von bundesweit tätigen Unternehmen günstig eingekauft, mit vermeintlich sicheren drei Zustellversuchen durch einen Zustelldienst. Was Sachbearbeiter dabei nicht berücksichtigen ist, dass der Pflegebedürftige bettlägerig ist, die Tür nicht öffnen kann und durch die verzögerte Lieferung in unangenehme Bedrängnis gerät. Wenn die Lieferung dann doch eintritt, hat er in seinem typischen 1-2 Personen-Haushalt auf 50 Quadratmetern nicht wirklich Platz, die Vorratslieferung in der Größe von mehreren Umzugskartons zu lagern. Dies zeigt einmal mehr die bedeutsame Unterstützung durch Angehörige.

3.2 Angehörige

Das Gesundheitssystem erwartet von den Angehörigen eines Pflegebedürftigen eine enorme Beteiligung, und Studien belegen, dass Angehörige tatsächlich hohes Engagement einbringen.

Rund 62% der Pflege- und Unterstützungsbedürftigen leben mit pflegenden Angehörigen im selben Haushalt, weitere 8% im selben Haus, und 14% bis zu 10 Minuten voneinander entfernt (Stand der Repräsentativerhebung: 2002). Dies zeigt ein hohes Potenzial von Unterstützung durch das soziale Umfeld. Die 16% der Pflegebedürftigen, die allein leben, haben zudem nur zu 57% pflegende Angehörige bis zu 10 Minuten entfernt lebend, 21% haben dagegen gar keine regelmäßige Pflege oder Unterstützung (Schneekloth 2006c).

Blinkert und Klie (2006a, 2006b) haben untersucht, wer wie viel Zeit unter welchen Umständen in häusliche Pflege investiert. Sie belegen, dass nicht nur der Grad der Pflegebedürftigkeit ausschlaggebend ist, sondern das soziale Umfeld einen genauso starken Einfluss auf die Pflegezeit hat. Das aufgewendete Zeitvolumen für Pflege liegt bei durchschnittlich 38 Stunden pro Woche, bei Pflegestufe 3 sogar bis zu 85 Stunden. Etwa 65% dieser Zeit werden von Angehörigen geleistet, 12% von Freunden und Nachbarn und nur 15% von Ärzten und Pflegefachkräften. Allerdings gibt es deutliche Unterschiede: bei einem stabilen Netzwerk (Pflegebedürftiger lebt nicht allein, Hauptpflegeperson wohnt im gleichen Ort, Kinder wohnen im gleichen Ort und halten regelmäßig Kontakt) liegt die für die Versorgung aufgebrachte Zeit viermal höher als bei einem prekären oder fehlenden Netzwerk (Pflegebedürftiger lebt allein, keine Kinder im gleichen Ort, Hauptpflegeperson lebt in der Nähe oder einem anderen Ort). Den wesentlichsten Einfluss tragen Familie und Freunde, in ländlichen Regionen bringen sie sogar den dreifachen Zeitaufwand im Gegensatz zu städtischen Regionen auf.

Mehr als 32% aller Hauptpflegepersonen sind älter als 65 Jahre und gehören gewöhnlich derselben Generation an wie die unterstützungsbedürftige Person, 27% der Hauptpflegeperson sind 55-64 Jahre alt und nur 16% jünger als 45 Jahre (Meyer 2006, Schneekloth 2006a). Die Anzahl pflegender Töchter geht aufgrund steigender Berufstätigkeit von Frauen zurück. An die Stelle dieser Familienmitglieder sind in den letzten fünfzehn Jahren vermehrt Freunde, Nachbarn oder sonstige Bekannte getreten, die die Rolle der Hauptpflegeperson übernehmen. Dies ist besonders dann der Fall, wenn Pflegebedürftige keine Kinder haben oder diese nicht verfügbar sind (Schneekloth 2006a).

Das Dilemma ist, das der Umfang an Stunden, die die Hauptpflegeperson durchschnittlich in die Betreuung und Pflege investiert, mit dem Pflegegeld bei weitem nicht entlohnt wird (vgl. Tab. 2). Der Wert der unbezahlten Angehörigenleistungen ist in den Statistiken zu den Gesundheitsausgaben nicht enthalten. Private Haushalte kommen also für weit mehr als 24% der Gesundheitsausgaben für häusliche Pflege auf. Häusliche Pflege wird also zum großen Teil privat finanziert, was unter Berücksichtigung der nachweislich guten Pflegequalität möglich erscheint, besonders dann, wenn die Hauptpflegeperson in Rente ist.

Sozialpolitisch hoch interessant, aber schwierig zu analysieren, ist die finanzielle Situation in Pflegehaushalten, in denen die Hauptpflegeperson im berufstätigen Alter ist, da das Einkommen der pflegenden Angehörigen oftmals abhängig ist von der Vereinbarkeit pflegerischer Tätigkeiten mit der eigenen Berufsausübung (Meyer 2006). Der Aufwand für häusliche Pflege lässt eine Berufsausübung in Vollzeit oft nicht mehr zu. Die Hälfte der Hauptpflegeperson im erwerbsfähigen Alter war zu Beginn der Pflege nicht erwerbstätig, nur 10% gaben ihre Erwerbstätigkeit auf (Schneekloth 2006c). Zwar wurde im Untersuchungszeitraum eine Verbesserung von Vereinbarkeit privater Pflege mit eigener Berufstätigkeit festgestellt, jedoch finden sich keine Zahlen zur genauen finanziellen Situation.

Der Privathaushalt bleibt auch dann der Ort, in dem die Versorgung und Betreuung geleistet wird, wenn der Pflegebedarf in Zusammenhang mit einer kognitiven Beeinträchtigung auftritt. Jeder zweite häuslich betreute Pflegebedürftige weist „mehr oder weniger stark ausgeprägte Beeinträchtigungen im Bereich der Gedächtnisleistung und der Orientierung auf" (Schneekloth 2006b: 24), wozu demenzielle Erkrankungen, depressive Syndrome oder sonstige psychische Störungen gezählt werden.

Auffällig ist, dass auch bei schweren kognitiven Beeinträchtigungen mit hohem Betreuungsbedarf oder bei schwerer Pflegebedürftigkeit mit erforderlicher Betreuung „rund um die Uhr" ein sehr hoher Anteil in Privathaushalten geleistet wird. Die Zahl der an Demenz leidenden Menschen wird von derzeit mindestens 900.000 allein durch die Zunahme von Hochaltrigen auf deutlich über 2 Millionen in 2040 steigen (Naegele 2007). Pflegende Angehörige sind teils extremer Belastung ausgesetzt.

Es besteht Klärungsbedarf, wie das häusliche Milieu insbesondere für demenziell Erkrankte so gestaltet werden kann, dass ein Übergang in eine stationäre Versorgung verhindert werden kann. Dazu gehört ein spezieller Beratungsbedarf für Angehörige über Unterstützungs- und Entlastungsangebote, die die Beratungsangebote zu wenig nutzen. 47% der pflegenden Angehörigen nehmen keine externe Beratung in Anspruch (Schneekloth 2006b).

Angehörige stellen einen äußerst wichtigen Stützpfeiler dar, um die Versorgung Hilfe- und Pflegebedürftiger zu sichern. Mit ihrer Arbeit sichern sie einen würdevollen Umgang mit unserer älteren Gesellschaft, weil professionelle Pflege zeitlich nur sehr begrenzt tätig sein kann. Pflegende Angehörige tragen insbesondere dazu bei, dass die Gesundheitsausgaben für häusliche Pflege niedrig bleiben. Daher müssen Angehörige weiterhin und zukünftig verstärkt gefördert werden, häusliche Pflegetätigkeiten zu übernehmen.

3.3 Professionell Pflegende

Zu den professionell Pflegenden werden Gesundheits- und Krankenpflegerinnen und Altenpflegerinnen mit zwei- oder dreijähriger Ausbildung gezählt.

Bei den oben genannten Versorgungszeiten fällt auf, dass Pflegende (und Ärzte) zwar einen wichtigen Beitrag leisten, jedoch bisher nicht in der Lage sind, bei Pflegebedürftigen mit fehlendem unterstützendem Netzwerk aus Angehörigen kompensatorisch entgegen zu wirken. Nach Maßgabe der Pflegeversicherung kann und soll professionelle Pflege die private Pflege und Betreuung nicht ersetzen, sondern diese ergänzen und abstützen.

Wie sollen jedoch diejenigen versorgt werden, die keine familiäre Unterstützung haben? Wenn sich die Rahmenbedingungen und die Pflegeversicherung nicht ändern, wird die Zahl der Pflegebedürftigen bis 2050 um den Faktor 2 steigen (Bedarf an Pflege), während sich das „informelle Pflegepotential", d.h. die Versorgung durch nicht professionelle Anbieter, zwischen 2000 und 2050 um rund 60% sinken wird (Bedarfserfüllung). Dies spricht wiederum für eine Verknappung der Pflegepersonen gegenüber den Pflegebedürftigen. Bis 2010 schätzt Blinkert (2007) die Situation als stabil ein, während ab 2015/2020 eine dramatische Entwicklung beginnt, die nur zu bewältigen ist, wenn alle relevanten Akteure – und somit auch die verstärkt nachgefragte professionelle, häusliche Pflege – diese Entwicklung rechtzeitig erkennen und beispielsweise durch neue Infrastrukturen und Unterstützung von gemischten Pflegearrangements gegensteuern.

Professionelle, ambulante Pflege muss sich dahingehend entwickeln, noch stärker den individuellen Bedarfslagen Hilfsbedürftiger und ihren Angehörigen zu entsprechen. Laut Schneekloth (2006b) kann dies nur über einen Paradigmenwechsel zu mehr Einbezug der Angehörigen und einem zugehenden Ansatz seitens der professionellen Pflege geschehen. Dies wird bestätigt durch die Erfolge von „Good-Practice-Projekten", „die immer dann, wenn sie als niedrigschwellige Angebote wirken, in die die Pflegebedürftigen und deren Angehörige gezielt aktiv eingebunden werden, zu einer nachhaltigen Stabilisierung der häusliche Pflege führen" (Schneekloth 2006b: 30).

Dennoch kann der ökonomische Druck nicht noch weiter an die Pflegekräfte weitergegeben werden. Pflegende stoßen bereits jetzt an ihre Grenzen und sind hin- und hergerissen zwischen dem nicht realisierbaren Pflegeverständnis und der ökonomischen Realität. Das, was gute Pflege ausmacht, nämlich die Verbindung von pflegerisch-medizinischen Maßnahmen mit der zugewandten Fürsorge zum Menschen, ist nicht realisierbar. Hinzu kommen anstrengende Arbeitsbedingungen im Schichtdienst, physisch und psychisch fordernde Arbeit kombiniert mit in Deutschland niedriger Wertschätzung und schlechter Entlohnung. Die Einführung des gesetzlichen Mindestlohns zeigt, wie miserabel es um die Gehälter steht. Die Arbeitsbedingungen sind – egal ob ambulant oder stationär und gleich welcher Trägerschaft (privat-gewerblich, öffentlich, freigemeinnützig) – so unattraktiv, dass es schwierig ist, gut qualifiziertes Personal zu gewinnen. Arbeitgeber haben kaum Mittel, für bessere Arbeitsbedingungen zu sorgen, wenn der Erlös aus Gesundheitsdienstleistungen derart gering ist. Beeindruckend ist: Pflegekräfte verlassen früher als andere Berufsgruppen ihren Beruf. In Deutschland denken 18,4% der Pflegenden mindestens mehrfach im Monat über ihren Berufsausstieg nach. Damit liegt Deutschland über dem europäischen Durchschnitt und wird nur von Italien und England übertroffen, ermittelt durch die groß angelegte NEXT-Studie (nurses` early exit study) (Hasselhorn et al. 2005).

Die von Politik, Gesellschaft und Gesetzgebung gesetzten Rahmenbedingungen wirken sich unmittelbar auf die drei Hauptakteure häuslicher Pflege aus. Alle Drei stehen schon jetzt an der Grenze der Belastbarkeit. Mit zunehmendem Bedarf an Pflege und Betreuung in den nächsten Jahren werden sich diese Dilemmata weiter zuspitzen. Innovative Ideen und Konzepte sind notwendig, um die Balance zwischen Menschenwürde und Ökonomie zu fördern. Die Frage bleibt, wer für welche Kosten aufkommen wird.

4 Forderungen zur Vereinbarkeit von Ökonomie und Menschenwürde

Aus den dargestellten vielfältigen Problemlagen, die die Ökonomisierung häuslicher Pflege mit sich bringt, lassen sich Forderungen zusammenfassen, wie eine bessere Vereinbarkeit mit der Wahrung der Menschenwürde erreicht werden kann. Die Forderungen werden an alle einflussreichen Beteiligten häuslicher Pflege gestellt: das sind die Rahmen gebende Pflege- und Krankenversicherung, die professionelle ambulante Pflege sowie die Gesellschaft an sich.

4.1 Kranken- und Pflegeversicherung

Trotz aller Kritik muss die Entwicklung der Pflegeversicherung als Erfolgsgeschichte gewertet werden. Dennoch bedarf sie der Weiterentwicklung. Experten der Bundstags-Enquete-Kommission „Demografischer Wandel" (2002), der Landes-Pflege-Enquete NRW (2005), dem Bericht der Rürup-Kommission und den „Prüfsteinen für eine nachhaltige Reform der Pflegeversicherung (2006) der Deutschen Gesellschaft für Gerontologie und Geriatrie (DGGG) stellen bei Naegele (2007) die Erfordernisse in der Entwicklung des SGB XI dar.

Demnach muss in die Pflegeversicherung ein erweiterter Pflegebedürftigkeitsbegriff aufgenommen werden, der sich von der bisher rein verrichtungsbezogenen, körperlichen zu einer ganzheitlichen Betrachtungsweise entwickelt. Somit soll die Pflegeversicherung dem Pflegebedarf von Menschen mit demenzbedingten Fähigkeitsstörungen, psychischen und geistigen Beeinträchtigungen unter Einbezug ihres rehabilitativen Potenzials und den Ressourcen des Umfelds eher gerecht werden. Durch die Stärkung von präventiven und rehabilitativen Maßnahmen soll die Abhängigkeit von Pflege verringert werden.

Für die Stärkung und Ausweitung häuslicher Pflege werden echte finanzielle Anreize benötigt, um die Gefahr steigender Sozialhilfekosten zu senken (z.B. durch eine weitere Dynamisierung der Leistungen). Zur nachhaltigen Sicherung der Pflege sei es zudem notwendig, das Pflegegeld-Konzept so zu revidieren, dass sich die private Pflegebereitschaft weiter erhöht. Laienpflege müsse unbedingt erhalten und gestärkt werden, beispielsweise durch eine bessere Vereinbarkeit von Pflege- und Berufstätigkeit (Naegele 2007).

Die Pflegeversicherung muss zum Ziel haben, die häusliche Versorgung Pflegebedürftiger zu stärken, sei es einerseits auf der Seite der Pflege-Empfänger durch Förderung der Pflegepersonen, durch finanzielle Anreize, einheitliche Qualitätsstandards oder verbesserte Leistungsangebote.

Von Seiten der Krankenversicherungen wird sich die bisherige Entwicklung weiter fortsetzen, in der Rehabilitation und Gesundheitsförderung einen höheren

Stellenwert gegenüber der Bekämpfung von Krankheiten erhält. Dies wirkt sich auch auf die Versicherten aus, da von Ihnen durch monetäre Anreize mehr Eigenverantwortung und Vorsorge verlangt wird.

4.2 Professionelle ambulante Pflege

An erster Stelle müssen sich professionell Pflegende in der Gesellschaft Gehör verschaffen. Sie sind diejenigen, die die Differenz erleben zwischen dem professionellem Pflegeverständnis und der tatsächlichen ökonomisierten Realität in Pflege-Haushalten. Sie müssen diese Situation nicht aushalten, sondern an die Öffentlichkeit tragen, um ein Bewusstsein dafür zu schaffen, wie unsere Gesellschaft mit älteren und kranken Menschen umgeht, wer die Rahmenbedingungen für Pflege bestimmt. Derzeit haben Pflegende keine Möglichkeit, in entscheidenden Gremien auf Bundesebene die Gesetzgebung mit zu gestalten.

Der Gemeinsame Bundesausschuss (G-BA), der beispielsweise bundesweit verbindlich die Richtlinien über die Verordnung zur Häuslichen Krankenpflege herausgibt, setzt sich aus stimmberechtigten Vertretern der Ärzte, Zahnärzte, Psychotherapeuten, Krankenhäusern und Krankenkassen zusammen, ergänzt von nicht stimmberechtigten Patientenvertretern. Es ist dringend erforderlich, dass Vertreter der professionellen Pflege in solch wichtigen Entscheidungsgremien vertreten sind.

Ambulante Pflegedienste müssen sich den zukünftigen Bedarfen der Gesellschaft anpassen und sich auf die verändernden Haushalte (unterstützendes Umfeld, gesundheitlicher Zustand der Älteren) einstellen. Insbesondere die Schwerpunkte Beratung und die Versorgung demenziell erkrankter Menschen müssen deutlich ausgebaut werden. Die Beratung der häuslichen Pflege muss vor allem darauf abzielen, Angehörige stärker in einen gemeinsam gestalteten Pflegeprozess einzubeziehen und sie über Möglichkeiten der Betreuung und Pflege sowie Entlastung ihrerseits zu beraten. Wenn Angehörige Beratungsangebote nicht in Anspruch nehmen, müssen Pflegedienste mit ihren Angeboten stärker auf die Angehörigen zugehen. Dazu gehört ebenso, informelle Helfer und Laienpfleger, die an der Pflege und Betreuung beteiligt sind, besser zu integrieren. „Die Zukunft der Pflege wird daher vor allem in der Förderung der Selbsthilfepotentiale der Betroffenen liegen" (Schneekloth 2006a: 411f).

Zu den Entlastungsangeboten zählt insbesondere auch die Unterstützung in der Betreuung von Menschen mit Demenz. Die Pflegeversicherung hat nicht zuletzt 2008 die Möglichkeiten der Betreuung verbessert. Niedrigschwellige Angebote führen nachweislich zu einer nachhaltigen Stabilisierung häuslicher Pflege (Schneekloth 2006b). Jetzt liegt es an den Anbietern von Pflegeleistungen, die Spielräume des Gesetzes mit Leben zu füllen und ihren gesellschaftlichen Auftrag zu erfüllen.

Wichtig ist ebenso die Berücksichtigung der Tatsache, dass viele ältere Menschen vor der Inanspruchnahme von pflegerischen Leistungen bereits Hilfen zur selbständigen Lebensführung benötigen, hauptsächlich in Form von hauswirtschaftlicher Unterstützung und Lebensmittelversorgung, aber auch emotionaler Zuwendung (Heinemann-Knoch et al. 2006). Ambulante Pflegedienste könnten durch die Erweiterung ihres Pflegespektrums durch Serviceleistungen einer Pflegebedürftigkeit vorbeugen und Kontakt zu potentiellen zukünftigen Kunden aufbauen. Der Kreativität im Anbieten von Service-Leistungen sind keine Grenzen gesetzt. Vorstellbar wären neben den bisher teilweise angebotenen Service-Leistungen wie Blumen gießen, Haustiere versorgen, Wäsche waschen etc. auch das Vermitteln von Fahr- und Begleitdiensten, Unterstützung bei kleinen handwerklichen Verrichtungen oder Maßnahmen zur Tagesgestaltung. Oft sind es nur kleine Hilfestellungen, die viel bewirken, wie beispielsweise das Einkaufen und Auswechseln von Glühbirnen, für das man keinen teuren Elektriker rufen muss.

Daher stellt sich die Forderung an ambulante Pflegedienste, ideenreiche Konzepte zu entwickeln, um den gesetzlichen und finanziellen Spielraum auszuschöpfen.

4.3 Gesellschaft, Angehörige und Pflegebedürftige

Eine wichtige Voraussetzung für eine positive Weiterentwicklung der Pflegeversicherung ist eine positive Grundeinstellung für angemessene Qualität sowohl in der Politik als auch in der Bevölkerung, die nicht ohne entsprechende finanzielle Aufwendungen und eine öffentliche Grundverantwortung zu leisten ist (Naegele 2007). Hier ist mehr Engagement der Kommunen gefordert, um komplementäre Dienstleistungen anzubieten, die bestehenden Angebote zu vernetzen und zu koordinieren sowie freiwilliges Engagement zu fördern.

Die Pflege und Versorgung Hilfe- und Pflegebedürftiger muss als ein gesamtgesellschaftlicher Auftrag verstanden werden, der nur aus der Kombination von professionellen Hilfen, privatem und öffentlichem Engagement zu tragen ist. Nur so können sowohl die Kosten für Gesundheit im Rahmen gehalten als auch menschenwürdige Betreuung gewährleistet werden. Die Gesundheitsausgaben von Pflege- und Krankenversicherung sowie öffentlichen Haushalten dürfen nicht weiter bei der häuslichen Pflege gekürzt werden. Der Grundsatz „ambulant vor stationär" zeigt sich bei den Gesundheitsausgaben nicht, obwohl ambulante Pflege weit weniger als die Hälfte von stationärer Pflege kostet. Gesundheitsausgaben sollten da gekürzt werden, wo es wirklich möglich ist – wie beispielsweise bei den Ausgaben für Arzneimittel. Deutschland liegt international bei diesem Kostenpunkt vorne.

Die Gesellschaft muss dem Pflegeberuf dringend mehr Wertschätzung entgegen bringen und mit finanziellen Mitteln für bessere Rahmenbedingungen sorgen. Setzt sich die bisherige Entwicklung fort, steuert sie in Deutschland auf einen immensen Fachkräftemangel zu – von den Folgen ganz zu schweigen.

Auch der Pflegebedürftige ist gefordert. Er muss sich von der Vorstellung verabschieden, dass professionelle Pflege rein fürsorglich agieren kann. Er muss lernen, dass diese soziale Dienstleistung einen Wert hat – eben auch einen finanziellen. Er kann der Solidargemeinschaft nicht mehr abverlangen als diese noch leisten kann. Wenn die Pflegeversicherung so ausgelegt ist, dass sie einen Zuschuss zur pflegerischen Versorgung leistet, ist es kaum vorstellbar, dass ein Pflegebedürftiger ohne eigene Zuzahlung ausreichend versorgt ist – außer mit einem umfangreichen, unterstützenden sozialen Netzwerk.

Es gibt gute Beispiele aus der Praxis, die die Förderung eines gesunden Lebens im eigenen Zuhause zum Ziel haben. Aktuell treten Wohnungsgesellschaften immer mehr in Aktion, um ihren älteren Mietern ein möglichst langes Verbleiben in der Wohnung zu sichern. Die Wohnungsgesellschaft tritt dabei als weiterer Finanzgeber im Bereich der Gesundheitsförderung auf: Volkswohnung Karlsruhe, Stiftung Liebenau, Gewoba AG Bremen, Dogewo21 – ob groß oder klein – immer häufiger und intensiver finanziert die Wohnungswirtschaft soziale Dienstleistungen. Der demografische Wandel fordert auch sie heraus, ihre älteren und zuverlässigen Mieter möglichst lange zu halten.

Beispiel Gewoba AG in Bremen: Die Wohnungsgesellschaft mit mehr als 40.000 Wohnungen im Land Bremen hat sich zum Ziel gesetzt, ihren älteren Mietern mit Serviceleistungen ein möglichst langes und selbständiges Leben zu Hause zu ermöglichen. Bereits jetzt ist jeder dritte Mieter der Gewoba älter als 60 Jahre. Dies entspricht der Altersstruktur, die in Deutschland für 2030 vorausgeschätzt wird. Die Wohnungen, oft in der Nachkriegszeit schnell gebaut, sind fast nie ohne Stufen erreichbar, Aufzüge können selten nachgerüstet werden. Daher versucht man, die Lebensbedingungen mit verschiedenen Dienstleistungen zu verbessern. Sie hat 2009 die Abteilung Servicemanagement gegründet, um Ansprechpartner für soziale Angebote zu haben, die einen Pflegedienst oder den Hausnotruf vermitteln oder Maßnahmen zur Wohnraumanpassung einleiten.

Erweitert wird das Angebot durch einen unabhängigen Partner aus dem Gesundheitswesen, der eigens gegründeten »mein zuhause« GmbH mit dem Leistungspaket »saluto«. Hierüber erhält der Mieter kostenfreie Beratung zu Leistungen im Gesundheitswesen. Gewünschte Maßnahmen werden an vorhandene Dienstleister vermittelt und eingeleitet. Für den Notfall erhält er die »saluto«-Servicekarte mit 24-Stunden-Hotline und hinterlegt Daten: Wer sind die Angehörigen, wer soll im Notfall informiert werden? Wer versorgt den Mieter bereits (Pflegedienst, Haus-/Facharzt, Therapeuten, Hausnotruf...)? Gibt es ein Haustier, dass versorgt werden muss? Wer hat einen Wohnungsschlüssel? etc. Falls ein Krankenhaus-Aufenthalt bevorsteht, können mit »saluto« alle gewünschten Maßnahmen und Dienstleister eingeschaltet werden. Das Datenschutzkonzept ist mit der Landesbeauftragten für Datenschutz und Informationsfreiheit abgestimmt und lässt – sofern der Mieter zugestimmt hat, eine Datenübertragung zu. Die Mitarbeiter organisieren vor, während und nach dem Krankenhaus-Aufenthalt alles, was dem Mieter sicheres Wohnen zu Hause gewährleistet. Außerdem werden präventionsfördernde Veranstaltungen im Stadtteil angeboten, die die Nachbarschaftshilfe unterstützen. Die Gewoba finanziert einen Teil dieses Modells mit.

Dieses Konzept ist insofern besonders erfreulich, da mit der Wohnungsgesellschaft ein weiterer Kostenträger für Gesundheitsleistungen ins Spiel kommt. Sie selbst profitiert durch das positive Image in der Öffentlichkeit so gut, dass die Vermietquote derzeit bei über 99% liegt, obwohl der größte Teil der Wohnungen nicht barrierearm ist.

5 Schlussbetrachtung

Es zeigt sich, dass die Wahrung der Menschenwürde in der häuslichen Pflege unter den gegebenen Bedingungen eine echte Herausforderung darstellt und nicht selbstverständlich ist. Eine menschenwürdige Versorgung kann nur gelingen, wenn sich alle Akteure beteiligen: die Gesetzgebung u.a. in Form der Kranken- und Pflegeversicherung, die Angehörigen, der Pflegebedürftige selbst, die ambulanten Pflegedienste und vor allem die Gesellschaft. Verlangt wird privates Engagement in tatkräftiger wie finanzieller Hinsicht sowie eine optimierte Setzung von Anreizen durch die Gesetzgebung. Zusätzliche finanzielle Mittel werden für die häusliche Pflege benötigt, vor allem um zukünftig über ausreichend Pflegepersonal zu verfügen. Weitere Mittel müssen sinnvoll und verteilungsgerecht eingesetzt werden. Denn eines muss sich die Gesellschaft bewusst sein: die Ressourcen sind begrenzt und die Solidargemeinschaft kann nicht für alle monetären Aufwendungen aufkommen.

Dringend notwendig sind gesellschaftliche Anerkennung häuslicher Pflege und ein Verantwortungsbewusstsein für eine gesamtgesellschaftliche Anstrengung und Aufgabe. Ohne dieses Bewusstsein kann häusliche Pflege nicht menschenwürdig stattfinden.

Literatur

Blinkert, B. (2007): Pflegearrangements – Vorschläge zur Erklärung und Beschreibung sowie ausgewählte Ergebnisse empirischer Untersuchungen. In: Igl, G./ Naegele, G./ Hamdorf, S. (Hrsg.) Reform der Pflegeversicherung - Auswirkungen auf die Pflegebedürftigen und die Pflegepersonen. Schriftenreihe Sozialrecht und Sozialpolitik in Europa. Münster: Lit-Verlag. S. 225-244.

Bundesministerium für Familien, Senioren, Frauen und Jugend (2010): Charta der Rechte hilfe- und pflegebedürftiger Menschen. Berlin.

Bundesministerium für Gesundheit (2010): Zahlen und Fakten zur Pflegeversicherung (Stand: Mai 2010). Online (08.08.2010): <http://www.bmg.bund.de/cln_160/nn_1193090/SharedDocs/Downloads/DE/Statistiken/Statistiken_20Pflege/Zahlen-und-Fakten-Pflegereform-Mai-2010,templateId=raw,property=publicationFile.pdf/Zahlen-und-Fakten-Pflegereform-Mai-2010.pdf>.

Bundesministerium für Gesundheit (2010): Leistungsempfänger in der sozialen Pflegeversicherung nach Altersgruppen und Pflegestufen insgesamt am 31.12.2008. Online (08.08.2010): <http://www.bmg.bund.de/cln_160/nn_1193090/SharedDocs/Downloads/DE/Statistiken/Statistiken_20Pflege/Leistungsempfaenger-insgesamt,templateId=raw,property=publicationFile.pdf/Leistungsempfaenger-insgesamt.pdf>.

Bundesministerium der Justiz (2010): Sozialgesetzbuch (SGB) - Elftes Buch (XI) - Soziale Pflegeversicherung (Artikel 1 des Gesetzes vom 26. Mai 1994, BGBl. I S. 1014). Online (22.08.2010): <http://bundesrecht.juris.de/sgb_11/index.html>.

Deutscher Bundestag (2009): Petition: Häusliche Krankenpflege – Ambulante Nachsorge vom 08.04.2009 – Begründung. Berlin: Deutscher Bundestag. Online 05.09.2010: <https://epetitionen.bundestag.de/index.php?action=petition;sa=details;petition=3694>.

Fix, E./Kurzke-Maasmeier, S. (Hrsg.) (2009): Das Menschenrecht auf gute Pflege. Selbstbestimmung und Teilhabe verwirklichen. Freiburg im Breisgau: Lambertus.

Hanser, P. (2006): Nicht mehr, sondern sinnvoller kaufen. Absatzwirtschaft - Zeitschrift für Marketing, (02), 31-34. Online 03.03.2008: <http://www.wiso-net.de/webcgi?START=A60&DOKV_DB=ZGEN&DOKV_NO=ASW020601017&DOKV_HS=0&PP=1>.

Hasselhorn, H./Müller B.H./Tackenberg P. et al (2005): Berufsausstieg bei Pflegepersonal – Arbeitsbedingungen und beabsichtigter Berufsausstieg bei Pflegepersonal in Deutschland und Europa. Schriftenreihe der Bundesanstalt für Arbeitsschutz und Arbeitsmedizin (Hrsg), Ü 15. Bremerhaven: Wirtschaftsverlag NW.

Heinemann-Knoch, M./Knoch, T./Korte, E. (2006): Zeitaufwand in der häuslichen Pflege: Wie schätzen ihn Hilfe- und Pflegebedürftige und ihre privaten Hauptpflegepersonen selbst ein? In: Zeitschrift für Gerontologie und Geriatrie, 39 (6), 413-417.

Klie, T. (2005): Pflegeversicherung: Einführung, Lexikon, Gesetzestexte, Nebengesetze, Materialien. 7., neu bearbeitete, erweiterte Auflage. Hannover: Vincentz.

Klie, T. (1999): Kundenorientierung älterer Menschen in sozialen Diensten: Paradigmenwechsel: Patient, Klient, Kunde, Bürger. In: Soziale Arbeit, 48 (1), 8-13.

Kofahl, C./Mnich, E. (2005): Pflege von Familienmitgliedern: Entlastungsangebote werden zu wenig genutzt. In: Pflegezeitschrift, (8), 489-494.

Kremer-Preiss, U. (2007): Wohnformen. In: Igl, Naegele, Hamdorf (Hrsg.) Reform der Pflegeversicherung - Auswirkungen auf die Pflegebedürftigen und die Pflegepersonen. Schriftenreihe Sozialrecht und Sozialpolitik in Europa. Münster: Lit-Verlag. S. 144-151.

Menche, N. (2007): Pflege heute: Lehrbuch für Pflegeberufe. 4., vollständig überarbeitete Auflage. München: Urban und Fischer.

Meyer, M. (2006): Pflegende Angehörige in Deutschland: Ein Überblick über den derzeitigen Stand und zukünftige Entwicklungen. Hamburg: Lit.

Naegele, G. (2007): Pflege(versicherungs)politik – Bilanz und Erwartungen. In: Igl, G./Naegele, G./Hamdorf, S. (Hrsg.): Reform der Pflegeversicherung - Auswirkungen auf die Pflegebedürftigen und die Pflegepersonen. Schriftenreihe Sozialrecht und Sozialpolitik in Europa. Münster: Lit-Verlag. S.18-34.

Pschyrembel (2007): Pschyrembel Klinisches Wörterbuch. 261., neu bearbeitete und erweiterte Auflage. Berlin, New York: De Gruyter.

Rothgang, H. (2004): Ökonomische Rahmenbedingungen der ambulanten Pflege. In: Hasseler, M./ Meyer, M. (Hrsg.): Ambulante Pflege: Neue Wege und Konzepte für die Zukunft. Professionalität erhöhen – Wettbewerbsvorteile sichern. Hannover: Schlütersche. S. 36-49.

Schneekloth, U. (2006a): Entwicklungstrends und Perspektiven in der häuslichen Pflege: Zentrale Ergebnisse der Studie Möglichkeiten und Grenzen selbständiger Lebensführung (MUG III). In: Zeitschrift für Gerontologie und Geriatrie, 39 (6), 405-412.

Schneekloth, U. (2006b): Möglichkeiten und Grenzen selbstständiger Lebensführung: Trends und Entwicklungen in der Betreuung und Versorgung von Pflegebedürftigen in Privathaushalten. In: Archiv für Wissenschaft und Praxis der sozialen Arbeit, 37 (2), 20-31.

Schneekloth, U. (2006c): Entwicklungstrends bei Hilfe- und Pflegebedarf in Privathaushalten – Ergebnisse der Infratest-Repräsentativerhebung. In: Schneekloth, Wahl (Hrsg.) Selbstständigkeit und Hilfebedarf bei älteren Menschen in Privathaushalten: Pflegearrangements, Demenz, Versorgungsangebote. 1. Auflage. Kohlhammer: Stuttgart. S. 57-102.

Statistisches Bundesamt (2010): Genesis-Online Datenbank. Tabellen-Code 23611-0004 Gesundheitsausgaben: Deutschland, Jahre, Ausgabenträger, Leistungsarten, Einrichtungen von 2008. Online (08.08.010): <https://www-genesis.destatis.de/genesis/online/logon?language=de&sequenz=tabellen&selectionname=23611*>.

Advocacy und Lobby im Gesundheitswesen

Christiane Fischer

Verschiedene Organisationen versuchen auf politisch Verantwortliche im Gesundheitswesen Einfluss zu nehmen. Der Lobbyarbeit profitorientierter Pharmaunternehmen steht die menschenrechtsorientierte Advocacyarbeit unabhängiger Nichtregierungsorganisationen gegenüber. Doch der Graubereich dazwischen ist groß.

1 Menschenrechte als Grundlage der Advocacyarbeit

"Der höchstmögliche Gesundheitszustand ist ein fundamentales Menschenrecht!" So legt es die Weltgesundheitsorganisation (WHO) in ihrer Verfassung (WHO Constitution 1948) fest und schließt mit diesem Statement an die Allgemeine Erklärung der Menschenrechte an (Erklärung der Menschenrechte 1948: § 25,1). Dieses Recht schließt den Zugang zu Gesundheitsdiensten, unentbehrlichen Arzneimitteln und Forschungsergebnissen ein, wie die Völkergemeinschaft 1966 im Pakt für wirtschaftliche, soziale und ökonomische Rechte (UN Sozialpakt 1966: § 12,15) rechtsverbindlich festlegte. 1978 verpflichtete sich die Völkergemeinschaft auf der internationalen Konferenz in Alma Ata in der damaligen UdSSR bis zum Jahr 2000 *Gesundheit für Alle* umzusetzen (WHO Alma Ata 1978) und zeigte in der Alma Ata Erklärung konkrete Schritte auf, wie dieses Ziel zu erreichen wäre. Dies gelang nicht, da die Regierungen Gesundheit nicht zur Priorität menschlicher Entwicklung erhoben haben, eine Bedingung der Alma Ata Erklärung. Auch wenn bis zum Jahr 2000 *Gesundheit für Alle* noch nicht umgesetzt wurde, bleibt es als Ziel die Grundlage der *Advocacyarbeit* und unabhängiger gesundheitsbezogener NGOs wie der BUKO Pharma-Kampagne (www.bukopharma.de) oder von medico international (www.medico.de).

Menschenrechte sind das höchste Rechtsgut, nichts und niemand kann sie außer Kraft setzen, sie sind universal gültig, sind Geburtsrechte jedes einzelnen Mannes, jeder Frau und jedes Kindes, egal ob er reich oder arm geboren ist, gleichgültig ob sie schwarz oder weiß ist, behindert oder nicht. Als universal gültige Geburts*rechte* sind sie keine Gnade, die Regierungen oder profitorientierte Unternehmen den einen zuteilen und den anderen vorenthalten können, sondern gelten *un-bedingt* für jedes Individuum. Sie gelten nur für Individuen, nicht für Unternehmen. Patente und Profit sind dagegen keine Menschenrechte, sondern zeitlich und räumlich gebundene Gesetze. Sie können im internationalen Rechtssystem gewährt, aber auch wieder aufgehoben werden.

Menschenrechte begründen als Basis und ethische Grundlage unabhängiger Nichtregierungsorganisationen (NGOs) deren Einsatz für rationalen Arzneimittelgebrauch, Zugang zu Aids-Medikamenten in Ländern des Südens oder gegen Patente auf lebensnotwendige Medikamente. Diese ethische Grundlage verbindet Individuen und Organisation, die aus einer humanistischen, sozialen, sozialistischen, christlichen oder anderen an diesem Wertesystem orientierten Tradition kommen.

Doch obwohl sich alle Mitgliedsorganisationen der Vereinten Nationen (UN) auf diese grundlegenden Werte geeinigt haben, werden sie nur mangelhaft umgesetzt. Nur 4 Millionen derer, die heute mit den lebenverlängernden Aids-Medikamenten benötigen, erhalten sie. 9.5 Millionen gehen leer aus und sterben, weil ihnen das Menschenrecht auf Zugang zu unentbehrlichen Medikamenten vorenthalten wird. Und das obwohl die Medikamente verfügbar und zu einem akzeptablen Preis herstellbar sind. Diese unethische Situation ist zum Teil im Regelwerk der UN selbst begründet. Die Umsetzung von UN-Konventionen erfolgt auf Treu und Glauben (*in good faith*), dass die Regierungen sie umsetzen werden, die Möglichkeit von Sanktionen ist nicht vorgesehen. Die Umsetzung der Handelsrechte dagegen enthält Sanktionsmöglichkeiten wie Strafzölle.

2   Lobbyarbeit der Pharmaindustrie und des Gesundheitssektors

NGOs befinden sich in ihrer *Advocacyarbeit* zwischen dem Gesundheitssektor und einer profitorientierten Pharmaindustrie, die ihrerseits auf Politik, Patienten und Patientinnen, Fachkreise und teilweise auch auf NGOs durch *Lobbyarbeit* Einfluss zu nehmen versucht (Abb. 1). Im Gegensatz zur *Advocacyarbeit* von non-Profit NGOs, die wie ausgeführt die Umsetzung des Menschenrechts auf Gesundheit (*Gesundheit für Alle*) anstreben, wird die Einflussnahme der Industrie auf Politik und Fachorganisationen als *Lobbyarbeit* bezeichnet. Gewinnstreben und Profitinteressen stehen der menschenrechtsorientierten Advocacyarbeit häufig diametral entgegen.

Advocacy und Lobby im Gesundheitswesen

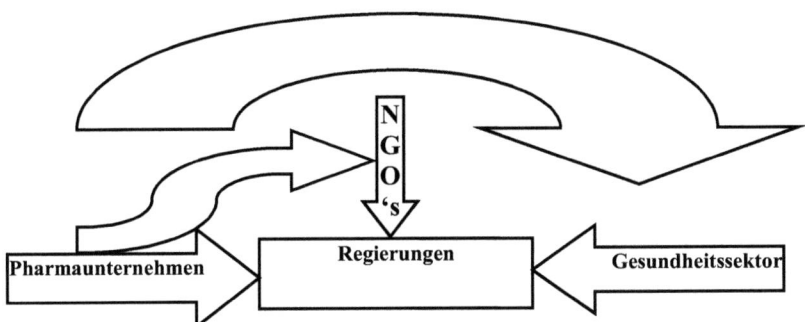

Abbildung 1: Lobbyverhalten der Pharmaindustrie.

2.1 Die Pharmaindustrie als Teil des Gesundheitswesens?

Ein grundlegendes Problem entsteht dadurch, dass die Pharmaindustrie die Rolle einer scheinbar gleichberechtigten und mächtigen Partnerin gegenüber Regierungen und NGOs einnimmt, indem sie sich als Teil des Gesundheitssystems darstellt. Nicht nur Regierungen sondern auch NGOs werden somit in die Situation gedrängt, "Dialog"-gespräche (ein Begriff, der einen gleichberechtigten Status impliziert) auch mit der Pharmaindustrie zu führen. Dies kann als weitgehend einmalig angesehen werden, zieht man den Vergleich z.B. zur Autoindustrie, die Krankenwagen herstellt, oder zur Bauindustrie, die für den Bau von Krankenhäusern zuständig ist. Wegen dieser gesundheitsfördernden Produkte werden diese Industrien jedoch in keiner Weise als Teil des Gesundheitssystems wahrgenommen, sondern als Hilfsindustrien, die Güter produzieren, die von dem Gesundheitssektor dringend benötigt werden. Die Entscheidung darüber, wer welche Güter und in welcher Menge produziert, bleibt folglich bei Entscheidungsträgern des Gesundheitsbereichs und der Politik. Der Autoindustrie wird nicht zugebilligt, Sauerstoffgeräte nicht mehr in Rettungswagen einzubauen, nur weil sie dies als unrentabel sieht. Genau dies wird aber der Pharmaindustrie zugebilligt, z.B. als Aventis mit Elflornithine das einzig wirksame Schlafkrankheit-Medikament vom Markt nahm, da die Firma es als unrentabel ansah (BUKO 2000: 12-16). Genau wie für jede andere Industrie gilt für Pharmaunternehmen:

- Pharmaunternehmen sind Wirtschaftsunternehmen, die sich rechnen müssen.
- Ihr primäres Interesse ist Gewinnmaximierung und nicht das Wohl der Patientinnen und Patienten.

Wie haben es Pharmaunternehmen geschafft, als Teil des Gesundheitssystems wahrgenommen zu werden? Zum Einen gelang dies durch als Information getarnte Werbemaßnahmen an Fachkreise (vfa Gesundheit: 2003, vfa Forschung: 2009), in denen sich die forschende Pharmaindustrie als zentraler Teil des Gesundheitssystems und als zentral- und selbstverantwortlich für Forschung präsentierte. Die Grenze zwischen Werbung und Information verschwimmt hierbei zusehends. Zum anderen wurden auch Laien in Industriewerbung Unternehmen als Garanten für Forschung und Lebensqualität präsentiert, wie das folgende Werbebeispiel der Firma Bayer zeigt (Abb. 2):

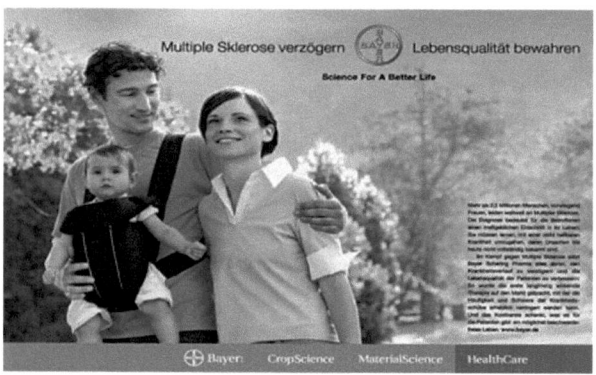

Abbildung 2: Werbung: Bayer stellt sich als Garant für Forschung dar.

Die Außenwahrnehmung von Pharmaunternehmen als Teil des Gesundheitssystems wird von der Mehrheit der Bevölkerung als fast unwiederbringliche Tatsache hingenommen und hat gravierende Konsequenzen: Anders als die Auto- oder Bauindustrie darf die Pharmaindustrie selbst entscheiden, in welchen Bereichen sie forscht. Die Ergebnisse sind daher nicht am Bedarf, sondern an maximalem Gewinn orientiert. Von 1975 bis 2004 kamen 1556 neue chemische Stoffe als Arzneimittel auf den Markt. Aber nur 21 davon dienten der Behandlung von Tuberkulose (drei), Malaria (acht) und anderer vernachlässigter Krankheiten. Die Mehrheit dieser 21 Innovationen war das Ergebnis öffentlicher oder militärischer Forschung oder sie entstanden als zufällige Entdeckungen bei der Erforschung anderer Erkrankungen. Diese vernachlässigten Krankheiten machen aber rund 10% der globalen Weltkrankheitslast aus. Dass nur rund ein Prozent aller Medikamente, die in den vergangenen drei Jahrzehnten auf den Markt kamen, der Behandlung dieser schwerwiegenden Erkrankungen (Chirac/Torelle 2006:

1560) dienen, kann dem Grund zugeschrieben werden, dass Menschen, die an vernachlässigten Krankheiten leiden, keinen lukrativen Markt darstellen. Obwohl Bedarf da ist, entsteht keine Nachfrage im ökonomischen Sinn. Profitinteressen werden somit über das Menschenrecht auf Gesundheit gestellt. Krankheit wird vom sozialen zum ökonomischen Konstrukt. Forschung und Entwicklung wird in Bereichen betrieben, die sich lohnen und nicht, in denen realer Bedarf besteht.

2.2 Der Einfluss der Pharmaindustrie auf den Gesundheitssektor

Zwischen der Pharmaindustrie und dem Gesundheitssektor bestehen traditionell sehr enge Verbindungen. Durch Dialoggespräche der Industrie mit dem Gesundheitssektor wird dessen Rolle zunehmend unklar. Sponsoring von Fachorganisationen, Ärztetagungen (mit dem Stellen von Referenten und Referentinnen oder das Schreiben von Vorträgen) führen nicht selten dazu, dass ein Großteil der *Lobbyarbeit* des Gesundheitssektors als industrieorientiert bezeichnet werden muss. Ärztliche Fortbildungen ohne jegliches Pharmasponsoring ist eine Ausnahme. So wird z.B. die Jahrestagung der Deutschen Hochdruckliga (34. Wissenschaftlicher Kongress der Deutschen Hochdruckliga e.V. DHL® - Deutsche Hypertonie Gesellschaft) selbstverständlich, von Merck, Boehringer Ingelheim, sanofi-aventis und vielen anderen Firmen unterstützt (www.hypertonie-2010.de).

In Praxen werden Ärztinnen und Ärzten neben Mustern für meist neue und teure Medikamente sogenannte Anwendungsbeobachtungen angeboten. Füllt der Arzt oder die Ärztin einen solchen Bogen aus, bekommt er oder sie oft zwischen 50.- € und 400.- €, wobei nur selten kontrolliert wird, ob er das Medikament auch tatsächlich angewandt hat. Doch die Marketingstrategie dieses unwissenschaftlichen Instruments funktioniert. Der Name des neuen, meist teureren Medikaments hat sich im Gehirn des Kollegen oder der Kollegin festgesetzt, so dass die Verordnungszahlen und der Gewinn für die Industrie steigen, ohne dass für Patientinnen und Patienten ein therapeutischer Mehrwert entsteht. Die Konsequenz: Praxen, die Pharmavertreterinnen- und vertreter empfangen, Werbegeschenke einschließlich Muster entgegennehmen, verordnen in der Regel teurer als solche, die das nicht tun.

Industrieunabhängige Fachorganisationen wie die Initiative für unbestechliche Ärztinnen und Ärzte *Mein Essen zahl ich selbst MEZIS* (www.mezis.de), deren Mitglieder als Ziel haben, keine Pharmavertreter und -vertreterinnen zu empfangen, keine Muster und sonstigen Werbegeschenke anzunehmen und pharmafreie Fortbildungen fordern, bleiben die rühmliche Ausnahme.

2.3 Der Einfluss der Pharmaindustrie auf Nichtregierungsorganisationen und Selbsthilfe

Sponsoring stellt nicht nur die Unabhängigkeit von Fachorganisationen, sondern auch von Selbsthilfegruppen in Frage. Generell gilt: Sponsoring ist nie interessenfrei, sondern finanzielle Leistungen (wie die Unterstützung einer Tagung oder der Treffen einer Selbsthilfegruppe) sind verbunden mit der (teilweise unausgesprochenen) Erwartung, eine Gegenleistung zu erhalten, die dem geschäftlichen Nutzen des Sponsors dient. Die deutsche Aids-Hilfe schließt zwar in ihren Leitsätzen zu Pharma-Sponsoring direkte Werbung von Produkten aus, doch ist auch nachzulesen: "Die Deutsche AIDS-Hilfe gewährt den unterstützenden Firmen im Rahmen der jeweils geschlossenen vertraglichen Vereinbarung bestimmte Kommunikationsrechte." (DAH: 2000).

Der Deutsche Diabetikerbund (www.diabetikerbund.de), stellt u.a. unverhohlen die Firma Abbott als Förderer und eine Pressemitteilung der Firma sanofi-aventis vom 20.9.2010 auf seine Homepage (sanofi-aventis: 2010). Umgekehrt wirbt die Firma Novo Nordisk auf ihrer Homepage damit den Weltdiabetesbund zu fördern: "Über die Forschungsaktivitäten hinaus zeigt Novo Nordisk außerdem großes soziales Engagement, zum Beispiel mit der World Diabetes Foundation (WDF), einer internationale Stiftung zur Verbesserung der Diabetesversorgung in Entwicklungsländern." (Novo Nordisk: 2010)

Zusätzlich gründet die Pharmaindustrie eigene Quasi-NGOs, die ihrer Interessen vertreten, z.B. den Global Pharma Health Fund (www.gphf.org), eine "gemeinnützige" NGO, die von der Firma Merck gegründet wurde und finanziert wird. Indem der GPHF mit seinem Minilab zur Erkennung von Arzneimittelfälschungen ein relativ geringfügiges Problem in den Vordergrund rückt, lenkt diese Strategie davon ab, dass ein Großteil der Armen weltweit überhaupt keinen Zugang zu lebensrettenden unentbehrlichen Arzneimitteln hat. Außerdem preist der GPHF unausgesprochen die scheinbar höhere Qualität der großen westlichen Unternehmen an. Eine gefährliche Strategie, die qualitativ hochwertige Generika aus Ländern des Südens wie z.B. aus Indien implizit disqualifiziert.

Das *European Patients' Forum* (EPF) vertritt seit 2003 gegenüber der Europäischen Kommission als übergeordneter Interessenverband die Interessen von Patientinnen und Patienten. Doch wird das EPF regelmäßig von Pharmaunternehmen gesponsert, wie eine Studie von Health Action International (HAI) ergab. Die PR-Arbeit des EPF übernimmt die Firma Weber Shandwick, die sich auf die Verknüpfung von Patientengruppen und Pharmaunternehmen spezialisiert hat. (HAI 2005). Diese Strategien bewirken, dass die Grenzen zur Industrie von Selbsthilfe und NGOs mehr und mehr verschwimmen und industrienahe Selbsthilfegruppen und NGOs häufig Industriepositionen vertreten.

3 Advocacyarbeit industrieunabhängiger NGOs

Nur ein kleiner Teil gesundheitspolitisch arbeitender NGOs (einschließlich der Selbsthilfe) kann als wirklich industrieunabhängig angesehen werden, d.h. sie nehmen keine Industriegelder an und sind auch in keiner anderen strukturellen Abhängigkeit. Aber auch unabhängige NGOs geraten in ihrer Advocacyarbeit unter Druck bei "Dialog"gesprächen mit Pharmaunternehmen. Von Ausnahmen abgesehen, werden diese "Dialog"gespräche von der Industrieseite dazu genutzt, ihre Dialogbereitschaft zu zeigen. Konsequenzen für die Gesundheit der Armen bleiben in der Regel aus. Die Sinnhaftigkeit dieser Dialoggespräche muss daher in Zweifel gezogen werden.

Auf der anderen Seite haben NGOs durch ihre Unabhängigkeit die Chance, Politiker und Politikerinnen sowie auch die Öffentlichkeit über die Presse durch detailliertes und fundiertes Faktenwissen zu überzeugen. Durch dieses Faktenwissen können Unternehmen in ihrem wunden Punkt getroffen werden, NGOs sind in der Lage das positive Image der Unternehmen als Teil des Geunsheitswesens anzukratzen.

3.1 Die Überzeugungskraft der Fakten

Für erfolgreiche Lobbyarbeit müssen Argumente auf harten Fakten begründet sein. Diese Fakten sind der rote Faden, der sich durch Bildungsmaterialien, Briefings für Politiker und Politikerinnen, Presse, Laien und Fachgruppen zieht. Form und Inhalt gehören zusammen. Diese auf Fakten begründeten Materialien sind die Essenz der Arbeit, da der mächtige Widersacher von NGOs eine profitorientierte Pharmaindustrie ist, die ihre Argumente weniger auf Fakten und unabhängige Informationen, denn auf emotional gesteuerter Werbung und Pseudoargumenten aufbaut, wie die folgenden Beispiele weiter veranschaulichen.

Der 800 Millionen Euro Bluff

Pharmaunternehmen argumentieren, die hohen Medikamentenpreise seien notwendig, um Forschung und Entwicklung zu gewährleisten, denn die Erforschung eines einzigen Medikaments koste mindestens 800 Millionen US$ (vfa 2003:14); nicht selten werden noch höhere Zahlen gehandelt. Eine Analyse dieser Zahl ist erhellend: Sie entstammt einer Studie der Tufts Universität (USA), die unter der Leitung von DiMasi durchgeführt wurde. Dieser hatte 403 Millionen US$ direkten Ausgaben der Firmen pro erfolgreichem Medikament berechnet (DiMasi

2003). Die doppelt so hohe Zahl von 800 Millionen US$ entsteht dadurch, dass Unternehmen dieser Summe Opportunitätskosten aufschlagen, also rein virtuelle Kosten, die „verloren" gehen, weil das Geld in Forschung statt gewinnbringend, z.B. in Aktien, investiert wurde. Das wäre ungefähr so, als wenn jemand ein Haus für 500.000 Euro kauft und sagt, es habe eine Million gekostet, da er oder sie die Möglichkeit eines Aktiengewinns durch den Hauskauf verloren habe. Zieht man zusätzlich noch die Steuerersparnis ab, die den Unternehmen für ihre Forschungsbemühungen gewährt wird, verbleiben 110-250 Millionen US$ pro neu entwickeltem Medikament (Public Citizen 2001).

Durch die Analyse dieser Fakten ist zu beobachten, dass Unternehmen diese zu hohe Zahl so lange nicht mehr vertreten, wie NGO-Vertreter oder Vertreterinnen im Raum sind, die das zu widerlegen wissen. Auch Politiker und Politikerinnen hinterfragen das Argument zunehmend kritisch. Jahrelange Aufklärungsarbeit wirkt.

3.2 Patente (k)ein Anreiz für Forschung und Entwicklung

Neben den angeblich hohen Forschungskosten argumentiert die forschende Pharmaindustrie, dass Patente ein entscheidender Anreiz zur Erforschung und Entwicklung neuer Medikamente seien (vfa Forschung 2009:19). Um die augenscheinliche Logik dieses Arguments zu widerlegen, müssen sich NGOs in ihrer Advocacy-Arbeit ebenfalls auf harte Fakten stützen. Neben der Tatsache, dass nur 21 der 1556 zwischen 1975 und 2004 entwickelten Stoffe der Entwicklung von Tropenkrankheiten dienten, widerlegen folgende Argumente zusätzlich das Argument, dass Patente als Anreiz für Forschung und Entwicklung neuer Medikamente, die dringend benötigt werden, funktionieren.

- Höchstens ein Drittel der 1393 zwischen 1975 und 1999 entwickelten Medikamente sind als echte Innovationen anzusehen, die also für Patientinnen und Patienten einen therapeutischen Fortschritt bedeuten.Beim Rest handelte es sich um Pseudoinnovationen, die für die Unternehmen durch das neue Patent einen Gewinn bedeuten, Kranken aber keinen Vorteil bringen.
- 19,8% der entwickelten Medikamente waren Medikamente des Herz-Kreislaufbereichs, die mit 283 Millionen US$ / DALY den zweithöchsten Erlös für die Unternehmen erzielen, dagegen konnten nur 2% der neu entwickelten Medikamente als unentbehrliche Medikamente in die WHO-Modellliste aufgenommen werden (Trouiller 2002: 1102).
- Patente sind kein Naturgesetz. Patente auf Arzneimittel wurden auch in den Industrienationen wie Deutschland oder Schweden erst in den späten 60er

und frühen 70er Jahren des letzten Jahrhunderts eingeführt. Vorher galten sie auch in Industriekreisen als innovationsfeindlich, da sie die Erforschung neuer Produkte verlangsamen können. Eine Position, die sich heute wieder durchsetzt. Unter der Pariser Konvention, die seit 1883 als erstes multilaterales Abkommen Patente regelte, schlossen 49 der 98 Mitgliedsländer Patente auf Pharmaka aus. Erst 1995 - mit der Gründung der Welthandelsorganisation (WTO) wurde ein Produktpatentschutz auch auf Medikamente für alle WTO-Mitgliedsstaaten verbindlich (Smith 2009, Strauss 1996).

- Zwei WHO-Resolutionen stellen klar: Der Schutz geistigen Eigentums ist kein ausreichender Anreiz, Medikamente für vernachlässigte Krankheiten zu erforschen und kann den Zugang der Armen zu Medikamenten behindern. So setzte die WHO eine Intergovernmental Working Group (IGWG) ein, die 2008 ihre Ergebnisse vorlegte (WHO 2007, WHO 2008), um neue Anreize für Forschung und Entwicklung (F&E) auszuloten. Neben der Idee, stärker in öffentliche Forschung zu investieren, werden Preisausschreibungen empfohlen, die beinhalten würden, dass F&E eines Medikaments durch ein Preisgeld abgegolten wäre. Eine sofortige generische Produktion wäre möglich, die durch die Konkurrenzsituation zu Preisreduktionen führen würde. Produktentwicklungspartnerschaften gibt es bereits und UNITAID (www.unitaid.eu) hat einen Patentpool für HIV Medikamente ins Leben gerufen.

Durch diese Argumente und Entwicklungen haben NGOs, aber auch die WHO erreicht, dass ein Paradigmenwechsel einsetzt. Das bis dahin unhinterfragte Paradigma, dass Patente der einzige oder zumindest der beste Weg für die F&E neuer Medikamente seien, gilt so nicht mehr. Dies kann als großer Erfolg von Advocacyarbeit eingestuft werden.

4 Schlussfolgerung

Erfolgreiche Advocacyarbeit ist möglich, wenn NGOs ihre Aussagen mit harten Fakten belegen können. Um das Menschenrecht auf den höchstmöglichen Gesundheitszustand und *Gesundheit für Alle* umzusetzen, müssen NGOs ihre Unabhängigkeit von der Industrie bewahren. Die Pharmaindustrie sollte wieder in die Rolle einer Hilfsindustrie gestellt werden und nicht als Teil des Gesundheitssystems gelten.

Literatur

BUKO Pharma-Kapagne (2000): Profit versus Menschenleben. Warum man die Schlafkrankheit jetzt schlechter behandeln kann. In: Pharmabrief spezial, (2), 12-16.
Chirac, P./Torreele, E. (2006): Global framework on essential health R&D. In: Lancet, 367, 1560-1561.
Deutsche Aids-Hilfe (DAH) (2000): Leitsätze zur Zusammenarbeit mit der pharmazeutischen Industrie, Berlin 12.11.2000. <http://www.ondamaris.de/?p=21013>.
DiMasi, J./Hansen, R.W./Grabowski, H-G. (2003): The price of innovation: new estimates of drug development costs. In: Journal of Health Economics, 22(2), 151-185.
Health Action International (HAI) (2005): Does the European Patients' Forum represent patient or industry interests? A case study in the need for mandatory financial disclosure (online) (HAI Europe, Amsterdam 14.7.2005).
    <http://www.haiweb.org/docs2005/EPF paper final.doc>.
Novo Nordisk (2010): Changing diabetes – Diabetes verändern (online). <http://www.novonordisk.de/documents/article_page/document/Pat_Diab_Start.asp>.
Schaaber, J. (2005): Keine Medikamente für die Armen? Frankfurt am Main: Mabuse, S. 76-84.
Public Citizen (2001): Tufts Drug Study Sample Is Skewed; True Figure of R&D Costs Likely is 75 Percent Lower. Press release Dec. 4, 2001. Washington: Public Citizen.
Sanofi-aventis (2009): „Wissen was bei Diabetes zählt: Gesünder unter 7" Frankfurt: Jung & Alt bewegten sich mit, Pressemitteilung, 20.9.2010. <http://www.diabetikerbund.de/presse/meldungen/100920_1.htm>.
Smith, R.D./Correa, C./Oh, C. (2009): Trade, TRIPS, and pharmaceuticals. In: Lancet, 373(9664), 684-691. Epub 2009 Jan 21.
Straus, J. (1996): Implications of the TRIPS Agreement in the Field of Patent Law. In: Beier FK, Schricker G, editors. From GATT to TRIPS: The Agreement on Trade-Related Aspects of Intellectual Property Rights. Weinheim: VCH, S. 160-215.
Trouiller, P./Olliaro, P./Torreele, E./Orbinski, J./Laing, R./Ford, N. (2002): Drug Development For Neglected Diseases: A Deficient Market And A Public-Health Policy Failure. In: Lancet, 360(9339), 1102.
UN (1948): Allgemeine Erklärung der Menschenrechte, Resolution 217 A (III) der Generalversammlung vom 10. Dezember 1948.
    <http://www.ohchr.org/EN/UDHR/Pages/Language.aspx?LangID=ger>.
UN (1966): International Covenant on Economic, Social and Cultural Rights Adopted and opened for signature, ratification and accession by General Assembly resolution 2200A (XXI) of 16 December 1966.
Verband Forschender Arzneimittelhersteller (vfa) (2009): Forschung ist die beste Medizin. [online]. vfa; <http://www.vfa.de/download/SAVE/de/presse/.../forschung-ist-die-beste-medizin.pdf>.
Verband Forschender Arzneimittelhersteller (vfa) (2003): Gemeinsam für Gesundheit und Entwicklung. Berlin. <http://www.vfa.de/download/zursache9.pdf>.
WHO (1948): Constitution of the World Health Organisation.
    <www.who.int/governance/eb/who_constitution_en.pdf>-

WHO (1978): Declaration of Alma-Ata, International Conference on Primary Health Care. Alma-Ata, USSR, 6-12 September 1978.
<www.who.int/hpr/NPH/docs/declaration_almaata.pdf>.

WHO (2007): Public health, innovation, essential health research and intellectual property rights: towards a global strategy and plan of action. WHA Resolution 59.24, Genf 27.5.2007.

WHO (2008): Global strategy and plan of action on public health, innovation and intellectual property. Resolution WHA 61.21. Element 1.3.

Lobbyismus in der Gesundheitspolitik

Günter Bartsch

Lassen wir die Debatte um „Kopfpauschale" und „Bürgerversicherung" mal beiseite. Denn jenseits der Ideen zur Einnahmeseite der Gesundheitsversorgung in Deutschland gibt es unscheinbare Fachbegriffe, die öffentlich weit weniger diskutiert werden, die aber auf der Ausgabenseite zu Milliardeneinsparungen führen können. „Zusatznutzen" ist ein solcher Begriff.

In seinen im März 2010 vorgestellten „Eckpunkten zur Umsetzung des Koalitionsvertrags für die Arzneimittelversorgung"[1] hatte Bundesgesundheitsminister Philipp Rösler (FDP) vorgeschlagen, dass Pharmaunternehmen künftig bei der Einführung eines neuen Arzneimittels den „medizinischen Zusatznutzen im Vergleich zum Therapiestandard bzw. zu Therapiealternativen" darlegen müssten. Als „Gesundheitsrevolution" bezeichnete Markus Grill vom Spiegel diesen Vorstoß (Grill 2010a). Denn bisher mussten Pharmahersteller nur nachweisen, dass ein neues Medikament wirkt und sich die Nebenwirkungen in Grenzen halten. Dabei war der Vergleich mit wirkstofffreien Placebos ausschlaggebend. Ob ein solches neues Medikament höhere Risiken birgt als bisherige Präparate, wurde dabei jedoch nicht unbedingt erfasst. Beispiel Bluthochdruck-Mittel: Immer wieder wurden solche Medikamente mit neuen Wirkstoffen zugelassen, weil klinische Studien gezeigt hatten, dass die Arzneien den Blutdruck senken. Anders als von „Wirksamkeit" kann man vom „Nutzen" aber nur sprechen, wenn durch die Einnahme des Medikaments auch die Risiken sinken, also etwa Herzinfarkte oder Schlaganfälle zu erleiden.

Künftig sollte, so Röslers Vorschlag, der Zusatznutzen schon vorab eine Rolle spielen – also der Nutzen nicht nur im Vergleich zu Placebos, sondern auch gegenüber etablierten Medikamenten. Das hätte enorme Vorteile, denn im bestehenden System lohnt sich für die Industrie die Entwicklung von Nachahmerprodukten: Deren Zusatznutzen ist nicht vorhanden oder zweifelhaft, aber durch leichte Veränderungen wie Molekülvariationen erreichen die Firmen einen Patentschutz und können mit dem Verkauf der neuen Medikamente viel Geld verdienen – auf Kosten der Krankenkassen und damit der Versicherten. Dies wollte Rösler gemäß seiner „Eckpunkte" verhindern: Bei Molekülvariationen

---

[1] Siehe: http://www.bmg.bund.de/nn_1177816/SharedDocs/Standardartikel/DE/AZ/A/Glossar-Arzneimittelpreise/10-04-28-Eckpunkte-Arzneimittel.html.

sollte der Festbetrag gelten, der für vergleichbare Präparate schon heute gilt. Außerdem böte das neue System Anreize zur Entwicklung tatsächlicher Innovationen.

Tatsächlich steht der Zusatznutzen nun auch im Gesetz. Aber was in den Monaten nach der Bekanntgabe des Eckpunkte-Papiers geschah, macht vor allem eines deutlich: es fehlt am Rückgrat gegenüber den Vertretern der Profitinteressen. Nur allzu leicht lässt sich die Koalition von Wirtschaftslobbyisten etwas diktieren – und revidiert manches davon nach ein paar Wochen wieder. Ein Hin und Her mit Änderungsanträgen.

Den Lobbyisten der Pharma-Industrie gelang es zunächst, schwerwiegende Änderungen herbeizuführen: Nicht mehr der Gemeinsame Bundesausschuss (G-BA) aus Kassen und Ärzten sollte die Kriterien festlegen, nach denen der Nutzen neuer Medikamente künftig bewertet werden, sondern das Gesundheitsministerium mit Hilfe einer Rechtsverordnung. Fraglich ist aber, ob das Ministerium sich in gleicher Weise an den Standards der evidenzbasierten Medizin orientiert wie der Gemeinsame Bundesausschuss.

Es war die Anwaltskanzlei Clifford Chance, die im Auftrag des Verbands forschender Arzneimittelhersteller (VfA) ein Gutachten mit entsprechenden Forderungen formuliert hatte (vgl. Grill 2010b). Darin hieß es: „Der Beschluss über die Nutzenbewertung darf nicht den Feststellungen der Zulassungsbehörde (...) widersprechen." Aber die Zulassungsbehörde prüft ja gar nicht den Nutzen im Vergleich mit anderen Präparaten, sondern nur die Wirksamkeit eines neuen Präparats – ein folgenschwerer Unterschied.

Jetzt wurden die Parlamentarier des Bundestags aktiv: Die Fraktionen von Union und FDP brachten einen Änderungseintrag ein, in dem es hieß, dass der Gemeinsame Bundesausschuss „den medizinischen Nutzen eines Arzneimittels nicht abweichend von der Beurteilung der Zulassungsbehörde bewerten" dürfe; beinahe eins-zu-eins also die Forderung des Clifford-Chance-Gutachtens. Aber damit nicht genug: Der G-BA dürfe nur dann „die Verordnung von Arzneimitteln einschränken oder ausschließen, wenn die Unzweckmäßigkeit erwiesen ist". Bisher war es umgekehrt: Wenn die Pharmafirmen den Nutzen nicht nachweisen konnten, drohte der Ausschluss von der Kassenverordnung. Dies stößt auf scharfe Kritik von unabhängigen Medizinern. Denn wie soll der G-BA eine „Unzweckmäßigkeit" beweisen? G-BA-Vorsitzender Rainer Hess sagte dazu dem Spiegel: „Man kann sagen: Es gibt keinen Beweis, dass ein Mittel nützt. Aber man kann fast nie sagen: Es gibt einen Beweis, dass es nicht nützt. Die Industrie wird uns jedenfalls keine Studie liefern, die das belegt. So eine Umkehr der Beweislast gefährdet den Patientenschutz!" (Grill/Hackenbroch 2010)

Letztendlich kam es dann doch anders: Ein neuer Änderungsantrag, das alte Prinzip wird beibehalten.[2] Dafür hatte sich die Pharmaindustrie in einem weiteren entscheidenden Punkt durchgesetzt: Bei Medikamenten für seltene Krankheiten, so genannten *Orphan Drugs*, muss der G-BA den Nutzen automatisch annehmen und darf ihn nicht mehr prüfen – außer die Krankenkassen müssen mehr als 50 Millionen Euro pro Jahr für das fragliche Präparat ausgeben.

Die zumindest zeitweilige und regelrecht blinde Übernahme der Vorschläge der Pharma-Lobby macht deutlich, dass deren Vertreter einen guten Draht zumindest zu einem Teil der Parlamentarier haben. Das Vorgehen, die Abgeordneten zu beeinflussen, lässt sich auch in anderen Politikfeldern erkennen – etwa beim Datenschutz: 2008 hatte das Kabinett einen Vorschlag des damaligen Innenministers Schäuble zur Verbesserung des Datenschutzgesetzes angenommen. Darin hieß es, dass „die Verwendung personenbezogener Daten zu Zwecken der Werbung, Markt- und Meinungsforschung in Zukunft grundsätzlich nur noch mit ausdrücklicher Einwilligung der Betroffenen zulässig sein soll". Im Juli 2009 beschloss der Bundestag dann ein verwässertes Gesetz: Unternehmen benötigten nun überwiegend doch keine Einwilligung der Betroffenen zur Nutzung ihrer Daten für Werbezwecke. Die Änderungen waren von der Unionsfraktion eingebracht worden. Die „Lobbyisten der Werbewirtschaft, des Adresshandels, aber auch die Profiteure des illegalen Datenhandels" hatten sich laut dem Bundesdatenschutzbeauftragten Peter Schaar „massiv eingeschaltet".

Und so war es offensichtlich auch bei der Arzneimittel-Reform: Nach einem mutigen Ministervorschlag hatten die Interessenvertreter Ihren Einfluss auf Parlamentarier geltend gemacht. Anscheinend gibt es nach wie vor genügend Abgeordnete, die ihre Aufgabe in der Einbringung von Partikularinteressen missverstehen – oder sie gehen den „Argumenten" der Lobbyvertreter auf den Leim und durchschauen nicht die tatsächlichen Auswirkungen der von der Industrie vorgeschlagenen Änderungen. Möglicherweise ließe sich dem mit einer besseren Ausstattung der Bundestagsabgeordneten mit wissenschaftlichen Fachkräften begegnen.

Meist beginnt der Lobbyismus aber schon weit vor einem Gesetzgebungsverfahren, in den Ministerien. In ihrem Buch „Der gekaufte Staat" beschreiben Sascha Adamek und Kim Otto, wie Lobbyisten unter anderem über so genannte „Personalaustauschprogramme" in Ministerien eingeschleust wurden: So war etwa ein Mitarbeiter der Deutschen Angestellten-Krankenkasse (DAK) als Mitarbeiter ins (damals SPD-geführte) Gesundheitsministerium entsandt worden – und hatte munter vertrauliche Informationen an seinen eigentlichen Arbeitgeber übermittelt, der diese frühzeitig für seine Lobbyarbeit nutzen konnte (Ada-

---

[2] Zur „wahren Flut von Änderungsanträgen" siehe (Stollorz 2010).

mek/Otto 2008). Das Problem solcher Seitensprünge ist offensichtlich: Sie werden weiterhin von ihrem Arbeitgeber, also ihrem Unternehmen oder Verband, bezahlt. Dass ihre Loyalität vor allem diesem gilt, überrascht kaum. Dass die Austauschprogramme inzwischen weitgehend gestoppt wurden, ist daher eine gute Entwicklung. Das Ansehen der staatlichen Institutionen hat auch so schon genug Schaden genommen. Ebenso gut können aber auch komplette Wechsel von der Wirtschaft in Ministerien oder Behörden das Vertrauen in die demokratischen Institutionen erschüttern: Dass im Februar ausgerechnet der stellvertretende Direktor des Verbandes der privaten Krankenversicherung, Christian Weber, als Leiter der Abteilung Grundsatzfragen ins Gesundheitsministerium geholt wurde, hat den Eindruck der Klientelpolitik zweifelsohne verstärkt. Ähnlich verhält es sich mit der Absetzung des bisherigen Leiters des Instituts für Qualität und Wirtschaftlichkeit im Gesundheitswesen (IQWiG), das anhand wissenschaftlicher Studien die Kosten und den Nutzen von Arzneimitteln, Therapien und Medizinprodukten bewertet. Der Vertrag des unbequemen IQWiG-Chefs Peter Sawicki war nach dem Regierungswechsel nicht verlängert worden – mit fadenscheinigen Begründungen. Sawicki war besonders der Pharma-Branche ein Dorn im Auge.

Das IQWiG ist es aber auch, das die Ärzte und Patienten dazu ermächtigt, sich selbst über den Nutzen von Medikamenten und anderen Therapieformen zu informieren. Dazu hat das Institut die Webseite *gesundheitsinformation.de* eingerichtet. Auch Journalisten könnten zu einer unabhängigen Aufklärung einiges beitragen. Wie sie es besser machen könnten, das zeigt seit einigen Wochen die Webseite *medien-doktor.de* der Technischen Universität Dortmund und der Initiative Wissenschaftsjournalismus, auf der die Qualität medizinjournalistischer Beiträge in Publikumsmedien beurteilt wird. Ein Beispiel: „Walnüsse senken stressabhängigen Blutdruck" war am 6. Oktober 2010 ein Artikel in der Rheinischen Post überschrieben. Darin heißt es, dass schon neun Walnüsse täglich und ein Teelöffel Walnussöl den Körper vor zu hohem Blutdruck in Stresssituationen schützen könnten. Und in Kombination mit Leinöl lasse sich auch noch der Zustand der Blutgefäße verbessern. Zu diesem Ergebnis seien US-amerikanische Wissenschaftler der Pennsylvania State University gekommen, indem sie für 22 Probanden unterschiedliche Speisepläne entworfen hätten. 22 Probanden – das klingt nicht gerade nach einer groß angelegten Studie. Aber das ist nicht das Hauptproblem. Dem kurzen Zeitungsbericht fehlt eine entscheidende Information: Dass der kalifornische Walnussverband die Studie bezahlt hat. Mediendoktor.de nimmt medizinjournalistische Beiträge unter die Lupe und bewertet sie nach festgelegten Kriterien wie Nutzen, Risiken und Kosten. Auch Krankheitserfindungen oder -übertreibungen zählen dazu – etwa wenn im untersuchten Artikel Risikofaktoren als Krankheit behandelt werden, zum Beispiel eine geringe

Knochendichte als Osteoporose. Ebenso wird geprüft, ob Interessenkonflikte von Experten, die im Text zitiert werden, auch dem Leser vermittelt werden.

Der Walnuss-Artikel bekommt entsprechend eine schlechte Bewertung: Denn in einem guten Bericht hätte erwähnt werden müssen, dass zwei der Autoren im wissenschaftlichen Beirat des Walnuss-Verbandes tätig waren – und auch Fördergelder vom kanadischen Leinsamenverband erhielten. Deshalb müssen die Forschungsergebnisse nicht zwangsläufig falsch sein. Aber gerade bei einer Studie mit nur 22 Versuchspersonen sollte der Leser die Hintergründe erfahren. Zur Zahl der Probanden stellen die Mediendoktor-Autoren nüchtern fest: „Dass 22 Studenten aber eigentlich viel zu wenige Teilnehmer sind, um belastbare Aussagen zu machen, wäre eine hilfreiche Information gewesen, hätte aber zugleich das Thema als Meldung erledigt."

Auch ein junger Verein von Ärzten setzt sich für mehr Unabhängigkeit ein: MEZIZ nennt sich diese „Initiative unbestechlicher Ärztinnen und Ärzte". Die Abkürzung steht für „Mein Essen zahl' ich selbst", mit diesem Namen macht der Verein auf die korrumpierenden Methoden der Pharma-Branche aufmerksam: „Pharmareferentinnen und -referenten werben zu Zehntausenden in Krankenhäusern und Praxen für ihre Produkte, bezahlen Essen auf Fortbildungen für Ärzte und Ärztinnen, laden zu Vorträgen in große Hotels ein oder bezahlen Reisen in Urlaubsdomizile. Dass dies Wirkung zeigt, beweisen viele Untersuchungen und zeigen die ungebremst steigenden Ausgaben für Arzneimittel." So steht es auf einem Wartezimmer-Plaket der Initiative.[3] Danach haben sich die MEZIS-Ärzte zum Ziel gesetzt,[4]

- keine Pharmavertreter und -vertreterinnen mehr zu empfangen und von Pharmaherstellern keine Geschenke – auch keine Muster – mehr anzunehmen,
- Ihnen [den Patienten; Anmerkung des Autors] sichere und bewährte Medikamente zu empfehlen und Zurückhaltung in der Vorordnung jüngst zugelassener Arzneimittel zu üben, über deren Risiken in den ersten Jahren ihres Gebrauchs wenig bekannt ist,
- keine Computerprogramme einzusetzen, die von Arzneimittelherstellern finanziert werden und auch darauf verzichten, Rezeptdaten aus dem Praxiscomputer zu verkaufen,
- sich aus herstellerunabhängigen Veranstaltungen und Fachzeitschriften weiterzubilden

---

[3] Daneben lassen sich Ärzte von Pharma-Unternehmen auch direkt bestechen, wie etwa der von Grill 2010c beschriebene Fall zeigt.
[4] Siehe: http://www.mezis.de/images/Mezis_Plakat_7o08.pdf.

- und die Teilnahme an Veranstaltungen zu meiden, deren Finanzierung nicht offengelegt wird. Dies bedeutet auch, dass dieses Wartezimmer frei von pharmaabhängigen Zeitschriften ist.

Es wäre wünschenswert, wenn sich mehr Ärzte diesen Zielen anschließen und Patienten ein größeres Bewusstsein für die Methoden der Gesundheits-Lobby entwickeln würden. Dies ist freilich nur möglich durch mehr Transparenz bei der Interessenvertretung im Allgemeinen (hier hat beispielsweise der Verein *Lobbycontrol* Vorschläge für ein verpflichtendes Lobbyisten-Register[5] gemacht). Im Gesundheitsbereich zählt dazu aber auch, dass die Versicherten tiefere Einblicke in die Verwendung ihrer Beiträge erhalten. Das sollte eine Selbstverständlichkeit sein. Tatsächlich wird aber, etwa über Ärztehonorare, hinter verschlossenen Türen diskutiert (vgl. Grill 2010d). Warum Transparenz so wichtig ist? Aufgeklärte Wähler sind allemal stärker als jeder Lobbyist – Politiker möchten bekanntlich wiedergewählt werden.

Literatur

Adamek, S./Otto, K. (2008): Der gekaufte Staat – Wie Konzernvertreter in deutschen Ministerien sich ihre Gesetze selbst schreiben. Köln: Kiepenheuer & Witsch Verlag, S. 196 ff.

Grill, M. (2010a): Rösler zettelt Gesundheitsrevolution an. In: Spiegel Online, 26.3.2010 (siehe http://www.spiegel.de/wirtschaft/soziales/0,1518,685878,00.html).

Grill, M. (2010b): Pharmalobby diktiert Gesetzesänderung Nr. 4. In: Spiegel Online, 27.9.2010 (siehe http://www.spiegel.de/wirtschaft/soziales/0,1518,719507,00.html).

Grill, M. (2010c): Geld und Gefälligkeiten. In: Der Spiegel 44/2010, S. 85 f. (siehe http://www.spiegel.de/spiegel/print/d-74822630.html).

Grill, M. (2010d): Ein unerfreuliches Interview. In: Der Spiegel 41/2010, S. 105 (siehe http://www.spiegel.de/spiegel/print/d-74184579.html).

Grill, M./Hackenbroch V. (2010): Eine Gefahr für Patienten. In: Der Spiegel 40/2010, S. 39 ff. (siehe http://www.spiegel.de/spiegel/print/d-74090652.html).

Stollorz, V. (2010): Der Markt wird es nicht richten. In: Frankfurter Allgemeine Zeitung, 10.11.2010 (siehe http://www.faz.net/-01jrrg).

---

[5] Siehe: http://www.lobbycontrol.de/blog/index.php/schwerpunkte/offen-legen/ .

II Sozialethische Herausforderungen

Gesundheit und Krankheit im Kontext einer philosophisch-theologischen Anthropologie

Linus Hauser

1 Gesundheit – Maßstäbe der Weltgesundheitsorganisation von 1946

Gesundheit des Menschen ist laut der Verfassung der Weltgesundheitsorganisation (WHO) von 1946 „ein Zustand des vollständigen körperlichen, geistigen und sozialen Wohlergehens und nicht nur das Fehlen von Krankheit oder Gebrechen". Wie geht man mit einer solchen Definition um?

Auf den ersten Blick sieht es so aus, als ob nach einem weltpolitischen Maßstab des „vollständigen Wohlergehens" letzten Endes jeder Mensch krank ist. Gunda Schneider-Flume spricht im Hinblick auf diese Bestimmung der WHO kulturkritisch von einer „einzigartige(n) Hochschätzung der Gesundheit". Sie schreibt weiter geradezu exemplarisch für diesen Standpunkt: „Begrüßenswert ist einerseits die Feststellung, dass Gesundheit nicht nur die Abwesenheit von Krankheit ist, aber bei einer so massiven Betonung von Wellness mag man sich andererseits fragen, wer überhaupt noch gesund genannt werden kann. Jedenfalls bedeuten diese utopischen Definitionen eine starke Belastung für Kranke" (Schneider-Flume 2009: 365).

Aus der Perspektive einer philosophisch-theologischen Anthropologie will ich versuchen diese Definition so zu rekonstruieren, dass man sowohl die mögliche Schieflage als auch die mögliche Vernunftbezogenheit dieses Gesundheitsverständnisses verstehen kann.

Dazu werde ich in folgenden Schritten vorgehen: ich werde zunächst zwei anthropologische Grundbestimmtheiten vorstellen, die den Rahmen dessen bilden, innerhalb dessen sich Menschen selbst vollziehen können. In einem zweiten Schritt werde ich ausgehend von diesen beiden Grundbestimmtheiten Tendenzen in unserer Kultur sichtbar machen, in denen sich Gesundheitsfetischismus und Wissenschaftsgläubigkeit vermischen. Diese Tendenzen gipfeln in einem neomythischen Selbstmissverständnis. Im Anschluss daran soll in Vorbereitung einer positiven Würdigung der Gesundheitsdefinition der Weltgesundheitsorganisation etwas über Begriffe und Grenzbegriffe gesagt werden. Abschließend werde ich dann Gesundheit und Krankheit als Grenzbegriffe und als Weisen der Interpretation seiner selbst auch in theologischer Perspektive vorstellen.

2 Kontingenzbewusstsein und Idee vollendeter Selbstgestaltung

Alle Weltanschauungen beziehen sich auf zwei anthropologische Grundbestimmtheiten: auf die Erfahrung (radikaler) menschlicher Endlichkeit (*Kontingenzbewusstsein*) und auf die Geneigtheit, nicht endlich sein zu wollen (*Idee vollendeter Selbstgestaltung*).

Wenn sie andere Worte für die Idee vollendeter Selbstgestaltung suchen, so bieten sich aus den unterschiedlichsten Traditionsrichtungen an: theologisch betrachtet die „Religiosität" (terminologisch aus anderer weltanschaulicher Sicht auch fassbar als die „Hoffnung": Ernst Bloch; die „Leidenschaft für das Absurde": Jean-Paul Sartre; „duhka"/ Lebensdurst: Buddhismus) weckt in jedem Phantasien über eine Aufhebung seiner Endlichkeit. In deser Idee vollendeter Selbstgestaltung meldet sich zunächst nur das Interesse, nicht endlich zu sein. Wie sich dieses Interesse an der Aufhebung der eigenen Endlichkeit weltanschaulich entfaltet, bleibt also noch offen. Ob man über das bloße Träumen hinaus, an eine Aufhebung seiner Endlichkeit glaubt, bleibt ebenfalls offen.

Mythen bebildern diese Sehnsucht einer Aufhebung von Endlichkeit im Kontext einer Weltanschauung und schärfen zugleich das Kontingenzbewusstsein. Die Vereitelung unendlichen Lebens illustriert der antike Mythos von *Tithonos*. Hellanikos von Lesbos (480-ca. 400 v. Chr.) schreibt über den sagenhaften Tithonos[1]:

> Hämera, die Göttin des Morgens, wurde heftig von Tithonos geliebt, dem Sohn des Laomedon, Bruder des Priamos, woraus der Sohn Memnon hervorging. Nachdem jener nach einem langen Leben aufgerieben (geschrumpelt) war, änderte die Göttin jenen selbst in eine Zikade. (Jacoby 1957)

Tithonos ist in der griechischen Sagentradition der Geliebte der Morgenröte. Einst bat er Zeus um Unsterblichkeit und vergaß dabei, zugleich um ewige Jugend zu bitten. Als Tithonos alt und grau wird, meidet Eos sein Lager, ernährt ihn aber weiter mit Nektar und Ambrosia und legt endlich den immer mehr schrumpfenden Gemahl in eine Wiege. Dort schrumpft er weiter, bis er zu einer Zikade wird. Menschliche Endlichkeit wird hier einerseits dargestellt als etwas, das der mythische Tithonos zu überwinden sucht, dieser Versuch wird dann durchgespielt und zum Schluss wird anschaulich, dass eine selbstgemachte, d.h. nach eigenem Wunsch verfertigte Befreiung von seiner radikalen Endlichkeit nicht möglich ist.

---

[1] Vgl. dazu den Artikel ‚Tithonos' (Wüst 1937). Zum Motiv des zusammenschrumpfenden Alten vgl. auch die nordische Sage vom König Aun (Heimskringa 1922: 52f).

Das oben beschriebene Kontingenzbewusstsein und die Idee vollendeter Selbstgestaltung, als Geneigtheit nicht endlich zu sein, setzen zunächst nur das unbestimmte Bewusstsein von menschlicher Endlichkeit voraus. Eine – bis zum, wie wir später sehen werden, Auftauchen von Neomythen – von allen weltanschaulichen Positionen geteilte anthropologische Prämisse ist die der Radikalität menschlicher Endlichkeit. Radikal heißt dabei, dass es keinen menschlichen Aspekt gibt, der nicht durch Endlichkeit geprägt ist. Die Endlichkeit gehört zum Wesen des Menschen. Radikal endlich ist der Mensch dadurch, dass er in diese Existenz *geworfen* (Heidegger) wurde. Radikal endlich ist der Mensch in allem, was er tut. Jeder Mensch trägt seine ausgeschlossenen Lebensmöglichkeiten wie einen Schatten mit sich. Alles wird letzten Endes in Frage gestellt durch den Tod. Das Nichts des Grabes tritt in den Blick und diese Erfahrung des *Nichts* (Bernhard Welte) muss gedeutet werden. Der Standpunkt der *Religion(en)* und der ihrer Bestreitung (Atheismus) haben beide diese Ausgangssituation gemeinsam (Hermann Schrödter).

3 Gesundheit und Wissenschaftsgläubigkeit im Bodybuilding

Die Rede von der Gesundheit als einem „Zustand des *vollständigen* körperlichen, geistigen und sozialen Wohlergehens" kann in einer wissenschaftsgläubigen Kultur als Beschreibung eines erreichbaren Zustandes aufgefasst werden. Ich will dies am Beispiel des Bodybuildings veranschaulichen:

Das Bodybuilding beginnt im letzten Drittel des 19. Jahrhunderts und ist dort gepaart mit einem antitechnischen Effekt. Die *Kraftakrobaten* demonstrieren, dass sie das, was Maschinen können, genauso gut können. Sie heben Elefanten, sprengen Ketten, verbiegen Eisen, tragen Pferde, zerreißen Hufeisen, bewegen Menschenpodeste und stemmen vollbesetzte Autos. Der berühmte Kraftathlet Bernhard Leitner (1865-1959) zeigt 1893 den Trick mit der *Pferdeschaukel*. Er hält eine Schaukel, auf der zwei Pferde stehen. Hier zeigt sich der antitechnische Affekt, dass im beginnenden Zeitalter der Automobile Pferde eingesetzt werden. Mit dem Beginn des 20. Jahrhunderts weicht dann das Pferd dem Auto. Statt einer Pferdeschaukel stemmen die Kraftathleten eine Klappbrücke für Automobile. Nachdem der Nationalsozialismus die Krafttrainings und das Bodybuilding in Verruf gebracht hat, beginnt dessen Renaissance eigentlich erst zu Beginn der achtziger Jahre, die auch den antitechnischen Affekt überwunden hat.

Bevor wir auf die neomythischen Dimensionen einer ‚Philosophie' des Bodybuilding zu sprechen kommen, wollen wir hier zunächst um der Anschaulichkeit willen die Leistungsbereitschaft eines Bodybuilding-Lebensstiles veranschaulichen. So beginnt etwa der Tag eines berühmten Muskelmodels wie David Abrams auf folgende Weise:

Abrams steht auf und macht fünfzig Liegestütze und zweihundert *Sit-Ups*. Anschließend trinkt er einen Kaffee und macht wiederum hundert Liegestütze und noch einmal zweihundert *Sit-Ups*. Er raucht nicht, trinkt keinen Alkohol und schluckt keine Pillen außer Vitaminen. Niemals würde er für sich Süßigkeiten oder sonstige kalorienreiche Nahrung akzeptieren.

Das Essen derartiger Ausnahmeathleten unterscheidet sich auch wesentlich vom Essen des Durchschnittsmenschen. Arnold Schwarzenegger (*1947), ein Mensch, der zu den religionsförmigen Medienheilbringern und jetzt auch Spitzenpolitikern Amerikas gehört, empfiehlt, fünf bis sechs Mahlzeiten am Tag, die jeweils mindestens sechs Eier, ein Kilo Rinderhack, zwei Liter Milch, sehr viel Quark, Nüsse, Gemüse und Thunfisch enthalten sollen. Andere Bodybuilder empfehlen jeden Tag zweihundert Tabletten getrocknete Leber einzunehmen, sich vor den Mahlzeiten Vitamin E mit Vitamin A zuzuführen oder während des Essens einen B-Komplex mit Salzsäure zu schlucken.

Sowohl Training als auch Ernährung eines Bodybuilders lassen sich zunächst noch in den Bereich der überlieferten Erfahrungstechnik einordnen. ‚Natürliche' Nahrung und ‚natürliche' Vitamine und Proteine etc. werden verwendet, um den eigenen Körper zu verbessern. Die wissenschaftsfundierte Technik greift aber auch in den Bodybuildingbereich ein. Es scheint so zu sein, dass ein gewisses Maß von Muskelwachstum nur noch durch Mittel möglich ist, die die wissenschaftsfundierte Technik bereitstellt. Anabolika, das heißt anabole Steroide, die den Körper dazu bringen, mehr als das schon vorhandene körpereigene Eiweißtestosteron zu produzieren, werden eingesetzt, um schnelleres und größeres Muskelwachstum anzuregen. Nebenwirkungen wie Hodenschrumpfung, Impotenz, auch deutliche Steigerung von Sexualität oder *Roid-Rage*, eine Gehirnaufweichung in Verbindung mit Wahnvorstellungen, müssen allerdings möglicherweise in Kauf genommen werden.

Auf diese Weise wird aus der körperlichen natura prima eine natura secunda, die inklusive Schönheitsoperationen immer mehr zum eigenen Erzeugnis wird. „Der eigene Körper wird nicht nur von außen modelliert (fit- und wellness) und inszeniert (life style), sondern auch ‚einschneidend' in seiner Substanz entworfen" (Bonnet 2004: 7).

Die Perspektive eines maßlos ‚kräftigen Lebens' hat eine Vorgeschichte seit Beginn der Moderne. Keine Sozialutopie kommt seit dem 18. Jahrhundert „ohne den Hinweis darauf aus, daß deren Mitglieder ein besonders hohes, die hundert Jahre weit übertreffendes Alter aufweisen würden. Gerade die Utopien der Jahrhundertwende … hatten dabei das Grundproblem, daß es langwierige eugenische, erzieherische und revolutionäre Anstrengungen brauchte, um das Ziel der ewigen Jugend zu erreichen" (Stoff 2004, 43f.).

Dies gilt auch für die Dopingpraxis. Vor der Pariser *Société de Biologie* verkündet der Neurologe und Physiologe Charles Édouard Brown-Séquard (1817-1894) am 1. Juli 1889, dass er sich durch eine aus tierischen Hoden gewonnene Injektion um gefühlte dreißig Jahre verjüngt habe (Stoff 2004: 45). Es ist deshalb nicht verwunderlich, dass aus den implizit religionsförmigen Taten der Bodybuilder explizite Bekenntnisse zu einer religionsförmigen Lebensführung werden (vgl. auch Jäger/Quarch 2004).

Der Bodybuilder ist der Held der edlen *Vorzeit*, der sich die vorzeitlichen und das heißt die vormenschlichen Kräfte und Mächte durch seinen eisernen Willen verfügbar gemacht hat. Auf diese Weise gerät er in eine kosmische Harmonie und erfährt den vorkulturellen Sinn seiner Existenz. Diese Haltung ist innerhalb der Bodybuilding-Philosophie nicht unüblich. Schon die noch dem antitechnischen Effekt unterworfene Vorgeschichte des heutigen Bodybuildings zeigt, dass die großen Bodybuilding-Theoretiker deutlich religiöse Dimensionen mit dem Bodybuilding verbinden.

Theodor Siebert (1866-1961) vermittelt in zeitgenössisch typischer Weise lebensreformerische Tendenzen mit Bodybuilding. In seinem Buch *Der Kraftsport* (1907) betont er: „Ich betone in meiner Lebensauffassung die Dreieinigkeit von Seele, Geist und Körper. Diese Dreiheit bildet die unteilbare Einheit Mensch, denn fehlt ein Teil, so ist's eben kein Mensch mehr" (Siebert 1907: 86 zit. nach Wedemeyer 1996: 86). Siebert betont immer wieder, dass Vegetarismus, Spiritismus, Athletik und Yoga zusammengehören.

Ein weiterer berühmter Kraftsportler ist George Hackenschmidt (1878-1968). In seinem 1935 veröffentlichtem Werk *Menschheit und kosmischer Gegensatz zwischen Bewußtsein und Geist* fasst er den Extrakt seines philosophischen Briefwechsels mit dem Dramatiker und Vegetarier George Bernhard Shaw (1856-1950) zusammen. Von seinen Gedankengängen kann auch die sich anbahnende weltkriegerische Mentalität zehren. Theodor Siebert schreibt 1907 in *Der Kraftsport*: „Sollte ... Heimdals Horn ertönen zum letzten blutigen Kampfe, einem Weltkrieg, so wird es sich bewähren, dass nicht entnervte Halbmenschen das Banner der Zivilisation retten können, sondern nur muskulöse, athletische ‚ganze' Männer" (Siebert 1907: 14). Verdun und Giftgas machen allerdings dann alle gleich.

Adolf Lanz (1874-1954) schreibt in seinem Buch *Rasse und Wohlfahrtspflege* (1907), dass man die nordischen Menschen durch gezielte Züchtung schöner und kräftiger machen müsse (vgl. dazu Hauser 2006: 412-424). Dazu regt er die „Gründung von asischen Reinzuchtkolonien" (Lanz 1907: 57) an.

Durch den Nationalsozialismus sind derartige Gedanken nach dem Zweiten Weltkrieg zunächst verpönt. Doch im Kontext einer religionsförmigen Mentalität und gentechnischer Fantasien entwickelt sich heute wiederum langsam die Vorstellung eines Elitemenschen, der körperlich und geistig hochtrainiert und hochgezüchtet ist.

In einem ersten Schritt der begrifflichen Entfaltung solcher Gedanken kann man an das Bodybuilding die Hoffnung auf ein glückendes Leben herantragen. Lisa Lyon (*1953), die erste Bodybuilderin, die für den PLAYBOY (Oktober 1980) abgelichtet wird, schreibt in ihrem Buch *Lisa Lyon's Bodybuilding* (1983), dass man mit Bodybuilding das gesamte Leben ändern könne. „Sie werden attraktiver, produktiver im Beruf, im Bereich der Kunst und in der Liebe. Kurz, sie legen den Grundstein für ein vollkommen neues Leben" (Lyon 1983: 23).

Und die amerikanische Bodybuilderin Stacey Bentley (*1958) ruft in der Terminologie amerikanischer, fundamentalistischer Wiedererweckungsbewegungen und des positiven Denkens aus: „Ich bekam eine reifere und zuversichtlichere Einstellung zum Leben ... – ich fühlte mich wie neugeboren" (zit. nach Wedemeyer 1996: 93). Lisa Lyon verdeutlicht den Elitecharakter des Bodybuildings.

> Seien Sie bereit, neue Möglichkeiten wahrzunehmen. Pflegen Sie den Umgang mit Menschen, die Hervorragendes leisten, mit Menschen, die das, was sie selbst anstreben, schon erreicht haben .... Sie dürfen nicht zulassen, daß Mittelmäßigkeit ihnen die Energie raubt. Brechen Sie den Umgang mit Verlierern ab. (Lyon 1983: 38)

Dieser Mentalität entsprechend ergibt sich in einem zweiten Schritt, dass man vom Bodybuilding noch mehr erwartet als nur Erfolg im Leben. Nicht nur, dass sich Fettpolster, poröse Knochen, eine schlechte Körperhaltung, geringe Muskeln und andere äußere Unzulänglichkeiten durch Bodybuilding beseitigen ließen, sondern darüber hinaus könne man auch innere Krankheiten heilen wie etwa den Krebs oder gar den Alterungsprozess als solchen aufhalten. Weil Bodybuilding weiterhin die Durchblutung anrege, werde auch das Gehirn angeregt und deswegen auch ein Intelligenzschub stattfinden.

Der us-amerikanische Entertainer und Autor veröffentlicht 2010 sein Buch *The 4-Hour-Body. An Uncommon Guide to Rapid Fat-Loss, Incredible Sex, and Becoming Superhuman*, das in der Woche seines Erscheinens schon den ersten Platz der Bestsellerliste der New York Times erreicht und damit eine weite Verbreitung findet. Der Werbetext verkündet den vielen Lesern: „Ist es möglich ... dass sie ihr genetisches Potenzial in sechs Monaten erreichen? ... zwei Stunden pro Tag schlafen und sich besser fühlen als mit acht Stunden Schlaf? ... beim Schlemmen mehr Fett verlieren als ein Marathonläufer? Jawohl, und viel mehr noch. Es ist kein weiteres Diät- oder Fitnessbuch. Der Vierstunden-Körper ist das Ergebnis einer leidenschaftlichen Suche den menschlichen Körper zu entschlüsseln, die sich über mehr als 10 Jahre erstreckte. Es enthält das kollektive Wissen von hunderten von Eliteathleten, Dutzenden von Ärzten und tausenden von Stunden verbissener Arbeit. ... Vom Gymnastikraum zum Bett, alles ist hier versammelt und es funktioniert. Sie werden es lernen (jedes in weniger als dreißig Minuten)".

Der Zustand des vollständigen körperlichen, geistigen und sozialen Wohlergehens scheint also durch das Bodybuilding und andere Methoden erreicht werden zu können. Gesundheit wird auf diese Weise zu einem in methodischen Schritten gestaltbaren Ziel. Jeder andere Zustand wird explizit oder implizit in dieser Art der Bodybuildingphilosophie auf die Weise des selbstverschuldeten Mangels interpretiert. Krankheiten, Befindlichkeitsstörungen aller Art und psychische Krisen werden dann zu einer Form des Versagens, die an sich zu einem dringenden Leben nicht dazugehören können und dürfen. Doch wie auch immer gesund, nämlich sportlich, schön und sozial hoch anerkannt ein Bodybuilder sein kann – das Scheitern ist programmiert. Auch ein Bodybuilder muss nämlich altern.

Es scheint etwas an dieser Art der Verwendung des Gesundheitsbegriffs schief zu sein. Damit sind wir beim nächsten Schritt angelangt, nämlich der Bestimmung dessen, zu was für einer Art von Begreifen der Gesundheitsbegriff der Weltgesundheitsorganisation positiv taugt. Um dies zu tun, muss zunächst einmal etwas über Begriffe, oder den Begriff des ‚Begriffs‘ gesagt werden.

4 Gesundheit als Begriff oder Grenzbegriff – die philosophische Seite

Begriffe sind mit dem Anspruch auf Sachgerechtigkeit auftretende Beschreibungen eines Sachverhaltes. Begriffe stehen immer in einem Kontext anderer Begriffe – durch den Bezug auf Gemeinsamkeiten und spezifische Unterschiede können sie erst bestimmt werden. Der Rahmen eines derartigen Begriffsfeldes ist sein Gesprächsbereich – etwa Gesundheit und Krankheit.

Grenzbegriffe treten in Argumentationskontexten auf, in denen es um einen bestimmten Gesprächsbereich als ganzen geht, d.h. mit Einschluss aller evtl. darin vorhandenen Differenzierungen. Grenzbegriffe machen einen ganzen Gesprächsbereich – in unserem Falle in der Rede über ‚Gesundheit‘ – zum Thema. ‚Gesundheit‘ und ‚Krankheit‘ werden hier im Folgenden als Grenzbegriffe betrachtet. Als Grenzbegriffe markieren Sie den Grenzfall eines Zustandes. Wie kann man das anschaulich machen?

Egon und Paul treffen sich auf der Straße. Egon ist ein Nörgler, für Paul ist das Glas Wasser hingegen immer halb voll. Egon fragt Paul wie es ihm gehe. Paul sagt: „Gut, ich war beim Gesundheitscheck und dort habe ich erfahren, dass ich ganz gesund bin". Egon sieht sich Paul an und stellt fest: Paul hat sich gerade in den Finger geschnitten, seine Nase läuft, er hat einen entzündeten Pickel auf der Nase und außerdem hält er sich die rechte Hand an den Lendenwirbelbereich, weil er sich verhoben hat. Egon sagt: „Paul bist krank, du bist nicht gesund, du hast nämlich ..." und dann zählt er auf, was er an Paul bemerkt hat.

Blicken wir an dieser Stelle zurück auf die Definition der Weltgesundheitsorganisation, dass Gesundheit „ein Zustand des vollständigen körperlichen, geistigen und sozialen Wohlergehens und nicht nur das Fehlen von Krankheit oder Gebrechen" sei.

Egon verwendet den Gesundheitsbegriff der Weltgesundheitsorganisation als *Begriff*, das heißt als prinzipiell wirklichkeitsgerechte Beschreibung eines prinzipiell verwirklichbaren Sachverhaltes. Aus dieser Perspektive heraus ist dann allerdings jeder Mensch letzten Endes krank. Wenn man – wie es nicht nur in der Bodybuilding-Philosophie geschieht – Krankheit oder auch nur Schwäche dann auch noch als persönliches Versagen interpretiert, dann gerät man in eine prinzipiell defizitäre Existenzsituation.

Wenn man hingegen wie Paul von der Voraussetzung ausgeht, dass es so etwas wie eine Idee vollständiger Gesundheit gibt, die als Maßstab eines prinzipiell nie vollendet realisierbaren Strebens nach Gesundheit existiert, dann kann man die Entscheidung treffen „ich bin gesund" und dabei doch sich gerade in den Finger geschnitten, eine laufende Nase, einen entzündeten Pickel und außerdem Probleme im Lendenwirbelbereich haben. Gesundheit wird dann zu einem *Grenzbegriff* der zwar nie vollkommen erreicht werden kann, anhand dessen man entsprechende eigene oder fremde Lebenszustände als ‚gesund' identifizieren kann.

Man kann sagen, dass der Umgang mit dem empirischen Begriff ‚Krankheit' und dem Grenzbegriff ‚Gesundheit' philosophisch als ‚Schweben' gefasst werden kann. Es ist ein Schweben zwischen dem Grenzbegriff der Gesundheit, die man anstrebt und dem Bewusstsein (philosophisch gesprochen) radikaler Endlichkeit beziehungsweise (theologisch gesprochen) Erlösungsbedürftigkeit als Bewusstsein der prinzipiellen Ausgeliefertheit an Krankheitssituationen.

Mit dieser Feststellung sind wir an den Übergangspunkt von einer philosophischen zu einer weltanschaulich bestimmten Perspektive auf Gesundheit und Krankheit und damit bei der theologischen Interpretation dieses philosophisch erörterten Begriffs angelangt.

5 Gesundheit und Krankheit – theologisch betrachtet

Die theologische Zugangsweise zum Problem von Gesundheit und Krankheit stellt sich als Auslegung der philosophischen Perspektive im Lichte des christlichen Glaubens dar (wegweisend zum Ganzen: Tremmel 2010).

Zunächst einmal ist festzustellen, dass weder das Alte noch das Neue Testament das Problem der Krankheit beschönigen. In Psalm 38 (Ps 38, 7-11) heißt es etwa: „Ich bin gekrümmt und tief gebeugt, / den ganzen Tag geh ich traurig einher. Denn meine Lenden sind voller Brand, / nichts blieb gesund an meinem Leib. Kraftlos bin ich und ganz zerschlagen, / ich schreie in der Qual meines Herzens. All mein Sehnen, Herr, liegt offen vor dir, / mein Seufzen ist dir nicht verborgen. Mein Herz pocht heftig, mich hat die Kraft verlassen, / geschwunden ist mir das Licht der Augen".

Krankheiten werden im Alten Testament etwa als gestörte Kommunikation zwischen Gott und Mensch wahrgenommen. Der berühmte Psalm 22, dessen Anfang der markinische Jesus am Kreuz zitiert (Mk 15, 34), ist ein drastisches Beispiel für diese Perspektive einer Gottesferne: ‚Mein Gott, mein Gott, warum hast du mich verlassen, / bist fern meinem Schreien, den Worten meiner Klage? 3 Mein Gott, ich rufe bei Tag, doch du gibst keine Antwort; / ich rufe bei Nacht und finde doch keine Ruhe' (Ps 22, 2f). Darüber hinaus wird Krankheit auch als Strafe Gottes wahrgenommen, die einen Menschen aufgrund eines solchen Bildes von Krankheit auch sozial isolieren kann, wie es etwa in Psalm (Ps 88,8f) deutlich wird: ‚Schwer lastet dein Grimm auf mir, / all deine Wogen stürzen über mir zusammen. Die Freunde hast du mir entfremdet, / mich ihrem Abscheu ausgesetzt; / ich bin gefangen und kann nicht heraus'. Da Jesus von Nazareth von der Voraussetzung ausgeht, dass alle Menschen Sünder sind, bringt er Krankheiten nicht mehr unvermittelt in Verbindung mit Schuld.

Der johanneische Jesus spiegelt diese Intentionen Jesu von Nazareth (Joh 9,1-3): „Unterwegs sah Jesus einen Mann, der seit seiner Geburt blind war. Da fragten ihn seine Jünger: Rabbi, wer hat gesündigt? Er selbst? Oder haben seine Eltern gesündigt, sodass er blind geboren wurde? Jesus antwortete: Weder er noch seine Eltern haben gesündigt, ...".

Paulus schreibt im zweiten Korintherbrief (2 Kor 12,7-9) über den Preis den er für eine Vision habe zahlen müssen: „Damit ich mich wegen der einzigartigen Offenbarungen nicht überhebe, wurde mir ein Stachel ins Fleisch gestoßen: ein Bote Satans, der mich mit Fäusten schlagen soll, damit ich mich nicht überhebe. Dreimal habe ich den Herrn angefleht, dass dieser Bote Satans von mir ablasse. Er aber antwortete mir: Meine Gnade genügt dir; denn sie erweist ihre Kraft in der Schwachheit. Viel lieber also will ich mich meiner Schwachheit rühmen, damit die Kraft Christi auf mich herabkommt". Krankheit – in diesem Falle vielleicht epileptische Anfälle – wird zum Anlass für eine Bewährung in einer durch Gott verfügten Situation.

Mit der paulinischen Interpretation der Krankheit als Bewährung stoßen wir auf eine bleibend aktuelle Problematik. Immer wieder geschieht es, dass im pastoralen Situationen Kranken der Hinweis gegeben wird, sie hätten hier etwas um Christi willen zu ertragen, es habe einen Sinn den Gott kenne und sie müssen sich durch Geduld in den Willen Gottes fügen.

Darüber hinaus wird bei der Beurteilung von Krankheitssituationen manchmal auch ein moralischer Maßstab angelegt: AIDS wird dann beispielsweise als Strafe Gottes für unkeusches Handeln ausgelegt. Auf dem Hintergrund der philosophischen Analyse der Begriffe Gesundheit und Krankheit kann dazu und abschließend grundsätzlich aus theologischer Perspektive festgestellt werden: die Frage nach dem Sinn des Leidens darf niemals aus der Perspektive eines *Betrachters*, sondern nur aus der Perspektive eines unter einer Krankheit leidenden *Akteurs* positiv beantwortet werden. Ich kann sagen „Meine Krankheit ist, so deute ich sie aus meinem Glauben heraus, für mich eine Prüfung Gottes". Ich darf nicht zu einem anderen kranken Menschen sagen „Deine Krankheit sollst du als Prüfung Gottes ansehen und akzeptieren". Der universal liebende Gott Jesu Christi sendet keine Krankheiten. Genauso wie das Geheimnis des Bösen gibt es ein Geheimnis des schicksalhaft Schlechten in der Welt, das sich in der jüdisch-christlichen Tradition als Ausdruck einer abgründigen und unvordenklichen Lebensverwirrung der Schöpfung in Freiheit symbolisieren kann. Durch die Menschwerdung Gottes geht der Christ von der Voraussetzung aus, dass Gott diese geschöpfliche Freiheit, auch die Lebensverwirrung zu wollen, achtet und sich darüber hinaus in diese Lebensverwirrung hinein begibt und sie mit durchleidet und auf diese Weise auszeitigt. Da der Inkarnationsprozess, die Menschwerdung Gottes nicht nur situativ vor zweitausend Jahren stattfand, sondern in jedem von uns in jedem Augenblick unseres Lebens und damit auch in unseren Krankheitssituationen stattfindet, können Christen daran glauben, dass Gott in jedem kranken Menschen mitleidet und dass es aus dieser Perspektive heraus nur natürlich ist, dass kranke Menschen ebenso wie der markinische Jesus am Kreuz Psalm 22 herausschreien dürfen und dabei – vielleicht – auch hoffen, dass Gott für sie diesen Psalm zu einem guten Ende weiterspricht.

Literatur:

Bonnet, A.-M. (2004): Vom Körperbild zum Bildkörper. In: zur debatte. Themen der Katholischen Akademie in Bayern, 34(Heft 7), 5-7.

Ferris, T. (2010): The 4-Hour-Body. An Uncommon Guide to Rapid Fat-Loss, Incredible Sex, and Becoming Superhuman. New York: rown Archetype Publicity (vgl. <http://fourhourbody.com>).

Jäger, W./Quarch, C. (2004): „ ... denn auch hier sind Götter". Wellness, Fitness und Spiritualität. Freiburg im Breisgau, Basel, Wien: Herder.

Hauser, L. (2006): Kritik der neomythischen Vernunft. Bd.1: Menschen als Götter der Erde (1800-1945). Paderborn: Schöningh.

Heimskringa (übs. und hrsgg. Niedner, V.F.), Jena 1922.

Jacoby, F. (1957): Die Fragmente der griechischen Historiker, Teil 1: Leiden: Brill.

Lanz-Liebenfels, J. (1907): Rasse und Wohlfahrtspflege. Wien.

Lyon, L. (1983): Lisa Lyon's Bodybuilding, München: Heyne.

Schneider-Flume, G (2009): Heilung durch den Glauben? In: Materialdienst (10/2009), 363-368.

Siebert, T. (1907): Der Kraftsport. Leipzig: Kade.

Stoff, H. (2004): Ewige Jugend und Schönheit. Veraltete und verjüngte Körper zu Beginn des 20. Jahrhunderts. In: Hasselmann, K./Schmidt, S./Zumbusch, C. (Hrsg.): Utopische Körper. Visionen künftiger Körper in Geschichte, Kunst und Gesellschaft. München: Fink, S. 40-55.

Tremmel, M. (2010): Gesundheit und Gesundheitsförderung aus sozialpastoraler Perspektive, Berlin: Lit.

Wedemeyer, B. (1996): Starke Männer, starke Frauen. Eine Kulturgeschichte des Bodybuildings. München: Beck.

Wedemeyer, B. (1999): Der Athletenvater Theodor Siebert. Eine Biographie zwischen Körperkultur, Lebensreform und Esoterik. Göttingen: Klatt.

Wüst, E. (1937): Artikel: Tithonos. In: Kroll, W./Mittelhaus, K. (Hrsg.), Paulys Real-Enzyklopädie der classischen Altertumswissenschaft, 2. Reihe, 6. Band. Stuttgart: Metzler, S. 1512-1519.

Antonovskys Religionsverständnis und dessen Verhältnis zu Konzepten von Spiritualität – eine gesundheitswissenschaftliche und sozialethische Herausforderung

Florian Jeserich

1 Einführung

In den Gesundheitswissenschaften fand das Salutogenesemodell des amerikanisch-israelischen Medizinsoziologen Aaron Antonovsky (1923-1994) weite Verbreitung. Der internationale, anhaltende Erfolg seines stresstheoretischen Modells, das er in den wesentlichen Zügen bereits vor mehr als dreißig Jahren in seiner Monographie *Health, Stress, and Coping* (1979) erläuterte, lässt sich teils darauf zurückführen, dass es sich hierbei um eine der wenigen ‚großen' Theorien im Bereich der Gesundheitsforschung handelt (Faltermaier 2006). Obgleich vielfach Kritik an Antonovskys Modell geäußert wurde und wird – zum Beispiel wird die Originalität seiner Thesen bezweifelt (Siegrist et al. 1998), das methodische Vorgehen bei der Operationalisierung des zentralen Konstrukts, des Kohärenzgefühls, kritisiert (Becker 1998) und die faktorenstrukturelle und diskriminante Validität der Skala zur Messung des Kohärenzgefühls als Schwachpunkt herausgestellt (Frenz et al. 1993; Geyer 1997) –, bietet es viele Vorteile: Es stellt die vorherrschende, oft einseitig pathogene Orientierung in Theorie und Praxis in Frage; es überwindet eine zu einfach konstruierte Dichotomie zwischen ‚Krankheit' und ‚Gesundheit' und stellt ein Krankheits-Gesundheits-Kontinuum an dessen Stelle; es versteht den beschwerlichen Weg zum Pol der Gesundheit als einen komplexen Stressbewältigungsprozess, in dem die vom sog. Kohärenzgefühl gesteuerte Mobilisierung biologischer, psychischer und soziokultureller Widerstandsressourcen die zentrale Rolle spielt; und – nicht zuletzt: Es bietet dank dieser Vielschichtigkeit einen dehnbaren Rahmen für eine theoriegeleitete, interdisziplinäre Gesundheitsforschung.

Einen solchen interdisziplinären Anknüpfungspunkt, der in den deutschsprachigen Gesundheitswissenschaften bislang jedoch kaum Beachtung gefunden hat, stellt die Erforschung religiöser und/oder spiritueller Bewältigungsressourcen dar. In den USA wurde Antonovskys Salutogenesemodell vergleichsweise früh für die stark psychologisch ausgerichtete Untersuchung der sog. „Religion-Health Connection" (Ellison/Levin 1998) fruchtbar gemacht: Levin (1996: 857-859) führte das Kohärenzgefühl-Konstrukt Antonovskys explizit als einen Mechanismus ein, der bestimmte gesundheitsfördernde Effekte von ‚Religion' erklären könne. Allerdings buchstabieren weder er noch George und Kollegen (2002), die einige Jahre später das salutogenetische Modell erneut ins Spiel bringen, aus, ob und wie das für die Theorie so zentrale Kohärenzgefühl als eine Variable betrachtet werden könnte, die zwischen der als Widerstandsressource definierten ‚Religion' und bestimmten Dimensionen von Gesundheit vermittelt. In der Zwischenzeit sind einige Studien erschienen, in denen mögliche Zusammenhänge zwischen religiösen/spirituellen Ressourcen, dem Kohärenzgefühl und Gesundheitsmaßen getestet wurden (z.B. Arévalo et al. 2008; Delgado 2007; Kohls et al. 2009; Mullen et al. 1993; Unterrainer et al. 2010). Gemein ist dieser Gruppe von quantitativ angelegten Studien, dass sie das Kohärenzgefühl zwar mittels statistischer Analyseverfahren mit anderen gemessenen Größen in Beziehung setzt, am Ende aber weitestgehend darauf verzichtet, die Ergebnisse im Kontext des komplexen Rahmenmodells zu diskutieren (vgl. zu dieser Kritik auch Faltermaier 2006). Durch die Vernachlässigung der Gesamttheorie und die (zu) starke Fokussierung auf das Kohärenzgefühl-Konstrukt wird die Möglichkeit verschenkt, Antonovskys Modell empirisch zu prüfen und ggf. im Hinblick auf die Faktoren ‚Religion' und ‚Spiritualität' zu modifizieren.

In diesem Beitrag soll daher der Blick primär auf das salutogenetische Rahmenmodell gerichtet und die Frage geklärt werden, was Antonovsky unter ‚Religion' verstand und welche Rolle dieser Faktor in seiner Theorie spielt. Parallel wird der in zwei Schritten rekonstruierte Religionsbegriff Antonovskys (Abschnitt 2 und 4) mit einem Konzept konfrontiert, über das sich Antonovsky in seinen Veröffentlichungen zwar nicht explizit geäußert hat, das aber sowohl im gesellschaftlichen Diskurs als auch in der gesundheitspsychologischen Forschung an Bedeutung gewonnen hat: ‚Spiritualität' (Abschnitt 3 und 5). Gerade weil die transdisziplinäre Spiritualitätsforschung boomt und gerade weil es nur sporadische Hinweise darauf gibt, welche Stellung ‚Spiritualität' im Denken des Theoriebegründers einnahm und in welchem (Spannungs)-Verhältnis sein Religionsbegriff zu unterschiedlichen Auffassungen von ‚Spiritualität' steht, ist es wichtig, diesen Fragen nachzugehen. Ziel der Auseinandersetzung ist es, durch eine Klärung des theorieinternen Status der Konstrukte ‚Religion' und ‚Spiritualität' eine Diskussionsgrundlage zu schaffen für die bessere Integration der Resultate bisheriger und zukünftiger empirischer Studien über den Zusammenhang von ‚Religion'/‚Spiritualität' und Kohärenzgefühl in das Antonovsky'sche Rahmenmodell. Dementsprechend schließt der Beitrag mit einigen Anregungen für die weitere Forschung (Abschnitt 6).

2 Der Einfluss von Malinowskis Kulturtheorie auf Antonovskys Religionsbegriff

In seinem salutogenetischen Rahmenmodell räumt Antonovsky dem Faktor ‚Religion' einen Platz unter den zehn hauptsächlichen Gesundheitsfaktoren ein: Unter der Überschrift „Major Psychosocial Generalized Resistance Resources" finden sich die Kategorien ‚Magie' („magic") und ‚Religion' („religion, philosophy, art: a stable set of answers") (Antonovsky 1979: 184). Zwar wird ‚Religion' nicht als einzigartiger oder besonderer Wirkfaktor eingeführt – im Gegenteil: Er steht paritätisch neben anderen Weltdeutungssystemen (Philosophie, Kunst); aber er ist als eine bedeutsame Widerstandsressource gekennzeichnet. Die kurze Definition, die Antonovsky vorschlägt – ‚Religion' sei ein System tragfähiger Antworten auf existenzielle Fragen –, gibt bereits einen Hinweis darauf, welchen Aspekt von ‚Religion' Antonovsky für einen Stresspuffer hält: Sie verweist auf die weltbildformende, kognitive Funktion von ‚Religion'. Im Hinblick auf Antonovskys Religionsverständnis gilt es, als erstes Wesensmerkmal festzuhalten:

1. *Religion ist ein stabiles System von Antworten.* Sie kann den Menschen ein festgefügtes Weltbild vermitteln, eine kognitive Landkarte, die dazu dient, sich in einer chaotisch-komplexen und insofern potentiell stressigen Lebenswelt schnell und effektiv zu orientieren.

Der Umstand aber, dass Antonovsky zwischen ‚Magie' und ‚Religion' differenziert, spricht dafür, dass sich der Religionsbegriff des Autors an der frühen religionsethnologischen Theoriediskussion orientiert. Insofern scheint es ratsam, die Widerstandsressource ‚Religion' auch im Hinblick auf ihre soziokulturelle Funktion näher zu untersuchen.

Antonovsky (1985: 2) bezeichnet sich selbst als einen anthropologisch orientierten Soziologen („anthropologically oriented sociologist") und betont mehrfach seine Verbundenheit mit der anglo-amerikanischen Kulturanthropologie. Diese zeigt sich nicht nur in der Nähe seiner Gedanken zur neo-freudianisch geprägten Culture and Personality-School (vgl. Antonovsky 1979: 149-151; 1987: 182-183), sondern vor allem auch im Hinblick auf sein Religionsverständnis: Der Artikel „Culture" aus der *Encyclopedia of the Social Sciences* des polnisch-britischen Ethnologen Malinowski (1931) ist seine maßgebliche, ja einzige Quelle, wenn es darum geht zu klären, welche Rolle ‚Magie' und ‚Religion' im salutogenetischen Modell spielen. ‚Magie' und ‚Religion' werden nicht etwa, wie zunächst zu vermuten, unter die kognitiv-emotiven oder valuativen Ressourcen gerechnet (für eine Übersicht über die unterschiedlichen Arten von Ressourcen vgl. die Typologie in Antonovsky 1979: 103), sondern sie dienen als Paradebeispiele für die Wichtigkeit und Wirksamkeit makrosoziokultureller Widerstandsressourcen. Den entsprechenden Abschnitt leitet Antonovsky (1985: 117) mit dem Satz ein: „My temptation is to stop here and refer the reader to Malinowski's classic article on culture, (...)." Malinowski, Gründervater des britischen Funktionalismus, versteht unter ‚Kultur' eine institutionalisierte Form, Antworten auf unsere biologischen Grundbedürfnisse sowie auf die aus diesen abgeleiteten psychosozialen und transzendenten Bedürfnisse bereitzustellen. In diesem Sinne werden ‚Magie' und ‚Religion' als soziale Institutionen beschrieben, deren *raison d'être* die Befriedigung von Bedürfnissen wie zum Beispiel Kontrolle, Sicherheit oder Sinnhaftigkeit ist; sie kommen immer dann ins Spiel, wenn sich Menschen mit emotionalem Stress konfrontiert sehen und das Repertoire an rationalem Wissen und an technischen Fertigkeiten nicht ausreicht, um Antworten auf krisenhafte Ereignisse (Unfälle, Naturkatastrophen, Krankheit, Tod usw.) zu geben oder wenn es darum geht, bisher Unerklärbares zu erklären. Unter ‚Magie' versteht Malinowski rituelle Aktivitäten, die keinen übergeordneten Sinn stiften, sondern lediglich als Mittel eingesetzt werden, um bestimmte Zwecke zu erreichen (z.B. Wetterkontrolle). Er charakterisiert ‚Magie' als einen rein utilitaristischen Akt. ‚Religion' hingegen stellt für Malinowski nicht bloß ein instrumentelles Geschehen dar, sondern besitzt *per definitionem* eine sozialethische Komponente: Sie sorgt auf rituelle Weise für die Kontinuität der Tradition, vermittelt Werte und Normen und reguliert und stabilisiert so das soziale Zusammenleben (Kohäsion). Ihr Ursprung ist in der kollektiven Verarbeitung des Todes zu suchen. Denn jeder Todesfall gefährdet nicht nur die psychische Stabilität der Angehörigen, sondern gleichsam auch den Zusammenhalt der ganzen Gemeinschaft. ‚Religion' wirkt, so Malinowski (1973: 38), „den zentrifugalen Kräften der Angst, des Schreckens, der Demoralisation entgegen und liefert die wirkungsvollsten Mittel zur Reintegration der erschütterten Solidarität der Gruppe und für die Wiederherstellung der Moral."

Zwei Aspekte des Malinowski'schen Religionsbegriffs (eingehender zu diesem Burkard 2005: Kapitel II; Nadel 1980) scheinen für Antonovsky entscheidend zu sein:

2. *Religion ist ein makrosoziokulturelles Phänomen.* Obwohl auch ‚Religion' als eine gesellschaftliche Institution letztlich auf individuelle Grundbedürfnisse zurückgeführt werden kann und psychologische Funktionen erfüllt (z.B. die Regulierung von Emotionen oder die Bereitstellung einer tragfähigen Jenseitsvorstellung), bezeichnet ‚Religion' keinen persönlichen Erfahrungsmodus, sondern primär ein stabiles System von Annahmen, das kollektiv inszeniert und perpetuiert wird.

3. *Religion hat eine integrative soziale Funktion.* Sie stiftet Ordnung und Sinn in Bereichen, die außerhalb der Kontrolle des Menschen liegen. Dabei sind nicht die kulturell variierenden Formen des Transzendenzbezugs entscheidend, sondern der Umstand, dass der Mensch mit einem von einer Gruppe geteilten, verbindlichen Regel- und Wertesystem versorgt wird, das auf Solidarität und Kooperation beruht und dabei hilft, einschneidende Lebensabschnitte (Geburt, Pubertät, Tod) sowie Kontingenzerfahrungen gemeinschaftlich zu bewältigen.

Axiome dieser Kultur- und Religionstheorie können auch aus Antonovskys frühen Werken herausgelesen werden. Zum Beispiel aus seiner Untersuchung von Afroamerikanern in New York City, die, gemessen an den dominanten Werten der amerikanischen Mittelklasse, relativ erfolgreich auf dem Arbeitsmarkt agieren: Er stellt fest, dass eine wichtige Kraftquelle dieser Personengruppe in ihrer religiösen Praxis zu finden ist – sie hält die Familie zusammen (z.B. durch den regelmäßigen gemeinsamen Kirchgang) und vermittelt moralische Werte wie Ehrlichkeit, Freundlichkeit, Kooperation oder Familiensinn (vgl. Antonovsky 1967b: 251).

Die funktionalistische Perspektive auf ‚Religion' führt jedoch zu einer Relativierung ihrer Bedeutung als einer Ressource. Denn: Antonovskys Religionsbegriff, konsequent angewendet, bewirkt genau das, was einige Protagonisten der amerikanischen Religionspsychologie befürchten und kritisieren (vgl. z.B. Pargament 2002): Er beraubt ‚Religion' nämlich ihrer Sonderstellung und negiert die Spezifizität ihrer Wirkweise. Für Antonovsky stellt sich nicht die Frage, ob ‚Religion' etwas leistet, was andere psychosoziale Faktoren womöglich *nicht* leisten (hierzu Jones 2004), sondern er betont, dass der ‚Religion' im Kontext seines Modells dieselbe Funktion und Effektivität zukommt wie jeder anderen makrosoziokulturellen Widerstandsressource auch. Daher kann er ‚Religion' – rein funktional betrachtet – mit anderen Weltdeutungssystemen wie z.B. Kunst und Philosophie oder auch politischen Ideologien gleichsetzen (vgl. Antonovsky 1979: 118). Ein gutes Beispiel für die funktionalistische Relativierung des religiösen Faktors findet sich in dem Kommentar, den Antonovsky zu dem Artikel von Mullen und Kollegen (1993) schrieb:

> Though I would agree with every word you wrote in this paragraph, one must add: There are functional alternatives to 'spiritual resources' as you have used it. Keep in mind that a true believer in a political ideology may also come to have a strong sense of coherence. Moreover, I am afraid that other resources, such as money or tribalism, may have the same consequences. (Antonovsky zitiert nach Mullen et al. 1993: 44)

Die Stoßrichtung dieser Worte ist erst vor dem Hintergrund zu verstehen, dass die Autoren am Ende ihres Beitrags, der eine signifikante positive Korrelation von spirituellen Ressourcen und Kohärenzgefühl nachweist, zwei Zitate aus ihrer qualitativen Begleitstudie auf so suggestive Weise anführen, dass eine religiöse Erklärung des Befunds nahe liegt. Der Text endet mit den unkommentierten Worten einer Ehepartnerin eines Krebspatienten: „With God's help and our love for each other, we'll make it." (Mullen et al. 1993: 44) Antonovskys Bedenken bezogen sich nicht auf vermeintlich salutogene Effekte von ‚Religion'. Von diesen schien er trotz seiner eigenen Forschung (Anson et al. 1990) – in der zwar keine positive Kausalbeziehung (Religiosität → Gesundheit) gefunden werden konnte, wohl aber eine Bestätigung für die kognitive Funktion von ‚Religion' (Bewältigung des Theodizee-Problems) – überzeugt zu sein. Vielmehr richtete sich seine Skepsis auf die implizite christlich-religiöse ‚Vereinnahmung' der Untersuchungsergebnisse sowie auf die Gefahr, dem Faktor ‚Religion' eine *besondere* salutogene Wirkung zuzuschreiben. Er macht klar, dass ‚Religion' zwar für bestimmte Gruppen eine effektive Widerstandsressource sein kann, dass sie sich darin aber nicht von einer Ideologie oder einem Stammessystem unterscheide. Mit diesem (durchaus provokant gemeinten) Hinweis übt Antonovsky indirekt Kritik an dem apologetischen Gestus vieler Religionsforscher/innen, die ihre Arbeit durch die Brille der eigenen (meist christlichen) Religiosität betrachten (generell zu dieser Problematik vgl. Wulff 2001-2002).

Dass Antonovsky der Erforschung des Zusammenhangs von ‚Religion' und Gesundheit im Prinzip aber positiv gegenüberstand, zeigen die von Levin berichteten Aussagen des Medizinsoziologen. Levin (1996: 858) beruft sich auf eine persönliche Kommunikation mit Antonovsky aus dem Jahre 1987 und resümiert:

> Antonovsky saw our work on the social epidemiology of religion [Levin & Vanderpool 1987] as consonant with his views that religious commitment represented a 'concrete expression of the sense of coherence' and told us he believed that findings in the epidemiology of religion would someday fit into a subsuming 'theoretical model of the relationship between Weltanschauung and health'.

Ein Grund, warum Antonovsky zustimmend auf Levins Hypothese reagierte, könnte darin liegen, dass dieser das Forschungsgebiet als ‚Religionsepidemiologie' entwirft und anhand des Kirchbesuchs exemplarisch erläutert. Denn damit klingt nicht nur die zentrale soziokognitive Funktion von ‚Religion' an, sondern auch die makrosoziale Perspektive, die für Antonovsky zeitlebens so wichtig war.

3 Eine sozialethische Kritik an der ‚spirituellen Bewegung'

Walach, der Antonovsky kurz vor dessen Tod auf einer Konferenz in Israel hörte, berichtet, dass dieser mit Abwehr auf den Begriff ‚Spiritualität' reagiert hätte (Walach 2009). Es ist zu erwägen, ob es eine Mischung aus wissenschaftlichen und persönlich-ethischen Gründen war, die Antonovskys Abneigung gegenüber dem Konzept ‚Spiritualität' bedingte. Kohls führt zwei Argumente an, die erklären sollen, warum ‚Spiritualität' ein Anathema für Antonovsky war: Zum einen verweist er darauf, dass in der Zeit, in der Antonovsky seine Ideen entwickelte, „der intellektuell-akademische Diskurs durch die Katastrophe des Zweiten Weltkriegs bestimmt" (Kohls 2010: 72) gewesen sei und ‚Spiritualität' in der Auseinandersetzung mit den gesellschaftlichen Konsequenzen des Holocausts eher keine Rolle gespielt hätte – weder in der Sozialpsychologie noch in den Gesundheitswissenschaften. Zum anderen wagt er eine biographische These: Vielleicht, so Kohls (2010: 73), hat Antonovsky, der selbst Jude war, in Anbetracht der jüdischen Geschichte „nicht an eine spirituelle Form von Transzendenz glauben können".

Obgleich die Überlegungen auf den ersten Blick plausibel sind, scheinen sie aus mehreren Gründen keine hinreichende Erklärung zu sein: (a) Es ist nicht notwendig, selbst gläubig zu sein, um einen Transzendenzbezug als mögliche Widerstandsressource in Erwägung zu ziehen – zumal, wie Kohls zum Ende seines Beitrags andeutet, Antonovsky religiös nicht gänzlich ‚unmusikalisch' zu sein schien. (b) In Antonovskys Werk finden sich immer wieder Querbezüge zu religiösen Themen, die illustrieren, dass er diese Dimension des menschlichen Handelns und Denkens nicht ausklammerte. Erklärungsbedürftig ist also nicht die vermeintliche Nichtthematisierung von transzendenten Aspekten im Salutogenesemodell, sondern vielmehr der Umstand, dass Antonovsky öfters von ‚Religion', aber offenbar nie von ‚Spiritualität' sprach. Dies liegt, so steht zu vermuten, an Antonovskys Verständnis von Spiritualität – über das sich schlechterdings nur spekulieren lässt – sowie an seinem spezifischen Religionsbegriff, der nicht nur kulturanthropologisch, sondern auch autobiographisch eingefärbt war.

Folgender These soll nachgegangen werden: Könnte es sein, dass der Fokus auf die soziokulturelle Dimension von ‚Religion' und Gesundheit/Krankheit, der für Antonovsky kennzeichnend war, eine Erklärung dafür ist, dass ‚Spiritualität' keine Rolle in seinen Schriften gespielt hat? Ist es möglich, dass der Medizinsoziologe, dessen Monographien (1979 und 1987) just in der Zeit entstanden, in der das Spiritualitätskonzept im Kontext des sog. New-Age-Milieus florierte,[1] sich an gesellschaftlichen Tendenzen zu reiben begann, die er als eher dysfunktional für den sozialen Zusammenhalt wahrnahm? Der populäre und akademische Siegeszug des Spiritualitätskonzepts scheint mit gesellschaftlichen Individualisierungsprozessen zusammenzufallen (Gräb/ Charbonnier 2008). ‚Spiritualität' wird gemeinhin mit der Suche nach persönlichen Transzendenzerfahrungen in Verbindung gebracht sowie mit der Abkehr von institutionalisierten Glaubensformen – mit Strukturen also, die von jenen, die sich selbst als ‚spirituell, aber nicht religiös' charakterisieren oft als ‚dogmatisch', ‚moralisierend' und ‚erstarrt' beschrieben und nicht selten mit einem nunmehr pejorativ verwendeten Begriff von ‚Religion' belegt werden. Der Begriff ‚Spiritualität' – sowohl verstanden als „Ethnokategorie der Handelnden" (Knoblauch 2006: 91) als auch als wissenschaftliche Beschreibungskategorie – umfasst das Zusammenspiel folgender soziologischer Merkmale: (a) Erfahrungsorientierung; (b) Distanz zur Dogmatik; (c) Subjektivismus; (d) Nähe zum Individualismus; (e) Distanz zu großen Organisationsformen; und (f) Betonung der Ganzheitlichkeit (vgl. Knoblauch 2006: 106-107). Es wäre irreführend, diesen gesellschaftlichen Trend als einen Ausdruck von Säkularisierung konzeptionalisieren zu wollen. Es handelt sich wohl eher um eine Transformation religiöser Orientierungen, die mit der Betonung der persönlichen Sinnsuche in einer neuen religiösen Szenerie einhergeht und nicht selten in eine sog. ‚Patchworkreligiosität' mündet.

Wenn aber der ‚spirituelle' Lebensstil mit einer zunehmend enttraditionalisierten und individualisierten Form des Glaubens assoziiert wird, dann ist eben jene stresspuffernde Wirkung, die Antonovsky – Malinowski folgend – der makrosoziokulturellen Ressource ‚Religion' zuschrieb, in einem Prozess der Auflösung begriffen. Dass der Blick sich immer mehr auf das Individuum und seine persönliche psychosomatische Heilung (Stichwort: „mind-body medicine") richte und dabei das soziokulturelle Eingebettetsein einer jeden Person zunehmend aus den Augen verloren gehen würde, war folglich auch die Kritik, die Antonovsky an der holistischen Gesundheitsbewegung („Holistic Health Movement") übte:

---

[1] Baier (2006: 25) bemerkt, dass die „New Age-Bewegung der zweiten Hälfte des 20. Jahrhunderts (…) wesentlich zur weltweiten Popularisierung des Terminus ‚Spiritualität'" beigetragen hätte und verweist auf einen Klassiker der Szene: „Marylin Ferguson [1982] etwa spricht Anfang der 1980er Jahre von einer ‚spirituellen Revolution'. An die Stelle des traditionellen Gläubigen tritt ihrer Meinung nach der ‚spirituelle Sucher', der sich auf den Weg zur ‚mystischen Erfahrung' begibt, wobei die Bindung an eine religiöse Großorganisation von sekundärer Bedeutung ist und das Festhalten an bestimmten Glaubenssätzen als hinderlich betrachtet wird. Spiritualität versteht Ferguson als neue Stufe der religiösen Entwicklung der Menschheit über die Religion hinaus." Zum Zeitgeschehen vgl. auch die Analysen von Bochinger (1994: 103-137).

> [T]he voluminous writing of – shall we call it the holistic approach to health? – as far as I can tell shows a near-total absence of reference to or awareness of the larger social system in which the mind-body relationship operates. History, social structure, and even culture do not seem to exist. Let me take a quote almost at random from this writing to convey the flavor of what I mean. The source does not matter: 'We must search for health within ourselves. If we don't have balance within ourselves, then we cannot expect the world to stay in balance ... we must begin within the borders of our own skin.' (Antonovsky 1994: 7)

Für den Kontext hier ist diese Kritik insofern erhellend, als die holistische Gesundheitsbewegung historisch mit der Popularisierung des Spiritualitätskonzepts und dem sprunghaften Wachstum der spirituellen Bewegung verbunden ist: So stellt Melton (1990: xvii) einen Zusammenhang zwischen dem Aufkommen des „Holistic Health Movement" und einem gesellschaftlichen Trend her, der sowohl inner- als auch außerwissenschaftlich unter dem dehnbaren Begriff ‚New Age' erörtert wird und ebenfalls das holistische Denken zum Paradigma erhoben hat (vgl. Hanegraaff 1996: 119-158). Beide Phänomene, so Melton (1990: xix), würden nicht nur eine gemeinsame ideologische Basis teilen, sondern weitgehend miteinander verschmelzen: „During the 1970s, the New Age Movement and the holistic health movement merged to the extent that it is difficult, if not impossible, for an observer to draw the line between them." Während sowohl in der auf ‚Ganzheitlichkeit' ausgerichteten Gesundheitsbewegung als auch in der spirituellen New Age-Szene programmatisch der ‚Weg nach innen' vertreten und das ‚Selbst' zelebriert wird (vgl. Heelas 1997), hält Antonovsky die Fokussierung auf die innere Gesundheit („health within") für einen ernsten Fehler – sowohl aus gesundheitswissenschaftlicher als auch aus sozialethischer Sicht (vgl. auch Jacobs 2000: 148-150). Seine kulturanthropologisch-medizinsoziologische Ausrichtung lässt ihn die makrosoziokulturellen Determinanten von Gesundheit/Krankheit hervorheben, und sein moralisches Verantwortungsgefühl führt dazu, dass er den ‚Weg nach Außen' – das aktive Engagement für eine friedliche, gerechte und gesunde Gesellschaft – in den Vordergrund stellt: „True, the amelioration of personal suffering is a worthy goal. But without going to the heart of the matter, the world in which one lives, a greater price may be paid." (Antonovsky 1994: 11)[2]

---

[2] Antonovsky platzierte diese Kritik in der Zeitschrift *Advances*, die vom Fetzer Institute (Kalamazoo, Michigan) herausgegeben wird. Das Fetzer Institute ist eine private, gemeinnützige Organisation, die sich den Werten Liebe, Vergebung und Leidenschaft verschrieben und sich besonders auch der Förderung der Religion-Health-Connection-Forschung angenommen hat. Eine in diesem Kontext viel zitierte Publikation des Fetzer Institute (1999) ist ein Messinstrument für ‚Religion'/‚Spiritualität', das speziell für den Einsatz im Rahmen der Gesundheitsforschung konzipiert wurde.

Die Beharrlichkeit und Emotionalität, mit denen Antonovsky dieses ethische Prinzip vertrat, deuten auf persönliches Involviertsein hin. „Ich bin tief und überzeugt jüdisch", schreibt er ein Jahr vor seinem Tod. „2.000 Jahre jüdische Geschichte, die ihren Höhepunkt in Auschwitz und Treblinka fand, haben bei mir zu einem tiefen Pessimismus in bezug auf Menschen geführt." (Antonovsky 1993b: 7) Die Auseinandersetzung mit der jüdischen Geschichte, insbesondere mit den Gräueltaten des Nazi-Regimes, bildet möglicherweise den Hintergrund, vor dem die kritische Reflexion der Dialektik zwischen ‚Individuum' und ‚Gesellschaft' bzw. ‚Innen' und ‚Außen' verstanden werden muss.

Bereits in seinem ersten Buch deutet Antonovsky (1985: 110) an, dass der jüdische Umgang mit dem Holocaust nur adäquat verstanden werden könne, wenn man sich bewusst machen würde, dass sich im Laufe der langen Verfolgungs- und Leidensgeschichte des jüdischen Volkes eine kulturspezifische Bewältigungsstrategie entwickelt habe, die sich jedoch in Anbetracht des sozialnationalistischen Vernichtungsprogramms als ‚unangemessen' („not (…) appropriate") herausgestellt hätte. Zunächst bestimmt Antonovsky diesen Copingstil negativ: Es sei keine Orientierung, die auf die Kontrolle äußerer Umstände abziele („mastery orientation"). In seinem zweiten Buch, in dem er dieselbe Frage („Why did Jews let themselves be led to the slaughter?") wieder aufgreift, definiert er die Reaktionsweise positiv:

> Given the historical circumstances of two thousand years of exile, *the Jewish culture pattern of turning inward*, of maintaining one's own culture and social structure, of readiness to rebuild constantly, proved to be the most effective coping strategy of survival. In the face of the inconceivable Nazi program for a 'final solution', the strategy failed. (Antonovsky 1987: 143; Hervorhebung F.J.)[3]

Es ist denkbar, dass Antonovsky aus dem Scheitern dieser Strategie („turning inward") eine gesundheitswissenschaftliche und sozialethische Maßregel abgeleitet hat, die ihn dazu tendieren ließ, bestimmte gesellschaftliche Trends – wie z.B. die Selbstbezüglichkeit vieler auf Gesundheit ausgerichteter spiritueller

---

[3] In Anbetracht der Tatsache, dass Antonovsky bereits in einem frühen Beitrag (1956) zwischen sechs verschiedenen Reaktionsweisen von Juden auf ihren marginalen Status in den USA differenziert hat, irritiert es, dass Antonovsky in diesen Passagen pauschalisierend von ‚den' Juden und ‚dem' jüdischen Copingstil spricht. Die Annahme, es gäbe eine Art ‚Nationalcharakter', der durch kulturelle Muster geprägt wird, war jedoch in der frühen Culture and Personality-School, von der Antonovsky maßgeblich beeinflusst war, weit verbreitet: So ging Antonovskys Lehrer Kardiner (1939; 1945) davon aus, dass sog. primäre kulturelle Institutionen (z.B. Kindererziehung) eine basale Persönlichkeitsstruktur (basic personality structure) formen, die Verhaltensaspekte und Eigenschaften umfasst, die jedem Mitglied einer kulturellen Gruppe eignen. Heftige Kritik an der Tendenz, die Diversität des individuellen Verhaltens zu ignorieren, übte zum Beispiel Wallace (1961).

Praktiken – mit Skepsis zu betrachten: Immer wieder wies er darauf hin, dass die individuelle Gesundheit von einer gesunden Gesellschaft abhinge. Sprich: Ein stabiles kulturelles Umfeld sei der sicherste Weg zu einem starken SOC. Noch wichtiger war ihm indes die persönliche Überzeugung, dass ‚Gesundheit' nicht der höchste Wert sei, dem alles andere nachgeordnet werden dürfe. Vielmehr käme es darauf an, die Stabilität einer Gesellschaft auf Werten wie Gerechtigkeit und Mitmenschlichkeit aufzubauen und einen entsprechend ethisch orientierten Weg zum SOC zu wählen.

4 Der Einfluss jüdischer Tradition auf Antonovskys Religionsbegriff

Nicht nur an dieser Stelle verschränken sich historisch-biographische Reflexion und medizinsoziologische Profession. Antonovsky hat nie einen Hehl daraus gemacht, dass seine Ideen und Konzepte von seiner Lebensgeschichte inspiriert sind. In *Health, Stress, and Coping* fragt sich Antonovsky, woher seine Eltern die Kraft nahmen, Armut, Pogrom und Migration ‚gesund' zu überstehen: „Whence the strength?" (Antonovsky 1979: 7) Seine frühen konfliktsoziologisch orientierten Studien zu Themen wie Marginalität (z.B. Antonovsky 1956), Diskriminierung (z.B. Antonovsky 1960), Klasse (z.B. Antonovsky 1967a) oder Armut (z.B. Kosa et al. 1969), in denen er immer wieder auf die prekäre Situation jüdischer Immigranten zu sprechen kommt, können in gewisser Hinsicht als Antworten auf diese persönliche Frage gelesen werden. Die zweite Monographie zum Salutogenesemodell, *Unraveling the Mystery of Health*, ist seinen Eltern mit folgenden Worten gewidmet: „In memory of my parents, Isaac and Esther, who died at 94 and 89, from whom I learned about the sense of coherence" (Antonovsky 1987). Antonovsky beschreibt in seinem Buch die Sozialisation im jüdischen Elternhaus als einen spezifischen kulturellen Pfad, der zur Herausbildung eines starken SOC führen kann. Mit Rückgriff auf die Arbeit von Blau (1967) hebt er zum Beispiel die engen familiären Strukturen hervor, die starke Mutter-Kind-Bindung, die von gegenseitiger Liebe und Abhängigkeit geprägt sei, die klare Identifikation mit und Zugehörigkeit zu der jüdischen Gemeinschaft sowie das ausgreifende soziale Informationsnetzwerk (vgl. Antonovsky 1987: 103-104). In dieser wohl strukturierten, voraussehbaren und erklärbaren jüdischen Erfahrungswelt liegen Ursprünge von Antonovskys eigenem Gefühl für Kohärenz – und: Beweggründe für die Betonung des sozialen Zusammenhalts, der kulturellen Stabilität und des Familiensinns, die schließlich auch dazu geführt haben, dass er das SOC nicht bloß als Charakteristikum einer Person definierte, sondern als eine hochgradig kulturabhängige Gesamtorientierung, die gleichfalls als eine Disposition von Kollektiven verstanden werden könne – zum Beispiel als familiäre Weltsicht (vgl. Sagy/Antonovsky 1992). Jüdische Traditionen sind es auch, die Antonovsky immer wieder als Beispiele dienen, wenn es darum geht zu illustrieren, dass es unterschiedliche kulturelle Pfade zum SOC gibt. Dabei spielen explizit religiöse Denkbilder eine bemerkenswerte, bislang von der Forschung jedoch kaum beachtete Rolle. In seiner Rede anlässlich der 12. Internationalen Konferenz über Sozialwissenschaft und Medizin in Schottland erzählt er:

> On the wall above my desk is a picture of Michelangelo's Moses, (...). The prophet, the tablets under his arms, is about to confer the basis for a sense of coherence to an array of recently-liberated slaves. Yet he shatters the tablets at the sight of the Golden Calf. Nor does the new set lead the people directly to the Promised Land. Only after two generations of wandering through the wilderness of Sinai (...) and only after the former slaves, including Moses himself, have died out does the people of Israel settle down. A strong sense of coherence is not easily forged. (Antonovsky 1993a: 972)

Und in *Health, Stress, and Coping* dient ihm der biblische Hiob als Musterfigur zur Erläuterung seiner einstweiligen SOC-Definition: Hiob sei sogar, so Antonovsky (1985: 124), „the supreme example in literature". An der Gestalt des Hiob wird expliziert, wie zentral stabile und kontinuierliche Lebenserfahrungen seien und – nicht zuletzt – wie wichtig es sei, dass das, was einem widerfährt, nicht als willkürliches Schicksal empfunden, sondern als ein sinnvolles und gesetzmäßiges Geschehen wahrgenommen wird. Antonovsky (1985: 127) prägt für diese Erfahrung den Ausdruck „perception of *lawfulness*", wobei er klarstellt:

> The ideas of predictability and lawfulness may suggest too great an emphasis on the cognitive aspect of sense of coherence. A belief in lawfulness does not necessitate intellectual understanding of the logic of the laws. An orthodox Jew even regards such an attempt as apostasy—a view that led to the excommunication of Spinoza. The intellectual task, as well as the emotional aspiration, is to know God's laws; the behavioural task is to obey them.

Das Zitat verdeutlicht nicht nur, warum es durchaus berechtigt ist, den Ausdruck ‚sense of coherence' mit dem Begriff ‚Kohärenz*gefühl*' ins Deutsche zu übertragen.[4] Es zeigt vor allem, dass Antonovskys Religionsbegriff nicht nur auf

---

[4] In der von Alexa Franke und Nicola Schulte besorgten deutschen Übersetzung der Monographie *Unraveling the Mystery of Health*, entschied man sich dafür, den Begriff ‚sense of coherence' nicht mit ‚Kohärenzsinn' oder ‚Kohärenzerleben', sondern mit ‚Kohärenzgefühl' zu übersetzen (vgl. Franke 1997: 12). Obgleich sich diese Übersetzung im deutschsprachigen Raum mit der Zeit durchgesetzt zu haben scheint, ist sie weiterhin umstritten (vgl. z.B. Abel et al. 2006: 198).

Malinowskis „Culture"-Artikel gründet, sondern zudem von jüdischen Denkfiguren geprägt ist, wobei auffällt, wie dicht die funktionalistische Perspektive und Antonovskys Interpretation von jüdischer Kultur und Religiosität beieinander liegen. Antonovskys Kurzdefinition – ‚Religion' sei „a stable set of answers" (Antonovsky 1979: 184) – wird nahezu perfekt in der Metapher von den mosaischen Gesetzestafeln versinnbildlicht. Die Hiob-Erzählung wiederum betont den komplementären Aspekt: Religion ermöglicht es den Menschen, auch dann noch Vertrauen aufzubringen und nach Sinn zu suchen, wenn das Leben außer Kontrolle gerät und sich unvorhersagbare und unerklärbare Schicksalsschläge häufen, kurz: wenn die Gesetzmäßigkeit („lawfulness") des Lebens zur Disposition steht.

Es kann festgehalten werden, dass Antonovskys Religionsbegriff einerseits maßgeblich von Malinowskis Kulturtheorie bestimmt ist, andererseits aber auch von einem jüdischen Verständnis von ‚Religion' unterströmt wird. Während die eine Quelle (Malinowski) explizit ausgeführt wird, muss die Bedeutung der anderen Quelle (jüdische Sozialisation) erst schrittweise aus den Texten rekonstruiert werden. Mit der Herausarbeitung einer Moses- und einer Hiob-Komponente ist ein Anfang gemacht. Die Moses-Komponente zeigt deutliche Überschneidungen mit den bereits konstatierten Definitionsmerkmalen (Abschnitt 2)[5] und erschließt daher keine neue Dimension der Antonovsky'schen Religionsauffassung: ‚Religion' meint stets ‚Gesetzesreligion', d.h. sie ist eine makrosoziokulturelle Instanz, die eine Gemeinschaft mit einem ‚Kanon' von Werten und Moralvorschriften versorgt (zum Begriff des ‚Kanons' vgl. Antonovsky 1979: 26-27). Insofern regelt sie das friedliche Zusammenleben und fördert die Gruppenkohäsion. Die Hiob-Komponente jedoch, die in ihrer Bedeutung für Antonovsky und sein Modell kaum überschätzt werden kann, liefert einen zu ergänzenden, vierten Aspekt:

4. *Religion ist Vertrauen auf das/den Andere/n*: Religion macht dem Menschen die Begrenztheit des eigenen Ichs bewusst, sie erinnert ihn an die prinzipielle Unverfügbarkeit und Unkontrollierbarkeit des Lebens. Gleichzeitig – und hierin liegt ihre kohärenzgefühlbildende Kraft – stellt ‚Religion' einen Handlungsmodus bereit, der dabei hilft, mit dieser Einsicht effektiv umzugehen: Vertrauen. Das vertrauensvolle Bezogen- und Angewiesensein kann sich dabei sowohl auf Mitmenschen bzw. die (religiö-

---

[5] Es sei darauf hingewiesen, dass diese Überlappung ein Hinweis darauf ist, dass auch Malinowskis Dichotomie von ‚Magie' und ‚Religion' nur vor dem Hintergrund der jüdisch-christlichen Geistesgeschichte angemessen verstanden werden kann. Insbesondere die Betonung der ethisch-moralischen Komponente von ‚Religion' zeugt von der Kulturgebundenheit seiner Kulturtheorie.

se) Gemeinschaft beziehen als auch auf transzendente Wesen oder transpersonale Kräfte.

Das Gefühl des Vertrauens, diese Befähigung, im richtigen Moment die Kontrolle an ein Gegenüber – sei es eine andere Person, eine Gemeinschaft oder eine transzendente Macht – abzugeben, bildet für Antonovsky den Kern aller ‚Religion' und gleichzeitig den Kern des SOC. „A sense of coherence, as I trust has become clear, does not at all imply that one is in control. It does involve one as a participant in the processes shaping one's destiny as well as one's daily experience", schreibt Antonovsky (1985: 128) und schließt unmittelbar mit zwei religiösen Beispielen an:

> The orthodox Jew, striving with all his might to obey the 613 commandments, is not at all passive. The Calvinist on whom signs of grace have been bestowed in response to his utmost effort has been extremely active. But this does not mean that it is they who are decisive in the outcome.

Vertrauen ist nicht nur wesentlicher Bestandteil einer religiösen Lebensorientierung, sondern, so Antonovsky (1985: 127), auch ein wichtiges Charakteristikum für eine Person, die ein starkes SOC ausgebildet hat: „The important thing is that one has a sense of confidence, of faith, that, by and large, things will work out well." Betrachtet man Antonovskys *Begriffsbestimmungen*, so wird deutlich, dass sich ‚Religion' und SOC im Bereich des (transpersonalen) Vertrauens überlappen – ein Umstand, der sich in der Verwendung des Glaubensbegriffs („faith") widerspiegelt. Diese Überlappung wirft die Frage auf, ob SOC nicht letztlich eine „säkularisierte und psychologisierte Form von Spiritualität" (so Kohls 2010) bezeichnet – oder, präziser gefragt: Ist SOC eine säkularisierte und psychologisierte Form von jüdischer Religiosität? Dieser Frage kann hier nicht nachgegangen werden. Es sei nur festgehalten, dass Kohls Argument, SOC sei eine Lebensorientierung, die deshalb *nicht* mit ‚Spiritualität' in eins falle, weil sie das für eine spirituelle/religiöse Haltung wesentliche transpersonale Vertrauen nicht beinhalten würde (vgl. Kohls 2010: 70), differenziert betrachtet werden muss. Zumindest auf der *Theorieebene* ist nämlich das Gegenteil der Fall.[6] Antonovsky betont immer wieder mit Nachdruck – besonders dann, wenn es darum geht, sein SOC-Konstrukt von Rotters (1966) „locus of control"-Konzept

---

[6] Eine andere Frage ist freilich, ob die theoretische Zentralität und Mehrdimensionalität des Vertrauens auch adäquat in dem Instrument („Orientation to Life Questionnaire") abgebildet wird, das Antonovsky zur Messung des SOC entwickelt hat. Hier zeigt sich nämlich, dass sowohl Selbstkontrolle (z.B. Frage 29) als auch das Vertrauen in andere Personen (z.B. Frage 23) erfasst werden, es jedoch keine Frage gibt, die direkt oder indirekt auf *transpersonales* Vertrauen abzielt (vgl. Antonovsky 1987: 189-194).

und ähnlichen Modellen (Kobasa 1979; Werner/Smith 1982) abzugrenzen –, dass SOC eben nicht nur Selbstwirksamkeit oder eine individuelle Kontrollüberzeugung beschreibt, sondern eine Weltsicht, für die das Vertrauen in Andere oder auf das Andere (z.B. Gott oder eine Gottheit) integral sein kann (vgl. Antonovsky 1979: 152-156; 1987: 37-53). Die Ich-Zentriertheit vieler Kontrollkonzepte führt er letztlich darauf zurück, dass sie im Kontext einer von der protestantischen Ethik geprägten westlich-amerikanischen Kultur entstanden seien. In dieser Kultur, so bemerkt Antonovsky (1985: 154) bewusst ideologiekritisch, gäbe es letztlich nur das Vertrauen auf sich selbst: „Our version of the Protestant Ethic has taught us that we cannot rely on others. In the last analysis, there is no family, no friend, no priest; there is even no God who shows mercy and helps." Dies führt ihn zu dem Schluss: „Only when there is no deity, no writ, but only meaningless chaos does one's only hope lie in an internal locus of control." (Antonovsky 1979: 156) Um jedoch den Vertrauensfaktor, den Antonovsky konzeptionell in der SOC-Komponente ‚Handhabbarkeit' verortet, kulturübergreifend abzubilden, wird ein anderes Verständnis von Kontrolle benötigt, eines, das auch mit dem von Antonovsky beschriebenen jüdischen Copingstil oder zum Beispiel der japanischen Kultur (vgl. Antonovsky 1987: 53) kompatibel ist. Dementsprechend spricht Antonovsky (1985: 155) in seinem erweiterten Kontrollbegriff die inter- und transpersonalen Dimensionen des Vertrauens explizit an: „In many societies, the sense of coherence not only is not impaired but is enhanced by the fact that control is located in a deity or in the hands of powerful others."

Während also die Frage, wie die Konstrukte ‚Religion', ‚Spiritualität' und SOC zusammenhängen, noch nicht abschließend geklärt ist und an anderer Stelle ausführlicher behandelt werden soll (Jeserich in Vorbereitung), scheint es im Kontext des vorliegenden Beitrags wichtig zu sein, den nun vollständig rekonstruierten Religionsbegriff Antonovskys nochmals im Hinblick auf aktuelle Spiritualitätskonzepte zu untersuchen.

5 Religion(en) und Spiritualität(en) – viele Wege führen zum SOC

In Abschnitt 3 wurde der Versuch unternommen, eine Erklärung dafür zu finden, warum der Begriff ‚Spiritualität' in Antonovskys Werk keine Rolle gespielt hat. Es gibt Hinweise darauf, dass das Fehlen dieses Konzepts nicht nur damit zusammenhängt, dass der Medizinsoziologe ausschließlich auf eine frühe religionsethnologische Quelle (Malinowski 1931) rekurrierte, sondern auch auf eine kulturkritische Grundeinstellung zurückzuführen sein könnte: Wie ein Seismograph reagierte Antonovsky auf all jene gesellschaftlichen Tendenzen, die das autonome ‚Ich' und damit die individuelle Entwicklung und persönliche Gesundheit in den Mittelpunkt rückten. Da das Aufkommen der spirituellen Szene häufig mit steigender Individualisierung assoziiert und ‚Spiritualität' oft als ein Weg zur Selbstverwirklichung beschrieben wird, liegt es nahe, dass Antonovsky diesem Trend eher skeptisch bis ablehnend gegenüberstand. Dies stimmt auch mit den Ergebnissen des vorherigen Abschnitts überein. Sowohl im Hinblick auf die Ressource ‚Religion' als auch im Hinblick auf die Stärke des SOC stellt Antonovsky die Wichtigkeit einer Lebensorientierung heraus, die er mit der Figur des Hiob in Verbindung bringt: Schwierige Situationen sind besser zu handhaben, wenn man sich nicht nur auf sich selbst verlässt, sondern darauf vertraut, dass einem andere Personen bzw. transzendente Mächte hilfreich zur Seite stehen. In der Vehemenz, mit der Antonovsky diese These vertritt, mutet er zeitweise wie ein Reaktionär an, wie jemand, der eine rückwärts gewandte Utopie entwirft, eine Welt, in der es noch die nahen Sozialbeziehungen und die Geschlossenheit der Gruppe gibt, die Malinowski für die Trobriander beschrieb, oder eine Welt, in der noch die Vertrautheit existiert, die Antonovsky in der eigenen Familie oder in der Subkultur jüdischer Immigranten erfahren hat.

Im folgenden Abschnitt soll zwei Missverständnissen vorgebeugt werden: (1) Der Spiritualitätsbegriff, der Antonovsky unterstellt wurde, ist lediglich *eine* ideologiekritische Perspektive auf das neue religiöse Szenario. Es sollte also nicht unerwähnt bleiben, dass sich die Kritik an einer individualistischen ‚Spiritualität', die Gefahr läuft, in einer Isolierung zu enden, weder mit der empirischen Realität noch mit anderen theoretischen Konzepten von ‚Spiritualität' decken muss. (2) Dass Antonovsky einer kulturanthropologisch sowie jüdisch geprägten Auffassung von ‚Religion' den Vorzug gab und dass dieser Religionsbegriff ein Bestandteil des Salutogenesemodells geworden ist, hat zwar Konsequenzen für die Analyse des Zusammenhangs von ‚Religion', ‚Spiritualität' und SOC; aber diese theoretische Zuschneidung bedeutet nicht, dass sich die empirische Forschung auf Antonovskys Religionsbegriff kaprizieren muss. Vielmehr kann durch den reflexiven Einsatz unterschiedlicher Konzepte und Definitionen untersucht werden, welche Art von ‚Religion' oder ‚Spiritualität' auf welche Weise mit dem SOC korrespondiert.

5.1 *‚Spiritualität' als Verbundenheit*

Die Dichotomisierung von ‚Religion' und ‚Spiritualität' basiert auf Diskursen der Moderne. Baier (2006: 21-29) zeigt, dass der moderne Begriff von ‚Spiritualität' zwei historische Wurzeln hat: Eine katholische, die mittlerweile aber verschwunden und eine angelsächsisch-neureligiöse, die für unser heutiges Begriffsverständnis ausschlaggebend geworden sei. Die begriffsgeschichtliche Analyse deutet an, dass ‚Spiritualität' im katholischen Kontext als innerkirchliches Phänomen verstanden wurde: ‚Religion' (im Sinne einer kirchlich verfassten Glaubenspraxis) und ‚Spiritualität' müssen also nicht als Antonyme verwendet werden. Wenn hier der rekonstruierte Antonovsky'sche Religionsbegriff einem bestimmten Begriff von ‚Spiritualität' entgegengesetzt worden ist, dann also nicht, weil dies zwangsläufig der Fall sein muss, sondern weil anzunehmen ist, dass Antonovsky der verbreiteten Dialektik folgte und daher die in der holistischen Gesundheits- und der alternativen New Age-Szene verbreitete antireligiöse Form von ‚Spiritualität' im Blick hatte und als ein eher ich-bezogenes Phänomen deutete.

Indes gibt es Konzepte von ‚Spiritualität', die sich mit Antonovskys Religionsbegriff und seiner Vision von einer ‚gesunden' Gesellschaft in wesentlichen Aspekten überschneiden. Eine Zusammenschau qualitativer Studien zeigt, dass der Begriff ‚Verbundenheit' als die kulturübergreifende Kernkomponente zeitgenössischer ‚Spiritualität' betrachtet werden kann: ‚Spiritualität' kann sich sowohl als Verbundenheit mit sich selbst (Selbsttranszendenz) äußern als auch als Verbundenheit mit der sozialen Umwelt, der Natur, dem Kosmos oder einem transzendenten Wesen (vgl. Bucher 2007: 26-34). Im Gleichklang mit diesem Ergebnis stellt Neuen (2002: 33) folgende These auf: „Transzendenz ist in Beziehung erfahrbar, und Beziehung, Verbundenheit, Bezogen-Sein ist ein spirituelles Geschehen." Demgemäß versteht sie ‚Spiritualität' auch „als verantwortliches Bezogen-Sein": In einer Welt, die von „Unbezogensein, ungerechten Beziehungen, Isolation, Gebrochenheit" geprägt sei, sei es die Aufgabe spirituell orientierter Menschen, der Atomisierung des Lebens aktiv entgegenzuwirken und auf diese Weise die Brüche im Zusammenleben zu heilen. Damit fasst sie unter der Überschrift ‚Spiritualität' ungefähr das, was Antonovsky als den bestmöglichen Beitrag der makrosoziokulturellen Widerstandsressource ‚Religion' zum psychosozialen Wohlbefinden beschreibt.

Dem späten Antonovsky war es ein besonderes Anliegen, darauf aufmerksam zu machen, dass ein starkes SOC nicht notwendig auf einer ethischen Lebensführung beruhe. Im Gegenteil: Es sei möglich, ein SOC auf Egoismus aufzubauen und die eigene Gesundheit auf Kosten anderer zu fördern bzw. zu erhalten (vgl. Antonovsky 1995). Die Strategie, ein starkes SOC dadurch zu erzielen, dass man andere Menschen unterdrückt oder systematisch benachteiligt, bezeichnete Antonovsky (1993a: 973) als Zwang („coercion"). Er fügte hinzu, dass es zum Glück andere Wege zum SOC gäbe, z.B. den der ‚Religion' – ein Umstand, der abermals zeigt, dass Antonovsky religiöse Lebensorientierungen schätzte, weil er diesen *per definitionem* eine sozialethische Komponente zuschrieb (siehe Definitionsmerkmal 3).

Jedoch, und hier folgt nun eine dialektische Wende, stand Antonovsky religiösen Lebensstilen nicht unkritisch gegenüber: Als Beispiel für jemanden, dessen SOC auf Zwang beruhe, nennt Antonovsky (1993a: 973) Ayatollah Khomeini (1902— 1989), den geistlichen und politischen Führer der Islamischen Revolution im Iran; und in jenen Passagen, in denen er das Konzept des rigiden SOC („fake SOC", „rigid SOC" oder „inauthentic SOC") erläutert, greift er bevorzugt auf religiöse Beispiele zurück (vgl. Antonovsky 1987: 24-27; 105-106). Als ethisches Ideal empfindet er hingegen eine Haltung zum Leben, die er als Gegensatz zum Zwangsprinzip konzipiert und mit dem Begriff ‚Zuvorkommenheit' („civility") umschreibt:

> Three central features distinguish civility as a basis for a strong SOC from all other forms of social organization, all of which are based on particularism, on exclusionist loyalty to the self, to a God, a family, a clan, a gender, an ethnic or religious group, a country, a class, a leader. Civility, first, affirms plural commitments and loyalties, to oneself and to others. (…) Second, it insists on the respect that must always be accorded to the commitments of others. Third, it presupposes constraints against domination, oppression and deprivation. There is, then, a canon, a set of fundamental rules, of tablets of the law, involving respect for one's self and for others, and realisation of self-interest through solidarity with others of like mind. (Antonovsky 1993a: 974)

Es fällt auf, dass die soziokognitiven Funktionen von ‚Religion' (Gruppenkohäsion und Weltbildkohärenz), die Antonovsky aus salutogener Perspektive stets als Positivum hervorgehoben hat, aus ethischer Sicht relativiert werden. Denn: Zwar kann ‚Religion' der Tendenz zum Individualismus entgegenwirken und einen wichtigen Beitrag zu einer sozialethischen Ausrichtung der Gesellschaft leisten; wenn sie aber in ihrer Hinwendung zum Mitmenschen auf der Ebene der Gruppe verharrt, genügt sie dem ethischen Maßstab Antonovskys nicht. An dieser Stelle überschneidet sich Antonovskys Religionskritik mit jener Kritik, die von modernen Befürwortern einer auf globalen Verbundenheit beruhenden Spiritualität formuliert wird, und die von ihm propagierte Haltung der Zuvorkommenheit („civility") erinnert an Neuens Definition von ‚Spiritualität' als einem verantwortlichen Bezogen-Seins. Wahrscheinlich wäre Antonovsky nicht auf die Idee gekommen, seine ethische Maxime mit einer spirituellen Haltung in Verbindung zu bringen, eben weil es, wie gezeigt worden ist, nahe liegt, dass er ‚Spiritualität' primär mit Selbstverwirklichung gleichsetzte und mit der auf den Einzelnen gerichteten Körper-Geist-Medizin verknüpfte. Doch die Lage ist noch verwickelter: Am Ende der zitierten Definition von „civility" sprach Antonovsky von einem allgemein verbindlichen Wertekanon, von Gesetzestafeln, die das ethische Handeln begründen würden und entfernte sich damit von der in der

Regel eher undogamtisch ausgerichteten spirituellen Lebensorientierung und neigte wieder dem Pol zu, der in jüdisch-christlich präformierten Gesellschaften gemeinhin mit ‚Religion' in Verbindung gebracht wird. In den Vordergrund tritt der als ‚Moses-Komponente' betitelte Aspekt von ‚Religion'.

Kurz: Der aus Antonovskys Sicht ethischste Weg zu einem starken SOC, die Haltung der Zuvorkommenheit, überlappt sich teils mit einem bestimmten Spiritualitätskonzept (Verbundenheit) *und* teils mit seinem Religionsverständnis (Kanon von Werten, Regeln und Gesetzen). Jedoch unterscheidet sie sich von ‚Spiritualität' und ‚Religion' dahingehend, dass sie theoretisch ohne Transzendenzbezug auskommt. „Civility" könnte daher als ein Ausdruck säkularen Judentums interpretiert werden.

5.2 Religiöse und spirituelle Wege zum Kohärenzgefühl

Der moralischste stellt nicht immer den einfachsten Weg zum SOC dar: Zwang scheint oft eine effektivere Gesundheits- und Überlebensstrategie zu sein als Zuvorkommenheit. So gibt es auch viele verschiedene spirituelle und religiöse Wege zum SOC, die mehr oder weniger große Schnittmengen mit Antonovskys Ethik der Zuvorkommenheit haben und mehr oder minder erfolgreich sind. Aus gesundheitswissenschaftlicher Perspektive interessiert, welche Form von ‚Spiritualität' bzw. welche religiöse Ausrichtung zur Ausbildung und Stärkung des SOC und somit zur Gesundheitsförderung beiträgt, wobei es zu bedenken gilt, dass Aussagen darüber, welche ‚Spiritualität'/‚Religion' ‚gesund' und welche ‚ungesund' für die Praktizierenden ist, eben nicht automatisch ein ethisches Urteil implizieren muss (zur Problematik vgl. Murken 1997).

Die Rekonstruktion von Antonovskys funktionalistischem Religionsverständnis hat Aufschluss darüber gegeben, welche potentiellen salutogenen Effekte Antonovsky der Widerstandsressource ‚Religion' zuspricht. Zur ‚Spiritualität' äußerte sich der Begründer des salutogenetischen Modells nicht explizit. Ein Hinweis auf die mögliche Funktion von ‚Spiritualität' kann jedoch vor dem Hintergrund der jüngeren Religionsgeschichte gewonnen werden. Folgendes geben Kolip und Kollegen (2006: 13) zu bedenken:

> Da traditionelle Sinngebungsstrukturen und Institutionen in raschem Wandel begriffen sind, wird die Entwicklung von Identität und Kohärenzgefühl erschwert. Was Tradition, familiäre Struktur und Familiensinn, Einbindung in eine regionale Gemeinschaft und gemeinsame Religion leisteten, wird zunehmend den Individuen als individuelle Leistung aufgebürdet.

Wenn ‚Spiritualität' lediglich ein Modus ist, der das, was zuvor ‚Religion' als eine gemeinschaftliche Bewältigungsstrategie geleistet hat, dem Einzelnen aufbürdet, sprich: als eine spezifische Form von Selbstwirksamkeit praktiziert wird, dann könnte die Gefahr entstehen, dass sich der spirituelle Mensch, als religiös Entwurzelter, von der Aufgabe, eigenständig Sinn und Ordnung in seinem Leben zu schaffen, überfordert fühlt. In diesem Zusammenhang prägt Antonovsky (1985: 156) den Begriff „danger of overload", wobei sich laut Theorie sowohl Unter- als auch Überforderung negativ auf die Entwicklung der SOC-Komponente ‚Handhabbarkeit' auswirken soll. Andererseits könnte die Zugehörigkeit zur ‚spirituellen' Szene auch eine andere, neue Form von Verbunden- und Bezogensein herbeiführen und ein erhöhtes Gefühl von Machbarkeit in einer komplexer werdenden Gesellschaft mit sich bringen. Gladigow (1995: 36-38) beschreibt die Fähigkeit, unter den Bedingungen von Pluralismus und Subjektivierung gleichzeitig verschiedene Sinnsysteme zu nutzen, als ‚kulturelle Kompetenz'. Einiges spricht dafür, dass der Typus des ‚spirituellen Wanderers' (vgl. Gebhardt et al. 2005), der Sinnangebote selektiert und individuell passende Ressourcen auf dem Markt der Möglichkeiten selbstbestimmt auszuwählen vermag, einen der Spätmoderne angemessenen Pfad zu einem starken SOC ausgebildet hat.

Der Pastoralpsychologe Jacobs hingegen bringt ‚Spiritualität' nicht mit der spätmodernen ‚Marktsituation' oder einer transkonfessionellen Kompetenz in Zusammenhang, sondern greift auf die katholische Wurzel des Konzepts zurück: Er rekonstruiert die „ignatianische Ressourcenperspektive der Spiritualität", spricht von der „Kunst der Hingabe" und benennt mit Aszetik und Diätetik zwei Aspekte einer christlich-spirituellen Lebensführung, die direkten Einfluss auf die Gesundheit haben. Die „Grundzüge einer heilsamen Spiritualität" fasst er schließlich mit den Begriffen „mystagogisch", „befreiend", „verbindend", „weltbezogen", „Gott suchend", „ganzheitlich" und „demütig" zusammen (Jacobs 2000: 567-586).

Die theoretische Auseinandersetzung mit dem salutogenen Potential unterschiedlicher ‚Spiritualität(en)' wirft schließlich die Frage auf, ob der dem Modell zugrunde gelegte Religionsbegriff („a stable set of answers") noch adäquat ist. Nicht nur im Hinblick auf westliche komplexe Gesellschaften, sondern in zunehmenden Maße auch hinsichtlich sog. traditioneller Kulturen, die in vielfältige Globalisierungs- und Veränderungsprozesse eingebunden sind, ist zu klären, ob es (noch) ‚stabile' Antworten auf existenzielle Fragen gibt und wenn ja, ob und in welchen Zusammenhängen diese ‚Stabilität' heute von Vorteil ist. Angenommen, die Gegenwartskultur ist von einem Zerfall allgemein verbindlicher Weltbilder geprägt: Ist es unter diesen Bedingungen förderlich für die Herausbildung und Konstanz des SOC, einer Religion anzugehören, die eindeutige Antworten formuliert und klare Wertvorstellungen vorgibt oder führt eine solche religiöse Orientierung in eine Widersprüchlichkeit zur Welt, in eine Inkohärenz, die auf Dauer Spannungen und innere Konflikte hervorruft? Fällt es dem ‚spirituellen Wanderer', der aktiv nach Antworten in einer brüchig gewordenen Welt sucht und Sinn-Bausteine kreativ kombiniert, um zu einem persönlichen Weltbild zu gelangen, das dynamisch erweiterbar ist, womöglich leichter, ein Gefühl für Kohärenz zu entwickeln? Eine Antwort auf diese Fragen wäre komplex und nicht mittels einer Entweder-Oder-Dialektik zu erreichen; sie hängt vom jeweiligen Kontext und vielen individuellen Faktoren ab. Es ist aber lohnenswert dieser Frage nachzugehen und zu erforschen, *welche* Form von ‚Religion' bzw. ‚Spiritualität' für *welchen* Typ Mensch und in *welchen* zeitlich-kulturellen Zusammenhängen kohärenzgefühlbildend wirkt und welche Form ggf. als stressfördernd wahrgenommen wird.

6 Fazit und Ausblick

Antonovskys Religionsbegriff lässt sich folgendermaßen umreißen: ‚Religion' ist ein makrosoziokulturelles Phänomen, das ein stabiles System von Antworten bereitstellt, Vertrauen in die/das Andere/n stiftet und (dadurch) eine integrative soziale Funktion erfüllt.

Dieses theoretische Vorverständnis ist nicht nur von bestimmten sozialethischen Wertvorstellungen geprägt, sondern enthält zudem klare Annahmen darüber, auf welche Weise der Faktor ‚Religion' mit der Herausbildung des SOC im Zusammenhang steht. Um empirisch zu testen, ob und in welchem Maße bereits in der Formulierung der Theorie eine Konvergenz von ‚Religion' (im obigen Sinne) und SOC angelegt ist, könnte es beispielsweise sinnvoll sein, folgende Arbeitshypothese sowohl mit qualitativen als auch mit quantitativen sozialwissenschaftlichen Methoden zu überprüfen: Je größer die Übereinstimmung zwischen dem subjektiven Religions- oder Spiritualitätsbegriff (qualitativ) bzw. je größer die Übereinstimmung zwischen dem Messinstrument für ‚Religion'/‚Spiritualität' (quantitativ) und dem Antonovsky'schen Religionsverständnis ist, desto signifikanter fällt die Korrelation mit dem SOC-Konstrukt aus. Sollte sich die Hypothese bestätigen, so wäre weiter zu fragen, ob Antonovskys Annahmen über das ‚Wesen' von ‚Religion' die Ergebnisse bisheriger Studien entsprechend ‚verzerrt' haben oder ob der Denk- und Handlungsmodus, den Antonovsky als ‚Religion' definierte, tatsächlich ein besonders effektiver Weg zu einem starken SOC ist.

Es wäre wünschenswert, wenn in Zukunft vermehrt Forschungen geplant würden, in denen gezielt Hypothesen getestet werden, die sich aus Antonovskys theoretischen Vorannahmen über die vermeintlich salutogenen Funktionen ‚religiöser' bzw. ‚spiritueller' Widerstandsressourcen herleiten bzw. in denen der Versuch unternommen wird, die Ergebnisse kritisch im Kontext des salutogenetischen Modells zu diskutieren. Auf diese Weise ließe sich eine ‚große' Theorie auch im Hinblick auf die Erforschung des möglichen Zusammenhangs von ‚Religion',/‚Spiritualität' und Gesundheit weiterentwickeln.

Literatur

Abel, T./Kolip, P./Wydler, H. (2006): Sense of coherence und Salutogenese. Ein Essay zur Kritik und Weiterentwicklung einer aktuellen Perspektive in der Gesundheitsforschung. In: H. Wydler/P. Kolip/T. Abel (Hrsg.), Salutogenese und Kohärenzgefühl. Grundlagen, Empirie und Praxis eines gesundheitswissenschaftlichen Konzepts. Weinheim, München: Juventa, S. 197-201.

Anson, O./Antonovsky, A./Sagy, S. (1990): Religiosity and well-being among retirees. A question of causality. In: Behavior, Health, and Aging, 1, 85-97.

Antonovsky, A. (1956): Toward a Refinement of the 'Marginal Man' Concept. In: Social Forces, 35, 57-62.

Antonovsky, A. (1960): The Social Meaning of Discrimination. In: Phylon, 21, 81-95.

Antonovsky, A. (1967a): Social Class and Illness. A Reconsideration. In: Sociological Inquiry, 37, 311-322.

Antonovsky, A. (1967b): A Study of Some Moderately Successful Negroes in New York City. In: Phylon, 28, 246-260.

Antonovsky, A. (1979): Health, Stress, and Coping. San Francisco: Jossey-Bass.

Antonovsky, A. (1987): Unraveling the Mystery of Health. How People Manage Stress and Stay Well. San Francisco: Jossey-Bass.

Antonovsky, A. (1993a): Complexity, Conflict, Chaos, Coherence, Coercion and Civility. In: Social Science & Medicine, 37, 969-981.

Antonovsky, A. (1993b): Gesundheitsforschung versus Krankheitsforschung. In: A. Franke/M. Broda: Psychosomatische Gesundheit. Tübingen: dgvt-Verlag, S. 3-14.

Antonovsky, A. (1994): A sociological critique of the 'well-being' movement. In: Advances: The Journal of Mind-Body-Health, 10, 6-12.

Antonovsky, A. (1995): The moral and the healthy. Identical, overlapping or orthogonal? In: Israel Journal of Psychiatry and Related Sciences, 32, 5-13.

Arévalo, S./Prado, G./Amaro, H. (2008): Spirituality, sense of coherence, and coping responses women receiving treatment for alcohol and drug addiction. In: Evaluation and Program Planning, 31, 113-123.

Baier, K. (2006): Unterwegs zu einem anthropologischen Begriff der Spiritualität. In: K. Baier/J. Sinkovits (Hrsg.): Spiritualität und moderne Lebenswelt. Wien: LIT, S. 21-43.

Becker, P. (1998): Die Salutogenesetheorie von Antonovsky. Eine wirklich neue, empirisch abgesicherte, zukunftsweisende Perspektive? In: J. Margraf/J. Siegrist/S.

Neumer (Hrsg.): Gesundheits- oder Krankheitstheorie. Saluto- versus pathogenetische Ansätze im Gesundheitswesen. Berlin u.a., Springer, S. 13-25.

Blau, Z. S. (1967): In Defense of the Jewish Mother. In: Midstream, 13, 42-49.

Bochinger, C. (1994): ‚New Age' und moderne Religion. Religionswissenschaftliche Analysen. Gütersloh: Chr. Kaiser/Gütersloher Verlagshaus.

Bucher, A. A. (2007): Psychologie der Spiritualität. Handbuch. Weinheim, Basel: Beltz.

Burkard, F.-P. (2005): Anthropologie der Religion. E. B. Tylor, B. Malinowski, C. Lévi-Strauss, C. Geertz. Dettelbach: Röll.

Delgado, C. (2007): Sense of Coherence, Spirituality, Stress and Quality of Life in Chronic Illness. In: Journal of Nursing Scholarship, 39, 229-234.

Ellison, C. G./Levin, J. S (1998): The Religion-Health Connection. Evidence, Theory, and Future Directions. In: Health Education & Behavior, 25, 700-720.

Faltermaier, T. (2006). Die Salutogenese als Forschungsprogramm und Praxisperspektive. In: H. Wydler/P. Kolip/T. Abel (Hrsg.): Salutogenese und Kohärenzgefühl. Grundlagen, Empirie und Praxis eines gesundheitswissenschaftlichen Konzepts. Weinheim, München: Juventa, S. 185-196.

Ferguson, M. (1982): Die sanfte Verschwörung. Persönliche und gesellschaftliche Transformation im Zeitalter des Wassermanns. Basel, München: Sphinx, Knaur.

Fetzer Institute/National Institute on Aging Working Group (1999): Multidimensional Measurement of Religiousness/Spirituality for Use in Health Research. Kalamazoo: Fetzer Institute.

Franke, A. (1997): Vorwort zur deutschen Herausgabe. In: A. Franke (Hrsg.), Salutogenese. Zur Entmystifizierung der Gesundheit. Tübingen: dgvt, S. 11-12.

Frenz, A./Carey, W./Jorgensen, M. P./Randall, S. (1993): Psychometric evaluation of Antonovsky's Sense of Coherence Scale. In: Psychological Assessment, 5, 145-153.

Gebhardt, W./Engelbrecht, M./Bochinger, C. (2005): Die Selbstermächtigung des religiösen Subjekts. Der ‚spirituelle Wanderer' als Idealtypus spätmoderner Religiosität. In: Zeitschrift für Religionswissenschaft, 13, 133-151.

George, L./Ellison, C./Larson D. (2002): Explaining the Relationships Between Religious Involvement and Health. In: Psychological Inquiry, 13, 190-200.

Geyer, S. (1997): Some conceptual considerations on the Sense of Coherence. In: Social Science & Medicine, 44, 1771-1779.

Gladigow, B. (1995): Europäische Religionsgeschichte. In: H. G. Kippenberg/B. Luchesi (Hrsg.), Lokale Religionsgeschichte. Marburg: Diagonal, S. 21-42.

Gräb, W./Charbonnier, L. (Hrsg.): Individualisierung – Spiritualität – Religion. Transformationsprozesse auf dem religiösen Feld in interdisziplinärer Perspektive. Münster: LIT.

Hanegraaff, W. J. (1996): New Age Religion and Western Culture. Esotericism in the Mirror of Secular Thought. Leiden: Brill.

Heelas, P. (1997): The New Age Movement. The Celebration of the Self and the Sacralization of Modernity. Malden: Blackwell.

Jacobs, C. (2000): Salutogenese. Eine pastoralpsychologische Studie zu seelischer Gesundheit, Ressourcen und Umgang mit Belastung bei Seelsorgern. Würzburg: Echter.

Jeserich, F. (in Vorbereitung): Religion, Spiritualität und Kohärenzgefühl. Eine Forschungsübersicht. In: Zeitschrift für Nachwuchswissenschaftler.

Jones, J. W. (2004): Religion, Health, and the Psychology of Religion: How the Research on Religion and Health Helps Us Understand Religion. In: Journal of Religion and Health, 43, 317-328.

Kardiner, A. (1939): The Individual and His Society. New York: Columbia University Press.

Kardiner, A. (1945): The Psychological Frontiers of Society. New York: Columbia University Press.

Knoblauch, H. (2006): Soziologie der Spiritualität. In: K. Baier (Hrsg.): Handbuch Spiritualität. Zugänge – Traditionen – Interreligiöse Prozesse. Darmstadt: WBG, S. 91-111.

Kobasa, S. C. (1979): Stressful Life Events, Personality, and Health. In: Journal of Personal and Social Psychology, 37, 1-11.

Kohls, N./Walach, H./Wirtz, M. (2009): The relationship between spiritual experiences, transpersonal trust, social support, and sense of coherence and mental distress. A comparison of spiritually practising and non-practising samples. In: Mental Health, Religion & Culture, 12, 1-23.

Kohls, N. (2010): Antonovskys Kohärenzgefühl – eine säkularisierte und psychologisierte Form von Spiritualität. In: C. Sigl/M. Offenbächer (Hrsg.): Salutogenese. Gesundheit trotz chronischer Krankheit – Was tun, wenn man nichts mehr tun kann? München: Pflaum, S. 51-76.

Kolip, P./Wydler, H./Abel, T. (2006): Gesundheit: Salutogenese und Kohärenzgefühl. Einleitung und Überblick. In: H. Wydler/P. Kolip/T. Abel (Hrsg.), Salutogenese und Kohärenzgefühl. Grundlagen, Empirie und Praxis eines gesundheitswissenschaftlichen Konzepts. Weinheim, München: Juventa, S. 11-19.

Kosa, J./Zola, I./Antonovsky, A. (1969): Health and Poverty Reconsidered. In: J. Kosa/A. Antonovsky/I. Zola (Hrsg.): Poverty and Health. A Sociological Analysis. Cambridge: Cambridge University Press, S. 319-342.

Levin, J. S. (1996): How Religion Influences Morbidity and Health: Reflections on Natural History, Salutogenesis and Host Resistance. In: Social Science & Medicine, 43, 849-864.

Levin, J. S./Vanderpool, H. Y. (1987): Is frequent religious attendance *really* conductive to better health?: toward an epidemiology of religion. In: Social Science & Medicine, 24, 589-600.

Malinowski, B. (1931): Culture. In: E. R. A. Seligman (Hrsg.): The Encyclopedia of the Social Sciences, Band IV. New York: Macmillan, S. 621-646.

Malinowski, B. (1973): Magie, Wissenschaft und Religion und andere Schriften. Frankfurt a.M.: Suhrkamp.

Melton, J. G. (1990): Introductory Essay. An Overview of the New Age Movement. In: J. G. Melton/J. Clark/A. A. Kelly (Hrsg.): New Age Encyclopedia. Detroit: Gale Research, S. xiii-xxxv.

Mullen, P. M./Smith, R. M./Hill, E. W. (1993): Sense of Coherence as a Mediator of Stress for Cancer Patients and Spouses. In: Journal of Psychosocial Oncology, 11, 23-46.

Murken, S. (1997): Ungesunde Religiosität. Entscheidungen der Psychologie? In: G. M. Klinkhammer/S. Rink/T. Frick (Hrsg.), Kritik an Religionen. Religionswissenschaft und der kritische Umgang mit Religionen. Marburg: Diagonal, S. 157-172.

Nadel, S. F. (1980): Malinowski on Magic and Religion. In: R. Firth (Hrsg.): Man and Culture. An Evaluation of the Work of Bronislaw Malinowski. London: Routledge & Kegan Paul, S. 189-208.

Neuen, C. (2002): Transzendenz in Beziehungen. Die spirituelle Dimension des Bezogen-Seins. In: H. M. Emrich/J. Schlimme/W. Paetzold (Hrsg.): Psyche und Transzendenz. Würzburg: Königshausen & Neumann, S. 33-47.

Pargament, K. I. (2002): Religion Nothing But …? Explaining Religion Versus Explaining Religion Away. In: Psychological Inquiry, 13, 239-244.

Rotter, J. B. (1966): Generalized Expectancies for Internal Versus External Control of Reinforcement. In: Psychological Monographs, 80, 1-28.

Sagy, S./Antonovsky, A. (1992): The Family Sense of Coherence and the Retirement Transition. In: Journal of Marriage and the Family, 54, 983-993.

Siegrist, J./Neumer, S./Margraf, J. (1998): Salutogeneseforschung. Versuch einer Standortbestimmung. In: J. Margraf/J. Siegrist/S. Neumer (Hrsg.): Gesundheits- oder Krankheitstheorie. Saluto- versus pathogenetische Ansätze im Gesundheitswesen. Berlin u.a., Springer, S. 3-11.

Unterrainer, H.-F./Ladenhauf, K. H./Moazedi, M. L./Wallner-Liebmann, S. J./Fink, A. (2010): Dimensions of Religious/Spiritual Well-Being and their relation to Personality and Psychological Well-Being. In: Personality and Individual Differences, 49, 192-197.

Walach, H. (2009): Persönliche Kommunikation (2. TASK-Tagung am 11.09.2009).

Wallace, A. F. C. (1961): Culture and Personality. New York: Random House.

Werner, E. E./Smith, R. S. (1982): Vulnerable but Invincible. A Study of Resilient Children. New York: McGraw-Hill.

Wulff, D. M. (2001-2002): The Psychology of Religion and the Problem of Apologetics. In: Temenos, 37-38, 241-261.

Gesundheitsverhalten und Ungleichheit zwischen individueller Freiheit und gesellschaftlichen Implikationen

Gregor Hensen

1 Hintergrund

Die Förderung und Erhaltung von Gesundheit und die Vermeidung von Krankheit sind zentrale gesellschaftspolitische Themen der heutigen Zeit. Vor allem der unterschiedlich interpretierte Gerechtigkeitsaspekt ist ein viel diskutierter Gegenstand im Kontext sozialstaatlicher Leistungen, die seit vielen Jahren Veränderungsprozessen unterlegen sind. Die Auswirkungen dieser Veränderungsprozesse sind auf allen Ebenen (System- und Organisationsebene), aber vor allem auf individueller Ebene durch die Nutzer von Gesundheitsleistungen wahrnehmbar. Sie spiegeln sich in medial geführten Debatten und werden sichtbar bei der steigenden Zunahme der Inanspruchnahme von Gesundheitsleistungen (vgl. Hörmann 2008). Unter dem Einfluss der zunehmend hegemonialen Kraft der Marktdoktrin, die vor allem deshalb individuell anschlussfähig ist, da sie zu einem konstitutiven Element unseres Alltags geworden ist, entwickeln sich Gesundheitsleistungen zu Produkten mit Marktwert, zu denen der individuelle Zugang von den wirtschaftlichen Ressourcen der Zielgruppe abhängt (vgl. McGregor 2001). Sie sind Teil einer Liberalisierungsstrategie, die in allen gesellschaftlichen Teilbereichen erkennbar ist und im Umfeld des Gesundheitswesens genügend Rezipienten findet. Gesundheitspolitische Postulate (z.B. Begriffe wie „Kostenexplosion" oder „Über- Unter oder Fehlversorgung") werden von weiten Teilen der Bevölkerung unkritisch übernommen. Sie bilden ebenso wie staatlich geförderte Gesundheitskampagnen einen Teil der alltäglichen medialen Inszenierung um den „Kult der Gesundheit".

Dieser Beitrag beschäftigt sich auf zwei unterschiedlichen Analyseebenen mit der Frage, inwiefern mit den dargestellten Entwicklungen eine Privatisierung von Gesundheitsrisiken sichtbar wird. Vor dem Hintergrund aktueller, interaktionistisch vermittelter Sozialisationsmodelle erlangt Gesundheit eine hohe affirmative, und nicht zuletzt normative Bedeutung. Bei der Betrachtung des Verhältnisses von Akteur und Struktur im kultur- und gesundheitssoziologischen Kontext spielt es eine Rolle, aus welcher gesellschaftstheoretischen Perspektive

Sozialisation, und letztlich die Konstruktion von Identität, vermittelt wird. Als Ausgangspunkt der Analyse wird zunächst eine gesellschaftstheoretische Verortung der Begriffe Gesundheit und Krankheit und ihre Bedeutung auf sozialisationstheoretische Fragestellungen vorgenommen (2). Dabei wird in einem zweiten Schritt (3) auf den Zusammenhang und die Abhängigkeit strukturbedingter Lebensbedingungen und der Entstehung von gesundheitlicher Ungleichheit aufmerksam gemacht, die sich vor allem auf der Verhaltensebene von Akteuren (Lebensstil) widerspiegelt. Das Habituskonzept von Pierre Bourdieu dient für diesen kultursoziologischen Blick auf Ungleichheitsverhältnisse als theoretische „Klammer" für die Diskussion um Privatisierung von Gesundheitsrisiken, da es Aufschluss über die theoretischen und empirischen Zusammenhänge der Vermittlung von Praxisformen zwischen Struktur und Individuum gibt, die sich sozialisationsbedingt in Form von Inkorporationen niederschlagen. Auf einer anderen Diskursebene werden (4) individuellen Konsequenzen von Ökonomisierungsprozessen in den Blick genommen, die deutlich machen, wie gesellschaftspolitische Rahmenbedingungen gleichermaßen wie Ungleichheitsbedingen dazu führen können, die Entstehung und die Betrachtung gesundheitlicher Risiken unbewusst auf die Akteursebene zu verlagern.

2 Ausgangspunkt der Analyse: Welche Rolle spielt Gesundheit im Sozialisationsprozess?

Die Befassung mit aktuellen Gesellschaftskonzepten, in denen Gesundheit unabdingbare Voraussetzung für die Realisierung individueller Freiheit beschrieben wird, ist stets verknüpft mit der Konstruktion und Entwicklung von Identität (vgl. Keupp et al. 1999). Der Identitätsbegriff ist erst in Verbindung mit aktuellen zeitdiagnostischen Thesen zu einem diskussionsrelevanten und hochgradig unsicheren Gegenstand des wissenschaftlichen Interesses geworden (vgl. Keupp 1997a; Kaufmann 2005). Der aktuelle Identitätsdiskurs verweist auf eine Vielzahl „riskanter Freiheiten" (Beck 1994), in denen Gesundheit eine moderierende Rolle für die Gestaltung und Realisierung von Lebenschancen darstellt (Hensen 2008). Dagegen verweisen die historischen Wurzeln sozialisationstheoretischer Überlegungen auf einen funktionalen Zusammenhang von Individuum und Gesundheit: Vor dem Hintergrund funktionaler Differenzierungsprozesse der Gesellschaft in Teilsysteme wurde praktisch dem Subjekt die Anerkennung als Vollperson abgesprochen (vgl. Luhmann 1984). Die Inklusion als vollständiges Individuum ist systemtheoretisch betrachtet in einer Welt funktionaler Systeme nicht vorgesehen. Subjekte sind hier lediglich als Funktionsträger identifizierbar[1]. Die Gesellschaftsanalyse des strukturalen Funktionalismus vermittelt ein Bild, in der die Individuen in ihre „Umwelten" abgedrängt werden und lediglich durch ihre funktionsabhängigen Leistungen identifizierbar sind. Parsons war nach Durkheim einer der ersten, der Sozialisation in eine Gesellschaftstheorie einband und diesem Prozess damit eine erhebliche Bedeutung zuteilte. Seine strukturfunktionalistische Gesellschaftstheorie schreibt dem Individuum keine Handlungsalternativen bei der Subjektwerdung zu; für ihn ist Sozialisation ein Prozess, durch den die Individuen die Dispositionen erwerben, die erforderlich sind, um die in der Gesellschaft vorgegebenen Rollen als Akteure spielen zu können. Gleichzeitig erlangt die Gesundheit bzw. das gesunde Individuum in diesem Zusammenhang eine große Bedeutung für den kapitalistischen Produktionsprozess, denn der funktionierende Organismus bildet die Basis für das Funktionieren von Gesellschaft und Wohlstand sowie der subjektiven Erhaltungsfähigkeiten (vgl. Parsons 1967). Diese Definition der individuellen und damit letztlich auch gesellschaftlichen Leistungsfähigkeit birgt eine klare Abgrenzung des Krankheitsbegriffs in sich, der demnach kategorisch definiert ist als eine generalisierte Störung der Leistungsfähigkeit des Individuums für die normalerweise zu erwartende Erfüllung der Aufgaben (Hurrelmann 1994: 147).

Krankheit wird dadurch sowohl zu einer Form sozialer als auch biomedizinischer Abweichung, auf die Gesellschaften sehr präzise Mechanismen entwickelt haben, diese Abweichungen zu verwalten und zu handhaben. Vor allem in den westlich industrialisierten Ländern existieren dazu sehr spezifische Formen und Verhaltensmuster (Kelly/Millward 2004). „Parsons sieht das Problem Gesundheit gekoppelt an die in kapitalistischen Industriegesellschaften typische Verfügung von Arbeitsorganisationen über einen voll leistungsfähigen Körper, die den Menschen als bloßes Leistungspotential wahrnimmt. Er sieht Krankheit als Inbegriff der Störung dieses Leistungspotentials, das durch biologische und physische Regeln bestimmt ist." (Hurrelmann 1994: 148) Gesundheit und Krankheit erlangen hier einen isolierten Charakter in einem *abgegrenzten* Systemverständnis. Hurrelmann (1994) sieht gerade hier u.a. die Ursache, warum Parsons' Gesellschaftsanalyse nach heutigem gesundheitssoziologischem Verständnis keine nutzbare Theorie zur Sozialisation und dem Verhältnis zwischen Identität und Gesundheits-/Krankheits-Kontinuum liefert und insofern biomedizinisch affirmativ angelegt ist. Dennoch ist festzuhalten, dass die funktionalistische These vom vergesellschafteten Menschen, insbesondere die Theorie von Parsons, einen Zusammenhang zwischen Sozialisationsergebnissen auf der einen

---

[1] Luhmann distanzierte sich im Gegensatz zu Parsons durchgehend von Theorien, in denen die Konstituierung von Identität im Vordergrund stand. Die größere Rolle in Luhmanns „Sozialen Systemen" spielen die Analysen von Differenzen und die Differenz von Identität und Differenz (Sigrist 1999: 73).

und den Konstitutionsbedingungen von der Gesellschaft auf der anderen Seite hergestellt hat.

Moderne sozialisationstheoretische Ansätze beinhalten im Gegensatz zu der dargestellten strukturfunktionalistischen Perspektive metatheoretische Zugangsweisen, die versuchen, die Komplexität von lebensweltlichen und biographischen Einflussgrößen auf die Gesundheit herauszuarbeiten und evtl. psychische und somatische Beeinträchtigungen als einen *schrittweisen Prozess der Veränderung* zu charakterisieren. Die Status-quo-Zuschreibung von „krank" und „nicht krank" sowie „gesund" und „nicht gesund", wie sie nicht nur in der ärztlichen Diagnose ihre Anwendung findet, sondern auch in der psychotherapeutischen Praxis als Klassifikationsmodell dient, wird somit aufgelöst und durchlässig für mehrdimensionale Erklärungsmuster. Hiermit korrespondieren Sozialisationstheorien, die die Beziehung von Person und Umwelt als komplexe und interdependente Wechselwirkung sehen (Hurrelmann 2003).

Der Beginn der 1980er Jahre kann als der ungefähre Beginn genannt werden, in der es innerhalb der Sozialisationsforschung – die bis dato eng mit einer schichtspezifischen Forschungstradition verbunden war – zu einem Paradigmenwechsel kam (Bauer 2002: 426; 2005: 84). Die schichtspezifische Perspektive, in der der sozialstrukturelle Hintergrund für die Analyse ungleicher Lebensverhältnisse und Entwicklungsverläufe von Menschen evident ist und auf deren Grundlage der Zusammenhang von ungleichen Lebens- und Entwicklungschancen vermittelt werden kann, wurde abgelöst von einem Menschenbild, in dem das aktive Subjekt als „Multioptionsträger" individuell wirksame Entscheidungen nicht nur beeinflussen, sondern auch maßgeblich steuern kann. Derartige interaktionistisch geprägte Ansätze machen deutlich: Das Subjekt wird nicht mehr nur als Ergebnis verstanden, sondern bereits im Sozialisationsprozess selbst verhält sich das Individuum als Subjekt, das seine Sozialisation durch eigene Aktivität mitbestimmt (Geulen 2005: 166). Was heute als gelungene Sozialisation und Identität angesehen wird, stellt sich vielfach als „struktur- und ungleichheitsvergessen" dar (vgl. Bauer 2002).

Gesundheit und Krankheit als Variablen im Sozialisationsprozess erlangen vor dem Hintergrund aktueller Zeitdiagnosen nicht nur einen individuellen Bezug (z.B. als Schicksal oder als persönliche Zielvorstellung), sondern erhalten eine übergreifende Relevanz, da sie im gesellschaftlichen Handeln der Akteure sichtbar werden. Historisch betrachtet wurde Gesundheit lange Zeit als Teil einer festgelegten Ordnung und nicht als ein persönliches Gut verstanden (vgl. Herzlich/Pierret 1991). Die veränderten Sozialisationsbedingungen der neuen Moderne lösen die Gesundheit aus dieser Ordnung heraus und schreiben dem Subjekt Handlungspotenziale zu, mit denen Gesundheit letztlich steuerbar werden soll. Gesundheit sei so nicht nur Schicksal, sondern Ausdruck eines individuellen

Lebensstils. „Gesundheit wird nun so verstanden, dass sie durch den Menschen selbst produziert werden kann; sie wird mit Selbst-Tun assoziiert; sie drückt den rationalen Umgang jedes einzelnen mit sich selbst aus." (Keupp 1997b: 35) Gesundheit wird so als veränderbare Variable postuliert und rezipiert.

3 Kultursoziologische Beschreibungsdimensionen gesundheitlicher Ungleichheit

In den machtanalytischen empirischen Arbeiten zur Sozialstruktur und theoretischen Figuren des französischen Soziologen Pierre Bourdieus werden in diesem Zusammenhang auf unsichtbare Mechanismen aufmerksam gemacht, die einen nachweisbaren Zusammenhang zwischen individuellem und klassenspezifischem Verhalten (Lebensstil) und gesundheitlicher Ungleichheit aufzeigen (Bauer 2002; 2005; 2006; Bauer et al. 2008; Richter/Hurrelmann 2006). So besteht mittlerweile durch die Analyse gesundheitsrelevanter Lebensstile ein wissenschaftlicher Konsens, dass neben der epidemiologischen Erfassung von Ungleichheitsstrukturen (hinsichtlich der drei Dimensionen Einkommen, Berufsstatus und Bildung) ein nachweisbarer Zusammenhang zwischen individuellen und kollektiven Verhaltensmustern und der Produktion und Genese gesundheitlicher Ungleichheiten besteht (Bauer et al. 2008). „Der Lebensstil (...) synthetisiert Fähigkeiten und Eigenschaften, Einstellungen und Kompetenzen, die mit einer bestimmten sozialen Lebenslage verbunden sind. Er bildet andererseits ein ‚Auswahlreservoir' für die tatsächlichen Reaktionsweisen und Handlungsmuster, die das gesundheitliche Gleichgewicht beeinflussen; das gilt für Disstresserfahrungen, gesundheitsabträgliche Verhaltensweisen, die Kumulation von verhaltensbedingten Risikofaktoren, die Kompetenz zur angemessenen Versorgungsnutzung sowie für die Empfänglichkeit bzw. den Widerstand gegenüber Angeboten der Gesundheitsförderung gleichermaßen." (ebd.: 26)

Die milieuspezifischen Sozialisations- und Alltagserfahrungen bilden auf der Akteursebene unterschiedliche Dispositionen, Kompetenzen und Deutungsmuster heraus. Somit stehen gesundheitsfördernde Praktiken in einem engen Verhältnis zur Zugehörigkeit zu sozialen Milieus, die durch milieubezogene Lebensstile und den vorhanden Handlungsressourcen realisiert werden (Bittlingmayer/Bauer 2007: 110). Lebensstile können als Produkt der Auseinandersetzung eines Individuums mit den strukturellen Bedingungen gesehen werden (Müller 1997).

Das Habituskonzept von Bourdieu kann einen theoretischen Rahmen für die wechselseitige Beeinflussung von Subjekt und Struktur und damit für die Beschreibung von ungleichen Lebensstiltypen bilden. Bedeutsam sind Bourdieus

Untersuchungen hinsichtlich der Beschreibung individueller Determiniertheit durch die spezifische Position, die ein sozialer Akteur (oder eine Gruppe) innerhalb der Sozialstruktur einnimmt (vgl. Schwingel 2003). Diese Unterschiede in der Platzierung und der Wahrnehmung ebendieser zeigen sich soziologisch relevant, da jeder individuelle Habitus auch immer durch klassenspezifische Faktoren bedingt ist und somit ein Abbild kollektiver Erfahrungen und Muster darstellt. Er hängt ab von den äußeren gesellschaftlichen (materiellen, kulturellen) Bedingungen, die im Habitus verinnerlicht (inkorporiert) werden, die in modernen Gesellschaften klassenspezifisch und demnach ungleich sind. Häufig wird dabei das Verständnis der grundlegenden Mechanismen, theoretischen und empirischen Zusammenhänge, vor allem hinsichtlich des Habitus-Konzepts, beim Leser vorausgesetzt. In diesem einleitenden Kapitel (3.1) erfolgt daher zunächst eine kurze Annäherung an die grundlegenden Begriffe und Hintergründe des Bourdieu´schen Habituskonzepts.

3.1 Exkurs: Das Habituskonzept von Bourdieu als Vermittler zwischen Subjekt und Praxis

Das Habituskonzept ist das zentrale Erklärungsmoment in Bourdieus Arbeiten und ist (zumindest als Erklärungsansatz) in allen seinen soziologischen und ethnologischen Untersuchungen präsent. Der Habitus soll auf theoretischer Ebene zwischen den Polen Subjektivismus und Objektivismus (vgl. Schwingel 2003) vermitteln und als Bindeglied zwischen *Struktur* und *Praxis* dienen. Er bettet sich ein in Bourdieus „Theorie der Praxis", die der Frage nachgeht, was an Individuen in Form sozialer Akteure soziologisch relevant ist. Wesentlicher Gegenstand der Habitustheorie ist die Frage, wie soziale Praxis zustande kommt und wie Akteure die gesellschaftliche Praxis wahrnehmen, d.h. wie sie sie erkennen und erfahren oder mit den Worten Bourdieus versehen, ist die Habitustheorie eine „Theorie der praktischen Erkenntnis der sozialen Welt" (vgl. ebd.).

Der Begriff *Habitus* bedeutet zunächst die Existenz einer Anlage, Haltung, Gewohnheit, Lebensweise oder eines Erscheinungsbildes, mit der ein Individuum wahrgenommen wird und was zugleich seine Praxis grundlegend bestimmt (vgl. Krais/Gebauer 2002). Der Habitus ist zugleich *strukturierte Struktur* und *strukturierende Struktur*. Er ist strukturierte Struktur, da er ein System dauerhafter Dispositionen als Ergebnis sozialisatorischer Prozesse darstellt (Bauer 2002). Der Habitus ist somit nicht angeborenes Erbe, sondern beruht auf individuellen und kollektiven *sozialen Erfahrungen* (vgl. hierzu auch Kelly/Millward 2004) hinsichtlich der soziologischen Einordnung von Gesundheit im Sozialisationsprozess. Die Lebensbedingungen, die soziale Lage und das Herkunftsmilieu prägen den Habitus von Menschen dermaßen grundlegend, dass er in späteren Lebensabschnitten – dies zeigen eindrucksvoll die qualitativ-biographischen Studien der Forschungsgruppe um Bourdieu – kaum mehr veränderbar scheint (vgl. Bourdieu et al. 1997).

So sind soziale Akteure mit *systematisch strukturierten Anlagen* ausgestattet, die für ihre Praxis und für ihr Denken konstitutiv bedeutsam sind. Mit dieser Theorie wendet sich Bourdieu gegen die – in der modernen Sozialisationsforschung weitgehend als gemeiner Konsens unkritisch rezipierte – Annahme, Subjekte handeln frei nach selbst gewählten Entwürfen, die sich in modernistischen Identitätskonzepten und Sozialisationsmodellen widerspiegeln. Im Mittelpunkt seiner Theorie steht eher der gesellschaftlich geprägte und determinierte Akteur. Aber: Nicht der Akteur selbst ist gesellschaftlich bestimmt, sondern vielmehr – und das ist das Entscheidende – sein Habitus. Ebenso ist der Habitus nicht das ausschließliche Handlungsprinzip, sondern nur ein *mögliches* Produktionsprinzip von Praktiken.

Der Habitus ist in gleicher Weise *strukturierende Struktur*, da er vermag, die Struktur der Daseinsverhältnisse aktiv zu beeinflussen. Er reagiert demnach auf äußere Strukturen, das Feld, als Vermittler zwischen Struktur und Praxis und ist in der Lage, diese kreativ, spontan, erfinderisch und im Sinne einer „geregelten Improvisation" zu gestalten. Er ist das Produkt einer Geschichte und somit durch neue, modifizierte Erfahrungen einem Wandel unterzogen. Der Habitus ist somit Erzeugungs- und Strukturierungsprinzip von Praxisformen und Repräsentationen. Er ist nicht angeboren, sondern beruht auf individuellen und kollektiven Erfahrungen (Bourdieu 1998).

Die Dimensionen der alltagspraktischen Orientierung und milieuspezifischen Erfahrungen sind stets untrennbar miteinander verbunden, sie wirken zusammen und sind dem diskursiven Bewusstsein meist verschlossen. Der von Bourdieu beschriebene „soziale Sinn" oder „praktische Sinn" (le sense pratique) (vgl. Bourdieu 1993) dient vor dem Hintergrund dieser Analyse als „Navigator", als Orientierungssinn, um sich in der sozialen Welt bewegen zu können. Zugleich fungiert er als Antrieb für die Ausführung von Praktiken, die individuell als sinnvoll eingestuft werden und in diesem Zusammenhang rational erscheinen. Der Sinn bildet sich aus den sozialen Beziehungen, genauer gesagt, in der Beziehung zwischen der sozialen Identität und den Differenzen der Akteure, d.h. in ihren Unterschieden, deren Wirkung durch die Konstruktion der sozialen Wirklichkeit Sinn erhält (Papilloud 2003: 20ff.). Soziale Praxis erlangt somit eine Eigenlogik, in der der inkorporierte Habitus im Wesentlichen auf implizite, generierte Schemata des habituellen Dispositionssystems zurückgreift und für die praktische Vernunft der Wahrnehmung und des Handelns verantwortlich ist (vgl. Schwingel 2003). Für Celikates (2006: 80) besteht die zentrale Leistung des

Habitus „als Erfahrungsspeicher in der Entlastung der Akteure vom Reflexionsdruck, in der Reduktion von Unsicherheit und Komplexität durch die Bereitstellung von als unkrontrovers, weil natürlich erfahrenen Handlungs-, Denk und Bewertungsweisen".

Auf der Grundlage strukturalfunktional vermittelter Gesellschaftstheorien (vgl. Parsons 2003) werden soziale Akteure und Praktiken als gesellschaftlich determiniert und vorgeformt beschrieben. Obgleich dieses „Sozialisationskorsetts", folgt man Bourdieus Habitusfigur, die den prägenden Gesellschaftseinfluss nicht negiert, sind Akteure trotzdem in der Lage, kreativ und konstruktiv gesellschaftliche Handlungsanforderungen zu bewältigen. Die Dialektik (oder der scheinbare Widerspruch) einer habituell präformierten Praxis und eines sich immer währenden aktualisierenden Prinzips kann insofern aufgelöst werden, als dass Praxis nicht generell und im strengen Sinne determiniert ist. Es sind lediglich die Grenzen möglicher und unmöglicher Praktiken festgelegt, nicht aber die Praktiken an sich. Der Habitus bestimmt die *Handlungswahrscheinlichkeit*. So entsteht eine konditionierte und bedingte Freiheit innerhalb dieser Grenzen. In diesem Zusammenhang macht Bourdieu darauf aufmerksam, dass sich Praktiken nicht isoliert und einzeln vollziehen, sondern immer als sog. *Praxisformen* wahrgenommen werden, in dem der „modus operandi" wesentlich die Art und Weise der Ausführung (das *Wie*) und weniger die Praxisinhalte (das *Was*) bestimmt.[2]

Die individuelle Determiniertheit wird bestimmt durch die spezifische Position, die der betreffende Akteur innerhalb der Sozialstruktur einnimmt (Bourdieu 1982). So entstehen unterschiedliche Habitus, die in sozialen Gruppen eine Homologie aufweisen, die soziologisch insofern relevant sind, dass sie als Hinweisgeber auf bestehende gesellschaftliche oder strukturelle Ungleichheiten fungieren können. Jeder individuelle Habitus ist stets auch durch klassenspezifische Faktoren bedingt und geprägt.

Der Habitus als Erklärungsmodell verdeutlicht nachvollziehbar die Frage, warum Verhaltensweisen, Geschmäcker, Lebensstile und Ausdrucksformen gruppenspezifisch klassifizierbar sind (bzw. sie in dieser Art wahrgenommen werden). Klassenzugehörigkeit und Klassenbewusstsein reproduzieren sich u.a. mittels einer „stillen Pädagogik", die nicht willkürlich und bewusst mit erzieherischer Absicht die Habitusformen (z.B. Manieren, Haltung, Betragen) prägt. Gleichzeitig verschaffen sich diese habituellen Inkorporationen insofern Geltung,

---

[2] Vielfach wird in diesem Zusammenhang kritisiert, Bourdieu vertrete letztlich eine deterministische Sicht des Handelns (Pfeffer 1985). Tatsächlich scheint es so, dass seine Ausführungen zum „generativen Prinzip" bzw. zur strukturierenden Struktur des Habitus zu sehr im Abstrakten bleiben und bedeutend weniger konkretisiert und spezifiziert werden als die andere „Seite des Sozialen", nämlich die „Präsenz der Vergangenheit". So fehlt es dem Habituskonzept grundsätzlich an einem Erklärungsmodus, wie der Prozess der Inkorporation stattfindet (zur Kritik siehe auch Bauer 2002 oder Papilloud 2003).

indem sie die bestehenden Verhältnisse festigen und dabei dem Bewusstsein und der Erklärung entzogen sind. So entsteht unbewusst eine als natürlich wahrgenommene „soziale Ordnung" im Sinne „doxischer Vernunft"[3], die die bestehenden Herrschaftsverhältnisse und sozialen Ungleichheiten stabilisiert, quasi in der schweigsamen „Anerkennung der Spielvoraussetzungen" (Bourdieu 1998: 122). Der Habitus bzw. die „doxische" Erfahrung ist für Bourdieu der Hauptgarant für die Reproduktion symbolischer Macht, deren Funktionsweise darin besteht, dass sie einer beliebigen objektiven Macht (ökonomische, kulturelle etc.) eine stillschweigende Anerkennung und Legitimität verschaffen, „indem sie die soziale Ordnung in einer Art ‚sozialer Alchemie' in eine quasi-natürliche, sinnhafte, Ordnung der Dinge' verwandelt und so in ihrem Gewordensein, sprich: in ihrer Willkür und Kontingenz unkenntlich macht" (Eickelpasch 2002: 51). Die stille Übernahme gesellschaftlicher Postulate, hier vor allem hinsichtlich eines „sozial verträglichen" Gesundheitsverhaltens und damit den Lebensstil betreffend, ist eine bedeutende Grundlage für die Reproduktion gesundheitlicher Ungleichheit.

3.2 Habituelle Dispositionen und gesundheitliche Ungleichheit

Soziale Akteure, deren Sozialisation sich nicht vor dem Hintergrund der Zustände und Bedingungen einer „geregelten Moderne" vollzog, müssen sich alltäglich mit der Tatsache auseinandersetzen, dass sowohl gesellschaftliche als auch konkret individuelle Lebenszusammenhänge mehr und mehr mit Risiken verbunden sind. Dies wird deutlich in zeitdiagnostischen Analysen wie *Risikogesellschaft* (Beck) und *Erlebnisgesellschaft* (Schulze), in denen der Bildungszugang eine der wichtigsten Ressourcen für die Realisierung von Lebenschancen darstellt[4]. Bourdieus Analysen machen deutlich, dass soziale Mobilität, die u.U. mit einer

---

[3] Bourdieu bezieht sich in vielen seiner Analysen auf die Arbeiten von Edmund Husserl, der den Begriff der *doxischen Vernunft* gleichsetzt mit einem „Vermeinen, es sei etwas oder es sei etwas so und so beschaffen" (Melle 2005: 118). In der Übertragung auf Bourdieus Terminologie der sozialen Welt bzw. sozialen Praxis bedeutet dies der irrtümliche Glaube, gesellschaftliche Ausgangsbedingungen seien „eben so", quasi unveränderbar. Die Position von Akteuren im sozialen Raum wird dadurch gleichsam erklärbar und gesellschaftlich machtpolitisch legitimiert. Erst durch diese gleichzeitige Anerkennung und Verkennung der Verhältnisse können soziale Praktiken als etwas Natürliches vollkommene Legitimität genießen (Celikates 2006: 80).

[4] Neckel (2000: 206ff.) weist – auch als Replik auf Schulzes These der „Erlebnisgesellschaft" – darauf hin, dass die Bourdieu'sche Kulturtheorie auch auf den deutschsprachigen Raum übertragbar ist, wenngleich institutionelle Unterschiede (z.B. im Statussystem, Bildungs- und Gesundheitswesen) vorhanden sind. Bittlingmayer und Bauer (2007) verweisen in diesem Zusammenhang auf die für Westdeutschland bestätigten Analysen der Hannoveraner Forschergruppe um Michael Vester, die ebenso wie Bourdieu kulturelle Praktiken als einen bedeutenden Modulator und Erzeuger für die Re-Produktion sozialer Ungleichheiten sehen.

Zunahme kulturellen oder ökonomischen Kapitals verbunden ist, eher als Ausnahmeerscheinung realisiert werden kann. Der Utopie der gleichen Bildungsvoraussetzungen und Chancengleichheit widersprechen die oben aufgezeigten habituellen Praxisformen, die vor dem Hintergrund einer Schichtanalyse zusätzlich prekarisierend wirken, wenn der Effekt der dem Klassenhabitus immanenten Trägheit (Hysteresis) berücksichtigt wird (vgl. Bittlingmayer 2002).

Gesundheitliche Risiken verdichten sich daher im Spiegel ökonomischer und kultureller Kapitalerträge und wirken in ihrer schädlichen Konsequenz proportional zu den Bedingungen des Herkunftsmilieus als auch zu dem Zugang zu Bildungsressourcen. Deutlich wurde vor allem, dass pädagogische Ansätze zur Gesundheitsförderung stets mit der Rezeptionsfähigkeit und Umsetzungsbereitschaft der angesprochenen Zielgruppe korrespondieren. Nicht nur die Studie von Bauer (2005) zeigt, dass Präventionsprogramme zur gesundheitlichen Vorsorge in der Schule nicht herkunfts- und schichtspezifisch differenziert sind und somit Schüler und ihre Familien aus sozio-ökonomischen Randlagen systematisch vernachlässigen. Rosenbrock et al. (1994) verdeutlichen ebenso die „soziale Selektivität" der Wirksamkeit von Angeboten der Gesundheitsförderung. Demzufolge profitieren vor allem die mittleren Sozialschichten von Präventionsmaßnahmen, die in der Regel auf die Modifikation von Gesundheitsverhalten zielen und die Herstellung gesundheitsfördernder sozialer Kontexte kaum berücksichtigen.

Schlack (2003) beschreibt soziale Benachteiligung im Kindesalter als eindeutiges Merkmal für psychische Beeinträchtigung. Soziale Belastungen begünstigen offensichtlich „die Entstehung von Verhaltensgewohnheiten, die für die Gesundheit und Entwicklung von Kindern nachteilig sind und sich wahrscheinlich sowohl in erhöhten Morbiditätsrisiken auf somatischem Gebiet als auch in der starken Zunahme von Entwicklungs- und Verhaltensstörungen im Kindes- und Jugendalter auswirken" (ebd.: 673). Der Begriff der „gesundheitlichen Ungleichheit" prägt die Diskussion um den Zusammenhang von sozialer Belastung und gesundheitlichen Risiken: „Der Zusammenhang zwischen sozialer Ungleichheit und Gesundheitszustand – bzw. zwischen Bildung, beruflichem Status und/oder Einkommen einerseits und Mortalität und Morbidität andererseits – wird als ‚gesundheitliche Ungleichheit' bezeichnet." (Mielck 2000: 360)

Gesundheitliche Ungleichheit kann aktuell statistisch beschrieben und nachgewiesen werden (vgl. Richter/Hurrelmann 2006). Zu beobachten ist aber häufig ein sozialpolitisches Verharren auf der Ebene soziologischer Beschreibungen, die in der Regel einem monosynaptischen Reflex folgen, der Lösungsprogramme für beschriebene Probleme bieten soll. Bauer (2005) hat eindrucksvoll belegt, dass diese Programme scheitern müssen, wenn sie nicht die *Erklärungsdimension* sozialer und daraus folgender gesundheitlicher Ungleichheiten angemessen in ihren Konzeptionen einer modernen Gesundheitspädagogik berücksichtigen.

Die beschriebenen Effekte der „Homologie" (Bevorzugung habitusähnlicher Strukturen und Praxisformen) oder „Hysteresis" (Veränderungsträgheit hinsichtlich grundlegender Persönlichkeitsdispositionen), ungleicher Kapitalerträge, der Praktikabilitätsausrichtung im Handeln (praktischer Sinn) sowie der Platzierung im sozialen Raum zeigen auf empirischer Basis (Bourdieu 1982), wie Unterschiede der sozialen Lage Einfluss auf die Bildung von Persönlichkeit und Persönlichkeitseigenschaften nehmen. „Es ist von biografisch zentraler Bedeutung, aus welcher Perspektive die soziale Realität verarbeitet wird." (Bauer 2005: 103) Schließlich umfasst das Habituskonzept individuelle Eigenschaften, Kompetenz- und Fähigkeitsmuster, die sich im Lebensverlauf als eine klar umgrenzte Persönlichkeitsstruktur abbilden lassen (ebd.: 184). Für die Präventionsforschung und die Entwicklung geeigneter Gesundheitsförderkonzepte bedeutet dies, dass die an die unterschiedlich angepassten Lebensbedingungen angepassten Habitus und Lebensstile nicht anschlussfähig an universalistische Gesundheitsbildungs- und Präventionsprogramme sind, sondern vielmehr spezifische und zielgruppengerechte Maßnahmen benötigen (Bauer/Bittlingmayer 2006).

Bourdieus habitustheoretischer Ansatz beschreibt eine Form der doppelten Strukturierung: Dispositionen unterliegen den sozialen Strukturen und werden bedingt durch die Lebensbedingungen des Herkunftsmilieus, wirken sich aber gleichzeitig und im Wechsel auf die soziale Struktur und Realität aus. Der Habitus dient als Erklärungsmodell für die Konstitution sozialer Praxis, in der Interaktion stets im Rahmen einer Wechselbeziehung von Struktur und Praxis bzw. Struktur und Subjekt vermittelt wird. Der individuelle Umgang mit und die Wahrnehmung von gesundheitlichen Risiken und Gefährdungen ist demnach bedeutend von den Sozialisationsstrukturen und -bedingungen geprägt. „Mit dem Habitus wird ein gesellschaftlicher Blickwinkel sozialer Praxis eröffnet, da mit ihm nicht die sichtbaren Handlungsäußerungen bzw. Lebensstile ins Zentrum gerückt werden, sondern die Bedingungen fokussiert werden, die die Lebensstile hervorbringen. Damit wird voluntaristischen Lebensstilkonzeptionen eine Absage erteilt, die Handlungspraktiken als Ausdruck autonomer Intentionalität und Lebensstile als Ausdruck rein subjektiver Präferenzen betrachten." (Sperlich/ Mielck 2003: 172)

Die soziale Lage und Persönlichkeitsfaktoren führen zu einer frühzeitlichen Festlegung und Stabilisierung des im weiteren Lebensverlauf vorherrschenden Gesundheitsstatus. Der Zusammenhang von sozio-ökonomischem Status und individuellem Gesundheitszustand wird durch den an die Lebensverhältnisse angepassten Lebensstil vermittelt (Bauer/Bittlingmayer 2006; siehe Abb. 1). Bauer und Bittlingmayer erweitern somit bestehende Erklärungsmodelle gesundheitlicher Ungleichheit (einfaches Modell, Pfadmodell, multidimensionales Modell) (vgl. Lahelma et al. 2008).

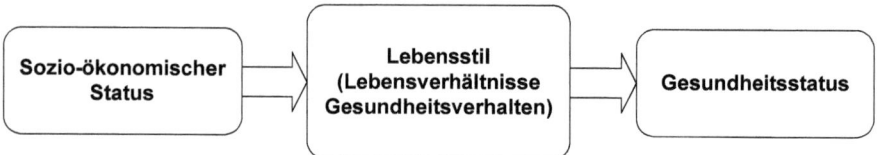

Abbildung 1: Die Vermittlungsfunktion des Lebensstils zwischen individuellem Gesundheitszustand und sozio-ökonomischem Status. Quelle: Bauer (2005: 112); Bauer/Bittlingmayer (2006: 796).

Einflussfaktoren, die auf der Verhaltensebene bestimmt werden können, zeigen sich zwar grundsätzlich veränderbar; die diese Verhaltensweisen jedoch determinierenden Faktoren liegen in der Sozialisation begründet: sie bilden ein interdependentes Wechselspiel zwischen Persönlichkeitsmerkmalen und strukturalen Bedingungen der sozialen und materiellen Umwelt (vgl. Erhart et al. 2008). In diesem Kontext vollzieht sich gesellschaftliche Praxis vor dem Hintergrund einer unbewussten Übernahme strukturbedingter Implikationen („Halte Dich gesund! Beuge vor! Zahle für Leistungen, die Du in Anspruch nimmst!"), die diese letztlich als „doxische Vernunft" (Bourdieu 1997) implementieren und konservieren und somit gesellschaftliche Exklusionsvorgänge sog. „Individualisierungsverlierer" fördern.

Verstärkend wirkt, dass die Erwartungen an die innere und äußere Machbarkeit einer „adäquaten Person" in postmodernen Lebensrealitäten erheblich gestiegen ist, „von der psychischen Identitätspolitik bis zum bodystyling, der Verhübschung des eigenen Körpers, der wie kaum etwas anderes zum letzten Sinnreservat des modernen Menschen geworden ist. In solchen Strategien nimmt das Subjekt sich selbst gegenüber ständig die Rolle eines fremden Beobachters ein. Es unterzieht sich einer Selbstsubjektivierung, fragmentiert seine verschiedenen Seiten gemäß externer Anforderungen und trainiert sich entsprechend, um den Normen einer Kultur zu gehorchen, in der Erfolg und Überlegenheit inzwischen mächtige Werte sind." (Neckel 2000: 44)

4 Ökonomisierung des individuellen Handelns

Gesundheit und Gesundheitsverhalten von Akteuren steht – den genannten Ausführungen folgend – stets in engem Zusammenhang mit den Bedingungen des Herkunftsmilieus sowie habitualisierter (und somit inkorporierter) sozialer Erfahrungen. Kultursoziologische Erklärungsansätze zeigen einen Zusammenhang zwischen individuellen und kollektiven Verhaltensweisen und der Generierung sozialer sowie gesundheitlicher Ungleichheit auf. Gesundheit gilt als Voraussetzung für gesellschaftliche Teilhabe, die vor allem dann notwendig wird, wenn sozialstrukturelle Bedingungen des Aufwachsens zu nicht kalkulierbaren Prekarisierungen führen, die zum einen gesundheitliche Störungen und Beeinträchtigungen zur Konsequenz haben (vgl. Lampert/Kurth 2007; Bauer et al. 2008), zum anderen in ihrer Kumulation ernst zu nehmende Gefährdung darstellen können (vgl. Scheithauer et al. 2000). Die Anforderungen und neu entstandenen Lebensrisiken, die den Alltag sozialer Akteure bestimmen und vor allem in den unteren sozialen Segmenten zu einer Prekarisierung der Lebensverhältnisse führen, spiegelt sich in weiten Teilen der Staatstätigkeit (und vor allem im Bereich der Gesundheitspolitik) nicht wider. Die Erwartungen an den Staat, diese Entwicklungen kompensatorisch und regulierend neu zu ordnen, haben sich bis heute nicht ausreichend erfüllt. So ist es (analytisch betrachtet) nur konsequent, wenn die potentiellen Nachfrager sozialstaatlicher Leistungserbringung die gleichen Ziel- und Handlungsmaßstäbe staatliche „Dienstleistungsunternehmen" stellen, die fortan für ihre eigenen, privaten Lebenszusammenhänge gelten. Vor dem Hintergrund der Philosophie des „value for money" steigen die Erwartungen des Einzelnen an Gesundheitsleistungen. Potentielle Nachfrager stellen in diesem Zusammenhang ebenso hohe Anforderungen an die „Produkte" der Gesundheitswirtschaft, wie sie es vom alltäglichen marktlichen Handeln gewohnt sind (vgl. Flösser 2000) bzw. wie es auch von ihnen bspw. in ihren Arbeits- und Erwerbskontexten erwartet wird. Die Realisierung von Gesundheitsleistungen muss sich nicht nur systeminternen Modernisierungsansprüchen stellen, die vor allem an Kostenreduzierung ausgerichtet sind, sondern sehen sich bei dieser Konfrontation den erweiterten und zielgerichteten Anforderungen ihrer eigentlichen Zielgruppe gegenüber gestellt. Hier kommt es zu einer Wechselbeziehung zwischen den Anforderungen der Nutzergruppe, die das Resultat einer sich verändernden Struktur auf der Angebotsseite sind und durch ihr Handeln diese Veränderungsprozesse legitimieren.

Ökonomisierung als Prozess zeigt sich demnach nicht nur auf der rein institutionellen Ebene, sondern ragt weit in die Lebenszusammenhänge sozialer Akteure hinein. Hiervon sind alle Funktionsbereiche sozialen Handelns betroffen. Die Erweiterung des begrifflichen Rahmens der Ökonomisierung, die über eine bloße organisationsbezogene Analyse hinausgeht, ist nicht nur eine semantische Diskussion, sondern in Bezug auf die Genese und Gegenwartsanalyse der Ökonomisierung notwendig, da sie eine individuumsbezogene Erklärungsdimension zulässt. Der von Beck diagnostizierte „Unternehmer seiner selbst", wird zum Hauptakteur biographischer Selbstkonstruktion. Anschlussfähig wird die Individualisierungsthese mit systemfunktionalen Identitätskonzepten der Gegenwart, in denen die Auswirkungen biographischer Unsicherheiten eher verschleiert als analysiert werden (vgl. Bittlingmayer 2006).

Im gesellschaftlichen Kontext werden den autonom handelnden Akteuren vermehrt Synthetisierungsleistungen abgefordert, die sie unmöglich vollständig und selbständig in für sie relevante Praxisformen umwandeln können. Nach der Erosion traditioneller Ligaturen der geregelten Moderne, zeigt sich die Spätmoderne subjekttheoretisch haltlos in Form einer „ontologischen Bodenlosigkeit" (Zygmunt Bauman), in der System strukturierende Ordnungsprinzipien als eine Erleichterung aufgenommen werden müssen. Diese Figur des „neuen Kunden" ist zugleich Ergebnis als auch Beförderer der marktwirtschaftlichen Produktionslogik, da sie sich „selbstbestimmt" diesen Handlungsprinzipien unterwirft. Die Transformation vom „hilflosen Klienten" zum „autonomen Kunden" vollzieht sich in einem Prozess der „Selbstdisziplinierung", um den Markterfordernissen zu entsprechen.

Die sozialpolitische und zivilgesellschaftlich begründete Aktivierungsdebatte (Kessl/Otto 2003) impliziert im Weiteren diese „Selbstdisziplinierungsprozesse". Mit ihrer Hilfe soll „der Kostendruck sowohl auf der Finanzierungsseite entschärft werden als auch auf der Adressatenseite, denn idealiter hat sich der ehemalige kostenträchtige ‚Klient' ja zum ‚Kunden' selbstdiszipliniert und damit als prekäre Zielgruppe aus dem Staub gemacht" (Kruse 2004: 37). Der Neoliberalismus ist hierbei eine politische Rationalität, die nicht nur eine neue Form des Sozialen erfindet, sondern diese mit einer neuen Perspektive autonomer Subjektivität verbindet. „Der Clou der Disziplinartechnologie in modernen Gesellschaften besteht also darin, dass sie sich in Selbstpraktiken äußert, anders ausgedrückt: Individuen werden nicht fremd diszipliniert, sondern sie werden perfide dazu gebracht, sich selbst zu disziplinieren." (Kruse 2004: 35)

Bei der Analyse neoliberaler Sozialstaatskritik ist also „die Förderung von Handlungsoptionen nicht zu trennen von der Forderung, einen spezifischen Gebrauch von diesen „Freiheiten" zu machen, so dass die Freiheit zum Handeln sich oftmals in einen faktischen Zwang zum Handeln oder in eine Entscheidungszumutung verwandelt. Da die Wahl der Handlungsoptionen als Ausdruck eines freien Willens erscheint, haben sich die Einzelnen die Folgen ihres Handelns selbst zuzurechnen" (Lemke et al. 2000: 30). Im sozialstaatlichen Erbringungskontext kann daraus folgendes Prinzip generiert werden: Sozialstrukturelle

Probleme werden auf der Akteursebene in Eigenverantwortung umgewandelt und zusätzlich mit dem Hinweis karikiert, der Hilfe Suchende kann die vorhandenen Handlungsoptionen maßgeschneidert in biographisch verwertbare Praxisformen umsetzen. Das Marktregime produziert eine Vielzahl von Handlungsimperativen, die auf der Akteursebene als Aufforderung zum Selbstregieren entschlüsselt werden (Dörre 2003: 27).

Beispielhaft hierfür ist der mittlerweile gesellschaftlich durchdringende „Gesundheitsimperativ" (Mazumdar 2008), der einen klaren Handlungsaufruf zur Eigenverantwortung formuliert. Deutlich wird bei diesen subjektzentrierten Ökonomisierungstendenzen, dass es sich bei dem mit Marktmacht ausgestatteten Nachfrager zum großen Teil um einen Mythos handelt, der sowohl von einem Modell des sozial-darwinistischen Neoliberalismus und Neokonservatismus ableitbar als auch in Zeiten knapper Kassen sozialpolitisch funktional intendiert ist.

5 Resümee

Die Vermeidung individueller Gesundheitsrisiken und die Förderung von Gesundheit verbleiben zum großen Teil auf der Ebene des Individuums, was ebenso politisch gewollt wie unvermeidbar erscheint und Eingang in das Konzept des „aktivierenden Staates" (Kessl/Otto 2003) findet: „Der individualisierungstheoretische Konsens ist praktisch geworden", so Bauer (2006: 246) und verweist auf die hegemoniale Kraft einer akademischen, politischen und ökonomischen Allianz, für die ausschließlich das individuelle Veränderungspotenzial im Mittelpunkt steht. Die Entdeckung des Individuums und der Identität als veränderbare und anpassungsfähige Größe im Kontext handlungsorientierter Sozialisationsbeschreibungen ergänzt dieses Bild und fordert eine „aktive Selbstbiographisierung" der Akteure, ohne allerdings die darauf wirkenden Struktureffekte (hier deutlich gemacht am Beispiel des Habitus) zu berücksichtigen.

„Eigenverantwortung für Gesundheitshandeln hat Grenzen, wenn die zu erbringende Leistung strukturell ungleich definiert ist." (Schmidt 2007: 90) Gesundheit wird damit zur individuellen Freiheit erhoben (und nicht mehr als Schicksal betrachtet), die zwar gesundheitspolitisch gesellschaftlich hochgradig relevant wird, weil sie mit sozialen Kosten verbunden ist, sich im Ergebnis aber als privatisierte (individualisierte) Freiheit entpuppt. Diese Form der „privatisierten Freiheit" zeigt dabei einen Widerspruch: Der Akteur hat zwar die Wahl zwischen verschiedenen, wählbaren Gesundheitsleistungen und – folgt man einer kulturoptimistischen Interpretation des Habituskonzepts – auch die Wahl, Verhaltensweisen in gewissen Grenzen steuern zu können; er hat aber nicht die Wahl zur Gesundheit schlechthin. Die Zunahme an gesundheitsrelevantem Wissen mittels gesundheitspädagogischer Maßnahmen – so die Erkenntnisse der Studie von Bauer (2005) – scheitert häufig, da derartige Bildungsprozesse kaum schicht- und zielgruppenspezifisch angelegt sind und signifikante Schwächen in der Konzeptentwicklung aufweisen. Der Einfluss solcher Gesundheitsförderprogramme auf den Lebensstil Heranwachsender sind eher gering, das zeigt auch die Studie von Großegger (2010): „Wenn Jugendliche einen Lebensstil pflegen, der mit den Zielen der Gesundheitsförderung vereinbar ist, ist dieser im Regelfall nicht präventiv motiviert, sondern passiert eher beiläufig." (ebd.: 260) Sie verweist ebenso wie Bauer auf die Ignoranz der meisten Gesundheitskampagnen gegenüber den sozio-kulturellen Realitäten junge Menschen. Die Vermittlung gesundheitsbezogener Bildungsinhalte durch bloße „Gesundheitserziehung" scheitert vor u.a. an der sprachlichen Codierung, die mit dem Herkunftsmilieu korrespondiert und somit kollektiver Ausdruck geteilter sozialer Erfahrungen ist.

Bildung und Wissen begründen, so die Ausführungen von Bittlingmayer (2002: 237), an der Schnittstelle zwischen individuellen Kompetenzen und Ressourcen einerseits und dem skizzierten gesellschaftlichen Wandel andererseits ein neues Fundament sozialer Ungleichheit. Das Primat des Individuums und die damit verbundene hohe Bedeutung von Identität in der wissenschaftlichen Analyse verschleiern und verfestigen diesen Zusammenhang. Die Frage nach dem geeigneten Maß und einer gerechten Leistungstiefe staatlich regulierter Gesundheitsförderung kann letztlich nicht eindeutig beantwortet werden. Eine zunehmende Liberalisierung des Gesundheitswesens auf dem zurzeit eingeschlagenen Wege allerdings stellt den ausgleichenden sozialstaatlichen Charakter unseres auf Solidarität aufgebauten Gesundheitswesens immer mehr in Frage. Sozial- und gesundheitspolitische Aktivitäten zur Vermeidung und Abfederung sozialer Probleme, gesundheitlicher Risiken und Gefahren oder zur Herstellung vermeintlicher Verteilungsgerechtigkeit verbleiben lediglich auf einer Wirkungsebene, die zwar teilweise wahrnehmbar, in ihren Konsequenzen aber nur bedingt erfolgreich ist: Politische Macht und Handlungsfähigkeit wird in den Bereichen demonstriert, die vermeintlich regulierbar erscheinen. Pfaller hat am einfachen Beispiel des Nichtraucherschutzes deutlich machen können, dass staatliche Regulation zwar detailliert einsetzt sowie Sanktionen und Ausschlusskriterien benannt sind; in anderen Bereiche wie bspw. der jüngsten „Finanzkrise" oder der Bedrohung vieler Kinder durch Armut, zeigt sich politisches Handeln dagegen eher hilflos. Politik stößt in vielen Bereichen an seine Grenzen und verlegt den (medialen) Schauplatz auf den Bereich einer Pseudopolitik. „Die Pseudopolitik erzeugt immer ein kleines bisschen saubere, repressive, heile Welt inmitten eines im Ganzen mehr und mehr unangetastet gelassenen Unheils." (Pfaller 2006) Die Aktivitäten und Förderprogramme zur Vermeidung von Gesundheitsgefahren und ihren sozialen Kosten können daher ebenso als eine Art Pseudopolitik betrachtet werden, da sie ablenken von den ursächlichen Zusammenhängen, also von der Erklärungsdimension sozialer und gesundheitlicher Ungleichheit und durch eine Form „funktionalen Dilettantismusses" (Seibel 1994) vermeintliche Lösungswege aufzeigt und institutionalisiert.

Personenbezogene Gesundheitsstrategien und Verhaltensweisen stehen nicht zur Wahl, sondern sind Verpflichtung geworden und fokussieren sich in dem „Gesundheitsimperativ" (Mazumdar 2008). Die unkritische Übernahme eines subjektzentrierten Akteursverständnisses erfüllt die gesellschaftspolitische Forderung nach mehr Eigenverantwortung und Selbststeuerung, die auf ein Versagen sozialpolitischer bzw. gesundheitspolitischer Steuerungsinstrumente hindeutet. Die Verheißung, Gesundheit sei machbar und hänge vom Willen und der Anstrengung des Einzelnen ab, stigmatisiert und moralisiert, indem sie von krankmachenden sozialen Bedingungen ablenkt." (Hörmann/Langer 1991: 314)

Der soziologische Blick auf die sozialen Erfahrungen im Sozialisationsprozess (vgl. Kelly/Millward 2004) und das Zustandekommen sozialer Praxis (Habituskonzept), die ebenso strukturell wie kognitiv erfahrbar werden, lassen deutlich werden, dass Gesundheit und Subjektbildung nicht allein als Gegenstand psychologischer (und vielfach therapeutischer) Analysen dienen sollte: Es werden weitere Zugänge notwendig, in denen eine langfristige Perspektive in Bezug auf die eigene Persönlichkeitsentwicklung und vor dem eigenen biographischen Hintergrund zugelassen werden kann (vgl. Hörmann 1999). Die Ergebnisse der kultursoziologischen und ungleichheitstheoretischen Forschung beschreiben hinreichend, so Bauer und Bittlingmayer (2006) resümierend, dass Maßnahmen zur Gesundheitsförderung – und somit sozialstaatliche Leistungen – im Sinne der Ressourcenstärkung nur zu einem möglichst *frühen Entwicklungszeitpunkt* und nur durch ein flankierendes, den *sozialökologischen Kontext* berücksichtigendes Vorgehen, Erfolg versprechen kann.

Literatur

Bauer, U. (2002): Sozialisation und die Reproduktion sozialer Ungleichheit. Bourdieus politische Soziologie und die Sozialisationsforschung. In: U.H. Bittlingmayer/R. Eickelpasch/J. Kastner/C. Rademacher (Hrsg.): Theorie als Kampf? Zur politischen Soziologie Pierre Bourdieus. Opladen: Leske & Budrich, S. 415-445.

Bauer, U. (2005): Das Präventionsdilemma. Potenziale schulischer Kompetenzförderung im Spiegel sozialer Polarisierung. Wiesbaden: VS Verlag für Sozialwissenschaften.

Bauer, U. (2006): Dominoeffekte sozialwissenschaftlicher Fehldiagnose. Oder: Individualisiert sozialisiert in der postmodernen Wissensgesellschaft. In: U.H.

Bittlingmayer/U. Bauer (Hrsg.): Die „Wissensgesellschaft". Mythos, Ideologie oder Realität? Wiesbaden: VS Verlag für Sozialwissenschaften.

Bauer, U./Bittlingmayer, U.H. (2006): Zielgruppenspezifische Gesundheitsförderung. In: K. Hurrelmann/U. Laaser/O. Razum (Hrsg.): Handbuch Gesundheitswissenschaften. Weinheim und München: Juventa. S. 781-818

Bauer, U./Bittlingmayer, U.H./Richter, M. (Hrsg.) (2008): Determinanten und Mechanismen gesundheitlicher Ungleichheit. Die Herausforderung einer erklärenden Perspektive. In: dies. (Hrsg.) Health Inequalities. Determinanten und Mechanismen gesundheitlicher Ungleichheit. Wiesbaden: VS Verlag, S.13-56.

Beck, U. (1994): Jenseits von Stand und Klasse? In: U. Beck/E. Beck-Gernsheim (Hrsg.): Riskante Freiheiten. Individualisierung in modernen Gesellschaften. Frankfurt a.M.: Suhrkamp, S. 43-60.

Bittlingmayer, U.H. (2002): Transformation der Notwendigkeit. Prekarisierte Habitusformen als Kehrseite der Wissensgesellschaft. In: U.H. Bittlingmayer/R. Eickelpasch/J. Kastner/C. Rademacher (Hrsg.): Theorie als Kampf? Zur politischen Soziologie Pierre Bourdieus. Opladen: Leske & Budrich, S. 225-252.

Bittlingmayer, U.H. (2006): Wider der Naturalisierung der zweiten Natur. Pierre Bourdieus Soziologie zwischen Kritik und Politik. In: M. Hillebrand/P. Krüger/A. Lilge/K. Struve (Hrsg.): Willkürliche Grenzen: Das Werk Pierre Bourdieus in interdisziplinärer Anwendung. Bielefeld: transcript, S. 33-60.

Bittlingmayer, U.H./Bauer, U. (2007): Individualisierte Prävention. Zur Ideologie des a-sozialen Gesundheitsentscheiders. In: B. Schmidt/P. Kolip (Hrsg.): Gesundheitsförderung im aktivierenden Sozialstaat. Präventionskonzepte zwischen Public Health, Eigenverantwortung und Sozialer Arbeit. Weinheim und München: Juventa, S. 105-116.

Bourdieu, P. (1982): Die feinen Unterschiede. Kritik gesellschaftlicher Urteilskraft. Frankfurt a.M: Suhrkamp.

Bourdieu, P. (1993): Sozialer Sinn. Kritik der theoretischen Vernunft (1. Auflage 1980). Frankfurt a.M.: Suhrkamp.

Bourdieu, P. (1997): „Die männliche Herrschaft". In: I. Dölling/B. Krais (Hrsg.): Ein alltägliches Spiel. Geschlechterkonstruktion in der sozialen Praxis, Frankfurt a.M.: Suhrkamp, S. 153-218.

Bourdieu, P. et al. (1997): Das Elend der Welt.Zeugnisse und Diagnosen alltäglichen Leidens an der Gesellschaft. Konstanz: UVK.

Celikates, R. (2006): Zwischen Habitus und Reflexion: Zu einigen methodologischen Problemen in Bourdieus Sozialtheorie. In: M. Hillebrand/P. Krüger/A. Lilge/K. Struve (Hrsg.): Willkürliche Grenzen: Das Werk Pierre Bourdieus in interdisziplinärer Anwendung. Bielefeld: transcript, S. 73-90.

Dörre, K. (2003): Das flexibel-marktzentrierte Produktionsmodell – Gravitationszentrum eines „neuen Kapitalismus"? In: K. Dörre/B. Röttger (Hrsg.): Das neue Marktregime. Konturen eines nachfordistischen Produktionsmodells. Hamburg: VSA, S. 7-34.

Eickelpasch, R. (2002): Parteiliche Unparteilichkeit. Paradoxien in der Begründung einer kritischen Soziologie bei Pierre Bourdieu. In: U.H. Bittlingmayer/R. Eickelpasch/J.

Kastner/C. Rademacher (Hrsg.): Theorie als Kampf? Zur politischen Soziologie Pierre Bourdieus. Opladen: Leske & Budrich, S. 49-60.

Erhart, M./Wille, N./Ravens-Sieberer, U. (2008): In die Wiege gelegt? Gesundheit im Kindes- und Jugendalter als Beginn einer lebenslangen Problematik. In: U. Bauer/ U.H. Bittlingmayer/M. Richter (Hrsg.): Health Inequalities. Determinanten und Mechanismen gesundheitlicher Ungleichheit. Wiesbaden: VS Verlag, S. 331-358.

Flösser, G. (2000): Vom Ende des Korporatismus zum Wettbewerb ohne Ende? In: H.-U. Otto/S. Schnurr (Hrsg.): Privatisierung und Wettbewerb in der Jugendhilfe. Marktsorientierte Modernisierungsstrategien in internationaler Perspektive. Neuwied; Kriftel: Luchterhand, S. 291-300.

Geulen, D. (2005): Subjektorientierte Sozialisationstheorie. Sozialisation als Epigenese des Subjekts in Interaktion mit der gesellschaftlichen Umwelt. Weinheim und München: Juventa.

Großegger, B. (2010): „Zuviel Gesundheit ist auch nicht gesund, weil da geht mir etwas ab". Jugendliche als Zielgruppe der Gesundheitsförderung. In: H. Hackauf/H. Ohlbrecht (Hrsg.): Jugend und Gesundheit. Ein Forschungsüberblick. Weinheim und München: Juventa, S. 252-270.

Hensen, G. (2008): Gesundheitsbezogene Einflüsse im Sozialisationsprozess und riskante Identitäten. In: G. Hensen/P. Hensen (Hrsg.): Gesundheitswesen und Sozialstaat. Gesundheitsförderung zwischen Anspruch und Wirklichkeit. Wiesbaden: VS Verlag für Sozialwissenschaften, S. 257- 283.

Herzlich, C./Pierret, J. (1991): Kranke gestern, Kranke heute. Die Gesellschaft und das Leiden. München: C.H. Beck.

Hörmann, G./Langer, K. (1991): Psychosomatische Störungen. In: G. Hörmann/W. Körner (Hrsg.): Klinische Psychologie. Ein kritisches Handbuch. Reinbek bei Hamburg: Rowohlt, S. 302-330.

Hörmann, G. (1999): Gesundheitserziehung. In: Zeitschrift für Erziehungswissenschaft (2), 5-30.

Hörmann, G. (2008): Verhaltensabweichungen zwischen Medikalisierung und Therapeutisierung. In: G. Hörmann/W. Körner (Hrsg.): Einführung in die Erziehungsberatung. Stuttgart: Kohlhammer, S. 51-63.

Hurrelmann (1994): Sozialisation und Gesundheit. Somatische. Psychische und soziale Risikofaktoren im Lebenslauf (3. Aufl.). Weinheim und München: Juventa.

Hurrelmann, K. (2003): Gesundheitssoziologie. Eine Einführung in sozialwissenschaftliche Theorien von Krankheitsprävention und Gesundheitsförderung (5. Auflage). Weinheim und München: Juventa.

Kaufmann, J.-C. (2005): Die Erfindung des Ich. Eine Theorie der Identität. Konstanz: UVK.

Kelly, M.P./Millward, L.M. (2004): Identity and illness. In: D. Kelleher/G. Leavey (Eds.): Identity and Health. London: Routledge, S. 1-18.

Keupp, H. (1997a): Diskursarena Identität: Lernprozesse in der Identitätsforschung. In: H. Keupp/R. Höfer (Hrsg.): Identitätsarbeit heute. Klassische und aktuelle Perspektiven der Identitätsforschung. Frankfurt a.M.: Suhrkamp, S. 11-39.

Keupp, H. (1997b): Ermutigung zum aufrechten Gang. Tübingen: dgvt.

Keupp, H. u.a. (1999): Identitätskonstruktionen. Das Patchwork der Identitäten in der Spät-moderne. Reinbek bei Hamburg: Rowohlt.

Kessl, F./Otto, H.-U. (2003): Aktivierende soziale Arbeit. Anmerkungen zur neosozialen Programmierung Sozialer Arbeit. In: H.-J. Dahme/H.-U. Otto/A. Trube/N. Wohlfahrt (Hrsg.): Soziale Arbeit für den aktivierenden Staat. Opladen: Leske & Budrich, S. 57-73.

Krais, B./Gebauer, G. (2002): Habitus. Bielefeld: Transcript.

Kruse, J. (2004): Die disziplinierende Simulation Sozialer Arbeit. Eine kritische Analyse der Modernisierungsdiskurse über Soziale Arbeit. In: Sozialmagazin (5), 30-37.

Lahelma, E./Laaksonen, M./Martikainen, P./Rahkonen, O. (2008): Die Mehrdimensionalität der sozioökonomischen Lage – Konsequenzen für die Analyse gesundheitlicher Ungleichheit. In: U. Bauer/U.H. Bittlingmayer/M. Richter (Hrsg.): Health Inequalities. Determinanten und Mechanismen gesundheitlicher Ungleichheit. Wiesbaden: VS Verlag, S. 141-166.

Lampert, T./Kurth, B.-M. (2007): Sozialer Status und Gesundheit von Kindern und Jugendlichen. Ergebnisse des Kinder- und Jugendgesundheitssurveys (KiGGS). In: Deutsches Ärzteblatt 104 (43), 2944-2949.

Lemke, T./Krasmann, S./Bröckling, U. (2000): Gouvernementalität, Neoliberalismus und Selbsttechnologien. Eine Einleitung. In: U. Bröckling/S. Krasmann/ T. Lemke (Hrsg.): Gouvernementalität der Gegenwart. Studien zur Ökonomisierung des Sozialen. Frankfurt a.M.: Suhrkamp, S. 7-40.

Luhmann, N. (1984): Soziale Systeme. Frankfurt a.M.: Suhrkamp.

Mazumdar, P. (2008): Der Gesundheitsimperativ. In: G. Hensen/P. Hensen (Hrsg.): Gesundheitswesen und Sozialstaat. Gesundheitsförderung zwischen Anspruch und Wirklichkeit. Wiesbaden: VS Verlag für Sozialwissenschaften, S. 347-358.

McGregor, S. (2001): Neoliberalism and health care. In: International Journal of Consumer Studies 25(2), 82-89.

Melle, U. (2005): Objektivierende und nicht-objektivierende Akte. In: R. Bernet/D. Welton/G. Zavota (Eds.): Edmund Husserl: Critical Assessments of Leading Philosophers. London & New York: Routledge, pp 108-122.

Mielck, A. (2000): Soziale Ungleichheit und Gesundheit. Empirische Ergebnisse, Erklärungsmöglichkeiten und Interventionsmöglichkeiten. Bern: Huber.

Müller, H.-P. (1997): Sozialstruktur und Lebensstile. Der neuere theoretische Diskurs über soziale Ungleichheit (3. Aufl.). Frankfurt a.M.: Suhrkamp.

Neckel, S. (2000): Die Macht der Unterscheidung. Essays zur Kultursoziologie der modernen Gesellschaft. Frankfurt a.M.: Campus.

Papilloud, C. (2003): Bourdieu lesen. Einführung in eine Soziologie des Unterschieds. Bielefeld: transcript.

Parsons, T. (1967): Definition von Gesundheit und Krankheit im Lichte der Wertbegriffe und der sozialen Struktur Amerikas. In: A. Mitscherlich/T.H. Brocher/O. v.Mering/ K. Horn (Hrsg.): Der Kranke in der modernen Gesellschaft, Köln: Kiepenheuer & Witsch, S. 57-87.

Parsons, T (2003): Das System moderner Gesellschaften (6. Aufl.). Weinheim und München: Juventa.

Pfeffer, G. (1985): Das fehlende Positive. Sozialdeterministische Aspekte bei Bourdieu und ihr möglicher „Aufklärungswert". In: Neue Sammlung 25, 279-297.

Pfaller, R. (2006): Rauchverbote: Die große Stunde der kleinen Diktatoren Nachdenken über das „Rebellische" am Rauchen im Vorschein einer „postdemokratischen Verbotsgesellschaft". In: Der Standard (18.10.2006).

Richter, M./Hurrelmann, K. (2006): Gesundheitliche Ungleichheit: Ausgangsfragen und Herausforderungen. In: dies. (2006) (Hrsg.): Gesundheitliche Ungleichheit. Grundlagen, Probleme, Konzepte. Wiesbaden: VS- Verlag, S. 11-31.

Rosenbrock, R./Kühn, H./Köhler, B.M. (Hrsg.) (1994): Präventionspolitik. Gesellschaftliche Strategien der Gesundheitssicherung. Berlin: Edition Sigma.

Seibel, W. (1994): Funktionaler Dilettantismus. Erfolgreich scheiternde Organisationen im „Dritten Sektor" zwischen Markt und Staat (2. Aufl.). Baden-Baden: Nomos.

Schlack, H.G. (2003): Sozial benachteiligte Kinder – eine Herausforderung für die gemeinwesenbezogen Gesundheitsfürsorge. In: Gesundheitswesen 64, 671- 675.

Scheithauer, H./Niebank, K./Petermann, F. (2000): Biopsychische Risiken in der Frühkindlichen Entwicklung: Das Risiko- und Schutzfaktorenkonzept aus entwicklungspsychologischer Sicht. In: F. Petermann/K. Niebank/F. Petermann (Hrsg.): Risiken in der frühkindlichen Entwicklung. Entwicklungspsychopathologie der ersten Lebensjahre. Göttingen: Hogrefe, S. 65-97.

Schmidt, B. (2007): Von der Gesundheitsförderung zur Gesundheitsforderung. In: B. Schmidt/P. Kolip (Hrsg.): Gesundheitsförderung im aktivierenden Sozialstaat. Präventionskonzepte zwischen Public Health, Eigenverantwortung und Sozialer Arbeit. Weinheim und München: Juventa, S. 83-93.

Schwingel, M. (2003): Pierre Bourdieu zur Einführung (4. Aufl.), Hamburg: Junius.

Sigrist, C. (1999): Das gesellschaftliche Milieu der Luhmannschen Theorie. Paradigmenwechsel in der soziologischen Systemtheorie. In: G. Hörmann (Hrsg.): Im System gefangen. Zur Kritik systemischer Konzepte in den Sozialwissenschaften (3. Aufl.). Eschborn bei Frankfurt a.M.: Verlag Dietmar Klotz, , S. 70-93.

Sperlich, S./Mielck, A. (2003): Sozialepidemiologische Erklärungsansätze im Spannungsfeld zwischen Schicht- und Lebensstilkonzeptionen. Plädoyer für eine integrative Betrachtung auf der Grundlage der Bourdieuschen Habitustheorie. In: Zeitschrift für Gesundheitswissenschaften 11(2), 165-179.

Vorsorge und Früherkennung – Präventionshandeln zwischen gesellschaftlicher Verpflichtung und individueller Selbstbestimmung

Ingrid Mühlhauser

1   Die Pervertierung von Prävention

1.1   Krankheit wird zur Schuld

Der Glaube an den uneingeschränkten Nutzen von Prävention ist ungebrochen. Forderungen nach Sanktionen gegen Fettleibige, Bewegungsmuffel und Vorsorgeverweigerer sind allgegenwärtig. Krankheit gilt als fehlender Wille zu Eigenverantwortung. Erwachsene, die nicht mindestens einmal pro Jahr den Zahnarzt aufsuchen, müssen schon seit längerem mit finanziellen Nachteilen rechnen, obwohl der Nachweis aussteht, dass diese Kontrollen nicht vorwiegend den Zahnärzten nützen (Beirne et al. 2007a; Beirne et al. 2007b). In unserem geschäftsorientierten Gesundheitswesen könnte der Schaden durch überflüssige und kostspielige Eingriffe an den Zähnen überwiegen.

Zudem hat der Gesetzgeber 2007 Abstrafungen für Patienten mit bestimmten chronischen Erkrankungen beschlossen. Sie sollten wirksam werden, wenn die Betroffenen vor der Diagnosestellung die entsprechenden Gesundheitsuntersuchungen nicht regelmäßig in Anspruch genommen hatten oder wenn sie sich nicht therapietreu verhalten (Deutscher Bundestag 2007: 15). Auf diese Weise sollten die Bürger auch verpflichtet werden, sich bestimmten Früherkennungsuntersuchungen auf Krebs zu unterziehen, auch wenn diese ‚Vorsorge' zum Beispiel Brustkrebs gar nicht verhindern kann. Im Gegenteil, langfristig gibt es dadurch mehr Brustkrebserkrankte (Essermann et al. 2009).

1.2   Normierung der Körperfunktionen

Getragen wird dieser Präventionsfanatismus unter anderem durch den Allmachtzuspruch an die Medizin und durch unser gesellschaftliches Leitbild des ewig jung bleibenden funktionstüchtigen und lebensbejahenden Menschen mit seiner idealtypischen Normierung der als gesund geltenden Körperfunktionen. Abweichungen von diesen statisch definierten Normzuständen gelten als behandlungsbedürftig und legitimieren medizinische Maßnahmen gerade auch bei Bürgern, die sich gesund fühlen. Typische Beispiele sind die immer weiteren Absenkungen von Grenzwerten für normalen Blutzucker, Cholesterin oder Blutdruck. So werden immer mehr Gesunde, oft von einem Tag zum anderen, zu ‚Chronikern' mit Diabetes, Bluthochdruck oder Fettstoffwechselstörungen, ohne dass sich etwas an ihren Körperfunktionen oder Krankheitsrisiken verändert hätte. Der Vitalitätsstatus der Bevölkerung ist zu einem Produkt von Norm-Ausschüssen geworden (Mühlhauser/Müller 2009: 34-65).

1.3 Befindlichkeitsstörungen werden zu vermeidbaren Krankheiten

Auch Befindlichkeitsstörungen wie Schwitzen, Bauchgrimmen, Unterleibsziehen, Aufstoßen, Beinkribbeln oder Persönlichkeitsmerkmale wie Sexmuffeligkeit, Lebhaftigkeit, Melancholie, Lustlosigkeit, Schüchternheit oder Ängstlichkeit werden zunehmend zu Therapie bedürftigen Erkrankungen klassifiziert. Im Extremfall scheint sich dies zum gesellschaftlichen Dogma zu entwickeln, wie der Anspruch auf ein Leben und Sterben ohne depressive Verstimmungen und völliger Schmerzfreiheit. Das Erfinden von Krankheiten hat inzwischen einen Namen erhalten, ‚Disease Mongering' (Moynihan 2002; Moynihan 2006). Die Industrie und medizinische Einrichtungen nutzen dies als Strategie zur Vermarktung ihrer Angebote. Anwendungsbereiche werden ins öffentliche Bewusstsein manövriert und gleichzeitig die Produkte und Leistungen als Lösung für diese Probleme angepriesen. Früherkennung und Prävention werden auch hier zunehmend zur ärztlichen Pflicht instrumentalisiert (Mühlhauser/Müller 2009: 34-65).

1.4 Verpflichtung zur Eigenverantwortung als Herrschaftsanspruch über andere?

Das Horrorszenario eines gesundheitsdiktatorischen Staates nimmt wieder Gestalt an. Auch in den 30er und 40er Jahren des letzten Jahrhunderts sollten die Menschen in Deutschland zu gesundem Verhalten verpflichtet werden. Der bekannte Medizinkritiker Petr Skrabanek zeichnet in seinem Buch „The Death of Humane Medicine and the Rise of Coercive Healthism" ein Bild staatlicher Gesundheitsideologie und spricht von Health Fascism (Skrabanek 1994). Juli Zeh sieht in ihrem deutschen Zeitroman „Corpus Delicti. Ein Prozess" eine neue autoritäre Bedrohung durch Pflicht zur Gesundheit (Zeh 2009). Sie fürchtet eine Gesundheitsdiktatur, in der jeder alles tun muss, um den Körper gesund zu halten. Wer nicht gehorcht, wird angeklagt und bestraft. Die Protagonistin des Buches steht vor Gericht, weil sie ihren Schlaf- und Ernährungsbericht nicht eingereicht, ihre häusliche Blutdruckmessung und die Urintests nicht durchgeführt und viel zu lange nicht auf dem Heimtrainer gesessen hat. In einem Stern-Interview beklagt die Autorin den zunehmenden Totalitätsanspruch dieser Gesundheitsvorsorge am Beispiel der Pflichtuntersuchungen für Kinder. Gesundheit sei zum Religionsersatz geworden (Stern 2009).

Aber auch in der medizinischen Fachwelt wird die Kritik an Präventionsmaßnahmen hörbarer. David Sackett, einer der Begründer der evidenzbasierten Medizin, spricht nach dem Desaster der Hormonbehandlung von Millionen von Frauen in der Menopause von „The Arrogance of Preventive Medicine" (Sackett 2002).

1.5 Wer definiert Gesundheit?

Eine öffentliche Auseinandersetzung über ideologische Hintergründe, moralische Überzeugungen und den Nutzen und Schaden von präventiven Maßnahmen ist dringlich erforderlich. Hier einige Fragen, über die Klarheit hergestellt werden müsste:

- Wer hat die Hoheit über die Definition von Gesundheit, das Individuum oder Ärzte, Statistiker, Industrielobbyisten und Politiker?
- Darf ich mich gesund fühlen, auch wenn ich Vorsorge nicht in Anspruch nehme? Darf ich mein Schicksal leben?
- Gibt es ein Recht oder sogar die Pflicht für andere zu definieren, was für sie Gesundheit sein sollte?
- Dürfen Politiker Menschen zu Gesundheitsmaßnahmen gesetzlich verpflichten?
- Auf welchen moralischen Überzeugungen und Wertvorstellungen beruhen die Forderungen nach Gesundheitskontrolle über andere?
- Welche wissenschaftliche Beweislage muss verfügbar sein, um über Nutzen und Schaden von Präventionsmaßnahmen entscheiden zu können oder zu dürfen.
- Welche Kompetenzen müssen jene haben, die Bewertungen vornehmen und Entscheidungen treffen?
- Sollte kritische Gesundheitsbildung in Schulcurricula integriert werden?

2 Ziele, Inhalt und Methoden dieses Artikels

Der vorliegende Beitrag ist ein persönlicher Meinungsartikel und nutzt selektiv ausgewählte Literatur zur exemplarischen Darstellung. Der inhaltliche Schwerpunkt liegt auf der Fragilität der wissenschaftlichen Datenlage, auf die sich aktuelle Präventionsforderungen stützen, auf die unzureichenden Kompetenzen der Entscheidungsträger und den berechtigten Anspruch der Bürger auf informierte Entscheidungen. Anhand folgender Beispiele soll die Bedeutung aussagekräftiger wissenschaftlicher Daten als Grundlage für Entscheidungen über Präventionsmaßnahmen illustriert werden:

- Krebsfrüherkennung
- Prävention von Diabetes durch Lebensstiländerung
- Medizinisches Screening von Kindern auf Verwahrlosung oder Missbrauch

Dabei werden die kontroversen bzw. in der Öffentlichkeit unzureichend wahrgenommenen Aspekte fokussiert und nicht vollständige Abhandlungen einzelner Präventionsthemen präsentiert. Einige Teile dieses Artikels sind in ähnlicher Form an anderer Stelle schon diskutiert worden (Mühlhauser 2007; Mühlhauser/Müller 2009; Mühlhauser/Steckelberg 2009; Mühlhauser 2010).

3 Krebsfrüherkennung – mehr Schaden als Nutzen?

3.1 Beispiel Früherkennung von Brustkrebs

3.1.1 Trugschlüsse

Kampagnen zur Krebsvorsorge führen zu Täuschungen und Trugschlüssen. Das Schüren von Angst und falsche Versprechungen produzieren groteske Überschätzungen von Erkrankungsrisiken und Präventionsmöglichkeiten (Schwartz et al. 2004). Auf einer von prominenten Frauen getragenen Internetseite ‚Brustkrebs-Präventionskampagne Deutschland 2005' war vorübergehend zu lesen „Jedes Jahr erkranken 10% aller Frauen an Brustkrebs" (Mühlhauser 2010). Die Titelseite des Magazins für die Gesundheitswirtschaft, Heft 08/05, vermittelte sogar die Botschaft, dass jede 10. Frau bereits an Brustkrebs verstorben ist. An die 70% der Frauen glauben, dass Mammografie-Screening Brustkrebs verhindert oder das Erkrankungsrisiko vermindert. Die Fehlannahmen sind besonders häufig, wenn Ärzte und Apotheker informieren (Wort & Bild Verlag 2006; Naß-Griegoleit et al. 2009; Gigerenzer et al. 2009).

Auch Frauenärzte verstehen Screening-Befunde nicht. Bei einer Befragung von 160 Gynäkologen zur Bedeutung eines positiven Mammografie-Testergebnisses, meinten fast zwei Drittel der Fachärzte, dass Brustkrebs mit einer Wahrscheinlichkeit von 80-90% vorliegen würde, tatsächlich sind es höchstens 10 von 100 Frauen, die Brustkrebs haben (Gigerenzer et al. 2010). Auch Politiker und andere Entscheidungsträger im Gesundheitswesen haben ein mangelndes Verständnis von Wissenschaftsergebnissen. Je nachdem wie ihnen Studiendaten präsentiert werden, sind sie für oder gegen Krebsfrüherkennung (Fahey et al. 1995).

3.1.2 Verzerrte Datenkommunikation

Folgende immer wieder von Experten und in den Medien genutzte Darstellungen tragen zu den beobachteten Täuschungen bei. Sie sollten nach kommunikationswissenschaftlichen Erkenntnissen längst obsolet sein (Mühlhauser/Höldke 1999; Gigerenzer et al. 2008):

1. *Übertreibung des Erkrankungsrisikos mit großen Zahlen ohne Angabe von Bezugsgrößen*, z.B. „Im Jahr 2004 erkrankten insgesamt 57.230 Frauen an Brustkrebs, 17.592 starben daran (...). Die Brustkrebsinzidenz steigt mit dem Alter (...)" (Kooperationsgemeinschaft Mammografie 2009; Naß-Griegoleit et al. 2009). Gelegentlich werden auch Zahlen für ganz Europa oder die Welt genannt. Tatsächlich erhalten 2 bis 3 von je 100 Frauen in den kommenden 10 Jahren eine Brustkrebsdiagnose, egal ob sie gerade 50, 60 oder 70 Jahre alt sind. An Brustkrebs sterben 3 von 100 Frauen, 20 sterben an anderen Krebserkrankungen.
2. *Nennung des möglichen Nutzens in Relativprozent und ohne Angabe der Beobachtungszeiträume*, z.B. „(...) es kann eine Reduktion von 25% erreicht werden (...)" (Naß-Griegoleit et al. 2009). Nach optimistischen Schätzungen sterben mit Screening über 10 Jahre in der Altersgruppe 50 bis 69 Jahre statt 8 nur etwa 6 von 1000 Frauen an Brustkrebs. Das sind zwar 25% weniger, aber nur 2 pro 1000 Frauen, das sind 0,2%, haben diesen Nutzen. Der Anteil der Frauen, die in diesen 10 Jahren nicht an Brustkrebs sterben, erhöht sich von 992 auf 994 pro 1000 (Mühlhauser/Höldke 1999; Mühlhauser 2007).
3. *Bezug des Nutzens auf die Gruppe, die am Screening teilnimmt*, z.B. „(...) bei den tatsächlich teilnehmenden Frauen kann eine Reduktion um etwa 35% erreicht werden (...)" (Kooperationsgemeinschaft Mammografie 2009; Naß-Griegoleit et al. 2009). Diese Angabe ist irreführend, ein ursächlicher Zusammenhang mit dem Screening ist nicht zulässig, da sich teilnehmende

von nicht teilnehmenden Frauen auch in anderen Faktoren unterscheiden, die die Prognose bei Brustkrebs wesentlich bestimmen, wie Bildungsstand oder soziale Unterstützung bei einer Krebserkrankung. So sterben Frauen, die am Mammografie-Screening teilnehmen auch weniger an Herzkreislauferkrankungen (Sackett et al. 1991: 156-160). Gerade deshalb kann die Beurteilung des Nutzens von Präventionsmaßnahmen ausschließlich durch valide klinische Studien, sog. randomisiert-kontrollierte Studien, erfolgen.

4. *Präsentation des relativen Anteils beim Screening entdeckter Frühstadien als Erfolgsparameter*, z.B. „(...) 33% der bei der Mammografie entdeckten Tumore waren ≤ 10mm im Vergleich zu 19% vor dem Screening (...)." (Kooperationsgemeinschaft Mammografie 2009). Viele dieser kleinen Tumore sind Überdiagnosen und daher als Schaden und nicht als Erfolg zu werten (Essermann et al. 2009; Jørgensen/Gøtzsche 2009). Aus diesem Grund sind auch 5-Jahres-Überlebensraten nicht aussagekräftig. Je mehr Überdiagnosen es gibt, umso besser scheint das Überleben mit Krebs zu werden. Ärzte können 5-Jahres Überlebensraten nicht richtig bewerten (Wegwarth et al. 2010).

5. *Unvollständige Auflistung des möglichen Schadens durch Screening wie das Nicht-Erwähnen von falschen Diagnosen und Übertherapien.* (Gøtzsche et al. 2009). Der mögliche Schaden von Screening wird in der Beratung durch den Arzt völlig ungenügend angesprochen (Wegwarth/Gigerenzer 2010).

3.1.3 Screening führt zu einer Zunahme an Krebsdiagnosen

Mammografie-Screening kann Brustkrebs nicht verhindern, im Gegenteil, es erhöht sich dadurch das Risiko für eine Frau zur Brustkrebspatientin zu werden. Durch Screening kommt es zu einer Zunahme an unnötigen Diagnosen und Therapien. Dies könnte bis zu 50 von 100 durch Screening entdeckte Fälle betreffen (Jørgensen/Gøtzsche 2009). Man spricht von sog. Überdiagnosen, sehr langsam wachsender Brustkrebs oder vermeintlicher Brustkrebs, der aber ohne Screening den Frauen nie zum Problem geworden wäre. Im Einzelfall lässt sich nicht feststellen, ob es sich um eine Überdiagnose handelt oder eine Frau, die durch die frühere Diagnose und vorgezogene Behandlung tatsächlich einen Überlebensvorteil hätte. Die größten vermeintlichen Erfolge sind jene, bei denen Frauen behandelt werden, die ohne Screening niemals zu Brustkrebspatientinnen geworden wären.

Vorsorge und Früherkennung

3.1.4 Verdachtsbefunde und falsche Sicherheit

Nach Schätzungen erhält jede 5. Frau im Verlauf von 10 Jahren (5 Screening-Runden) mindestens einen Verdachtsbefund. Andererseits können mit der Mammografie nicht alle Brustkrebsfälle erkannt werden. Daten für Deutschland liegen nicht vor. Nach Schätzungen könnten etwa 30 von 100 Brustkrebsfällen im Screening nicht erkannt werden (Mühlhauser/Höldke 1999; Mühlhauser 2009).

3.1.5 Suche nach Krebs durch Selbstabtasten ohne Nutzen

Auch die weithin propagierte Selbstabtastung der Brust ist keine geeignete Maßnahme zur Früherkennung von Brustkrebs. Es gibt keine Abnahme der Brustkrebssterblichkeit, jedoch eine Zunahme an Verdachtsbefunden, die medizinisch abgeklärt werden müssen (Kösters/Gøtzsche 2003). Die Aufforderungen an die Frauen in ihren Brüsten regelmäßig nach Krebs zu suchen und angebotene Kurse zur Selbstuntersuchung sollten eingestellt werden.

3.2 Beispiel ‚Suche nach Darmkrebs mit der Darmspiegelung'

Für das Screening mit dem Blutstuhltest gibt es randomisiert-kontrollierte Studien, die zeigen, dass über 10 Jahre von 1000 Personen etwa 1 weniger an Darmkrebs stirbt (Moayyedi et al. 2006).

Unsicher sind die Daten zum Screening mit der Koloskopie, der großen Darmspiegelung. Die erforderlichen randomisiert-kontrollierten Studien fehlen. Der Nutzen wird nach aktuellem Kenntnisstand vermutlich deutlich überschätzt (Mühlhauser 2010). Mit der Darmspiegelung werden zwar weniger Tumore oder Krebsvorstufen als mit dem Stuhlbluttest übersehen, der mögliche Schaden dieser eingreifenden Untersuchung ist jedoch nicht zu vernachlässigen. Zur ausreichenden Dokumentation möglicher unerwünschter Folgen müssten diese nicht nur während der Untersuchung selbst, sondern systematisch und vollständig auch für die Phase der Vorbereitung zur Koloskopie und für den Zeitraum von mindestens 4 Wochen danach dokumentiert werden. Das ist zurzeit nicht der Fall. Die Darmreinigung kann vor allem bei Älteren und Personen mit Begleiterkrankungen zu Komplikationen führen. Mehr als 80% der Untersuchten erhalten eine Kurznarkose. Auch noch nach Abschluss der Untersuchung könnten infolge der Sedierung z.B. Autounfälle, Knochenbrüche durch Stürze oder Herz-Kreislauf-Komplikationen auftreten. Zudem gibt es Komplikationen am Darm wie schwere

Blutungen auch noch in den Tagen nach der Untersuchung. Auch wenn diese Ereignisse selten sein mögen, sind sie von Relevanz, da selbst bei einer hohen Akzeptanz des Koloskopiescreenings vermutlich höchstens 2 bis 4 Todesfälle durch Darmkrebs von jeweils 1000 gescreenten Personen verhindert werden könnten (Mühlhauser 2007; Mühlhauser 2010).

3.3 Beispiel Hautkrebs-Screening

Die meisten Hautkrebse sind gutartig und treten vorwiegend bei alten Menschen auf. Wenn sie sich bemerkbar machen, kann man sie entfernen. Bösartig ist das vergleichsweise seltene Melanom, der schwarze Hautkrebs. Die Sterblichkeit am Melanom ist seit Jahrzehnten fast unverändert mit nur geringen Unterschieden zwischen verschiedenen Ländern. Es gibt Hinweise, dass durch Screening überwiegend gutartige Tumore diagnostiziert werden und dass es zahlreiche Überdiagnosen gibt, ohne die Sterblichkeit zu verringern. Die Ganzkörperuntersuchung ist zeitaufwendig, schlecht reproduzierbar und wichtige Befunde können übersehen werden. Die Übereinstimmung histologischer Befunde ist selbst bei ausgewiesenen Spezialisten und typischen Präparaten schlecht. Die psychischen Belastungen des Screenings für die Teilnehmer mit Verdachtsbefunden werden nicht ausreichend gewürdigt (Mühlhauser 2007).

In Deutschland haben die Ärzte erwirkt, dass die Gesetzliche Krankenversicherung nun die Kosten für eine jährliche Screeninguntersuchung übernimmt. Schätzungsweise dauert eine vollständige Untersuchung an die 20 Minuten, der Arzt soll vom behaarten Kopf bis zu den Pofalten und den Zehenzwischenräumen alle Stellen des Körpers inspizieren. Wie gründlich dies tatsächlich erfolgt wird nicht überprüft. Hingegen drängen viele Ärzte ihre Klienten zusätzliche Untersuchungen selbst zu bezahlen.

4 Die Nicht-Inanspruchnahme von Krebsfrüherkennung ist ein ethisch verbrieftes Recht

Mit der zur Kenntnisnahme der wissenschaftlichen Tatsachen, dass Krebsfrüherkennung sehr viel weniger Menschen nützt als schadet, gibt es auch eine zunehmende allgemeine Akzeptanz des ethischen Anspruchs der Bürger und Bürgerinnen auf eine so genannte informierte Entscheidung. Grundlage dafür sind wissenschaftsbasierte, vollständige und verständliche Informationen (Steckelberg et al. 2005; Bunge et al. 2009).

Auch die 2006 aktualisierten EU-Leitlinien zum Mammographie-Screening sehen explizit eine umfassende, objektive, Evidenz-basierte und täuschungsfreie Information der Frauen als Grundlage für eine informierte Entscheidung vor (European Guidelines 2006). Informationen, die das Ziel haben, die Frauen zur Teilnahme zu überreden, sind dadurch ausgeschlossen. Die straffreie Nicht-Teilnahme ist explizit vorgesehen. Teilnahme kann daher kein Kriterium für Erfolg sein.

5 Wissenschaftsbasierte Patienteninformation und informierte Entscheidung

Die Bürger und Bürgerinnen haben sowohl den Wunsch als auch das Recht, Informationen in einer Art und Weise präsentiert zu bekommen, die sie verstehen können und einer sachgerechten Einschätzung von Nutzen und Schaden medizinischer Eingriffe dienen (Mühlhauser/Steckelberg 2009).

Der Fachbereich Patienteninformation des Deutschen Netzwerks für Evidenz-basierte Medizin hat Mindestanforderungen für Informationen zu Krebsfrüherkennungs-Untersuchungen publiziert (Koch et al. 2008). Eine Information muss darüber aufklären, welche Ziele erreicht werden sollen und mit welcher Sicherheit der wissenschaftliche Nachweis erbracht ist, dass die Maßnahmen die Ziele wirklich erreichen. Es müssen alle Optionen genannt werden einschließlich der Möglichkeit, die Untersuchung nicht in Anspruch zu nehmen. Zu den anstehenden medizinischen Eingriffen müssen Wahrscheinlichkeiten zu Erfolg, Ausbleiben des Erfolgs und Schaden präsentiert werden. Zu den Screeningtests müssen Daten zur Vorhersagekraft bzw. möglichen falschen Ergebnissen kommuniziert werden. Die Daten müssen unverzerrt präsentiert werden, z.B. mit natürlichen Häufigkeiten statt Relativprozentangaben. Interessenkonflikte sind zu nennen (Steckelberg et al. 2005; Bunge et al. 2009).

6 Informierte Entscheidung als Qualitätskriterium

Die angemessene Information vor einer geplanten Früherkennungsuntersuchung sollte als wichtiges Qualitätskriterium in die Dokumentation von Screeningmaßnahmen aufgenommen werden. Es ist unwahrscheinlich, dass Institutionen, die hohe Teilnahmeraten am Screening anstreben, eine unabhängige Beratung leisten können. Auch der vom Bundesministerium für Gesundheit initiierte Nationale Krebsplan hat inzwischen die neuen Entwicklungen aufgegriffen. Bisher war das Ziel die Teilnahmeraten zu maximieren; diese Zielsetzung wurde kürzlich umformuliert in „informierten Teilnahme". Es ist zu hoffen, dass nun endlich die „informierte Entscheidung" bei ausgewogener Information als primäre Zielsetzung akzeptiert wird. Die Kooperationsgemeinschaft zum qualitätsgesicherten Mammografie-Screening in Deutschland hat kürzlich eine überarbeitete Broschüre über ihre Internetseite verfügbar gemacht. Sie erfüllt wichtige Kriterien einer ausgewogenen Information in sehr viel größerem Maße als bisher.

Evidenz-basierte Informationen zum Mammografie-, Gebärmutterhalskrebs- und Darmkrebs-Screening sind inzwischen evaluiert und verfügbar (Gesundheitswissenschaften Hamburg 2010). In einer randomisiertkontrollierten Studie konnten wir kürzlich zeigen, dass eine evidenzbasierte Patienteninformation im Vergleich zur bisherigen Standardinformation den Anteil an informierten Entscheidungen deutlich erhöhen kann (Steckelberg et al. 2010).

7 Wie gesund ist gesunde Ernährung?

7.1 Kann die Gestalt eines Menschen sein Schicksal vorhersagen?

Seit Jahrzehnten wird versucht durch Vermessung der Form und Masse eines Menschen zu prognostizieren, welche Krankheiten er erleidet und wann er sterben wird. Der Körpergewichtsindex oder Body Mass Index (BMI) ist seit jeher das Standardmaß. Er errechnet sich aus dem Verhältnis von Gewicht und Größe zum Quadrat (kg/m^2). Als Normalgewicht wird demnach ein BMI zwischen 18,5 und 25 kg/m^2, Übergewicht zwischen 25 und 30kg/m^2 und Fettsucht ab 30kg/m^2, klassifiziert.

Das Körpergewicht mit der besten Lebenserwartung hat sich seit den 70er Jahren sowohl in den USA als auch in Deutschland zu höheren BMI Werten verschoben. Für das mittlere Lebensalter ist ein BMI um 27, jenseits des 70. Lebensjahrs ein BMI zwischen 27 und bis über 35 mit der geringsten Mortalität assoziiert (Flegal et al. 2005; Mühlhauser 2007; Lenz et al. 2009). Das sog. Übergewicht ist in Bezug auf Lebenserwartung in Populationsanalysen also das Idealgewicht. Obwohl die Daten seit mehr als 10 Jahren bekannt sind, werden sie nur zögerlich zur Kenntnis genommen. Zudem scheinen entgegen aller bisherigen Behauptungen besonders Menschen mit Herzinfarkt oder anderen schweren Herz-, Infektions- oder Krebserkrankungen von Fettreserven, dem ‚Hüftgold' und dem ‚Rettungsring', zu profitieren. In Analysen von Studien zum prognostischen Wert des BMI werden diese Personen jedoch meist ausgeschlossen, was die Ergebnisse zu Gunsten niedriger BMI Werte verfälscht (Pischon et al. 2008). Da der BMI nicht bringt, was von ihm erwartet wird, propagieren Ernährungsexperten, die trotz aller Studiendaten weiterhin davon überzeugt sind, dass nur schlanke Menschen gesund sein können, nun schon neue Vermessungstechniken. Der Taillenumfang soll den BMI ablösen, obwohl es schon dem Laien klar wird, dass sich hinter einer Taille von 90 cm sowohl eine sehr kleine Person als auch ein Hüne verbergen kann. Die Suche nach der besten Kategorisierung der Köpermaße geht also weiter. Angesichts der vielen anderen und bedeutsameren Faktoren, die Gesundheit und Lebenserwartung von Menschen in unserer Gesellschaft und auf dieser Erde bestimmen, wird die Statur eines Individuums jedoch nie mehr als eine unbedeutende Rolle spielen.

7.2 Schützt gesunde Ernährung vor Krebs? – Der Nachweis fehlt!

Das Drohgespenst einer überfetteten und durch die gesundheitlichen Folgen invaliden Gesellschaft wird mit drastischen Zahlen gezeichnet. Gleichzeitig wird das Gewissen der Bevölkerung medienwirksam und stetig mit Vorgaben zur gesunden Ernährung bearbeitet. Das Konsumieren von 5 Mal täglich Obst und Gemüse, faserreicher und fettarmer Kost soll nicht nur vor Diabetes und Herzkreislauferkrankungen schützen sondern auch vor Krebserkrankungen und vielen anderen Leiden. Immer noch findet man auf der Internetseite des Deutschen Instituts für Ernährungsforschung eine Broschüre, die eine Abnahme von Krebs um bis zu 70% durch eine gesunde Ernährung verspricht (DIFE 2010). Diese Heilsversprechen stützen sich seit Jahren ausschließlich auf wenig aussagekräftige Analysen von Bevölkerungsgruppen oder Ländervergleichen. In Assoziationsstudien werden oft wesentliche Faktoren nicht berücksichtigt, meist weil sie nicht bekannt sind oder nicht erhoben wurden.

Während der letzten Jahre sind jedoch zunehmend qualitativ hochwertige randomisiert-kontrollierte Studien zu Fragen der Primärprävention durch Modifikation der Ernährung und des Lebensstils publiziert worden. Die Ergebnisse entkräften zahlreiche Dogmen der sog. gesunden Ernährung (Mühlhauser 2007). So hatte in der amerikanischen Women's Health Initiative (WHI) Studie mit fast 49.000 Frauen im Alter zwischen 50 und 69 Jahren eine fettarme, an Obst, Gemüse und Ballaststoffen reiche Ernährung über 8 Jahre weder zu weniger Herzkreislauf- noch zu weniger Brust- und Darmkrebserkrankungen geführt (Howard et al. 2006; Prentice et al. 2006, Beresford et al. 2006). Selbst neueren Kohortenstudien gelingt es nicht mehr schlüssig nachzuweisen, dass die sog. gesunde Ernährung mit signifikant weniger Krebserkrankungen assoziiert ist (Boffetta et al. 2010).

7.3 Gibt es eine Diabetesepidemie oder leben wir einfach länger?

Beharrlich wird die Schreckensnachricht verbreitet, die sinngemäß lautet: „Wir haben eine Diabetesepidemie (neuerdings sogar Pandemie)" und „Die Kosten durch Diabetes explodieren". So wurde in einem Bericht der Wirtschaftswoche vom 20.11.2006 Gerd Müller, früherer Staatssekretär im Bundesernährungsministerium, folgendermaßen zitiert „(Gerd Müller) schätzt den jährlichen Schaden für die heimische Volkswirtschaft auf rund 80 Milliarden Euro, den zu viele Pfunde und Folgeerkrankungen wie Diabetes anrichten: „Das sind 30% aller Gesundheitsausgaben." Gleichzeitig erleichtert die frohe Botschaft der Ärzteschaft: „Diabetes kann durch Lebensstiländerung bis zu 60% verhindert werden." [Mühlhauser 2007]. Die Konsequenzen erscheinen klar: Vorbeugen ist besser als Heilen!

Die Interpretation der Datenlage ist jedoch irreführend. So wird eine Verdoppelung der Diabeteshäufigkeit in Deutschland während der letzten 40 Jahre unzulässigerweise aus dem Vergleich aktueller Krankenkassendaten mit früheren epidemiologischen Erhebungen abgeleitet. Krankenkassendaten haben bei der Ermittlung der Diabeteshäufigkeit eine geringe Aussagekraft. Es wird nicht berücksichtigt, dass im Jahr 1998 die Ergebnisse der sog. UKPDS publiziert wurden, die eine massive Kampagne für eine frühere Diagnose und intensivere Behandlung von Patienten mit Typ 2 Diabetes auslöste. Etwa zeitgleich wurden die Grenzwerte zur Diagnose von Diabetes abgesenkt, sodass schon alleine aufgrund dieser Maßnahmen zunehmend mehr Personen als Diabetiker klassifiziert und behandelt werden. Marketing-Konzepte der Industrie zielen bewusst auf eine Erhöhung der Aufmerksamkeit auf das Problem Diabetes und drängen auf eine frühe Diagnose und aggressive medikamentöse Therapie. Je mehr Patienten mit einer Diabetesdiagnose versehen werden, umso mehr Geld erhalten sowohl die niedergelassenen Ärzte als auch die Krankenhäuser. Es besteht also ein großer Anreiz möglichst viele Menschen mit der Diagnose Diabetes zu versehen (Literatur unter: Mühlhauser 2007; Schulze et al. 2010).

Nach validen populationsbezogenen Daten aus den Nationalen Gesundheitssurveys und dem MONICA Projekt Augsburg gibt es keine Zunahme der altersstandardisierten Diabeteshäufigkeit zwischen etwa 1984 und 2001. Die Zunahme der Gesamtprävalenz des Diabetes in Deutschland ist neben intensiverer Diagnostik und früherer Therapie wesentlich eine Folge der verbesserten Lebenserwartung. Der überwiegende Anteil der Diabetesdiagnosen betrifft zudem die Gruppe der über 60 Jährigen. Ein etwas erhöhter Blutzucker ist im höheren Lebensalter häufig. Trotz aller gegenteiligen Behauptungen, hat dies in den meisten Fällen keinen Krankheitswert (Literatur unter Mühlhauser 2007). Selbst die bisherigen Verkünder einer bedrohlichen Zunahme von Diabetes in Deutsch-

land mussten kürzlich eingestehen, dass ihre Prophezeiungen nicht durch aussagekräftige Daten zu stützen sind (Schulze et al. 2010).
Ein unaufhaltsames Anwachsen von Diabetes, wie vielfach prophezeit, ist unwahrscheinlich. Daten aus Dänemark mit guten Populationsregistern zeigen eine Stagnation der Diabeteshäufigkeit in den letzten Jahren (Carstensen 2008). Nur ein bestimmter Teil der Menschen, die die genetische Veranlagung für einen Diabetes haben, werden diesen bekommen.

7.4 Lebensstiländerungen zur Prävention von Diabetes – metabolische Kosmetik – oder: Wissen Diabetologen was ihre Studien bedeuten?

Ähnliche Täuschungen gibt es bei der Propagierung von Lebensstiländerungen zur Prävention von Diabetes. Die Botschaft ist: Diabetes kann um 60% vermindert werden. Die Kommunikation der Studienergebnisse als Abnahme von Diagnosen ist jedoch irreführend, wie mehrere Erhebungen mit Diabetesexperten gezeigt haben (Mühlhauser et al. 2006). Sie beurteilen zwar die Reduktion von Diabetes um 60% als bedeutsam, die entscheidenden, der Reduktion der Diabetesdiagnosen zugrunde liegenden, Verbesserungen des Blutzuckers bewerten sie hingegen als klinisch nicht relevant. Die entsprechenden Studiendaten zum fehlenden Effekt auf kardiovaskuläre Komplikationen werden üblicherweise nicht berichtet. So verwundert es nicht, dass selbst die Diabetesexperten dem Trugschluss erliegen, dass die in Aussicht gestellte Abnahme von Diabetesdiagnosen auch zu einer entsprechenden Verminderung von Folgeschäden führen wird (Mühlhauser 2008). Die öffentlichkeitswirksamen Erfolgsmeldungen der Diabetologen haben jedoch überzeugt. Inzwischen wurden in vielen Ländern nationale Programme initiiert, um die medizinischen Präventionsmaßnahmen zu implementieren. Das Geld wäre vermutlich sinnvoller und präventionswirksamer in Bildungsmaßnahmen sozial benachteiligter Kinder investiert.

8 Vernachlässigte Kinder

Die immer wieder berichteten Einzelfälle von Kindern, die durch Vernachlässigung schwere gesundheitliche Schäden bis zur Todesfolge, erleiden, haben den Bundesrat veranlasst, im Dezember 2006 gegen den Rat der damaligen Familienministerin von der Leyen die bisher freiwilligen Vorsorgeuntersuchungen für Kinder zur Pflicht zu machen. Damit wird die gesellschaftliche Verantwortung zu einer medizinischen deklariert. Der wissenschaftliche Beweis, dass diese Präventionsmaßnahme wirksam gefährdete und betroffene Kinder und Familien identifizieren und die gerechte Zuteilung von Interventionen ermöglichen kann, steht aus. Es spricht alles dafür, dass ein solches Verfahren zum Scheitern verurteilt ist. Neben dem bürokratischen Aufwand und der fragwürdigen Allokation von Ressourcen auf die überwiegende Mehrheit von ohnehin nicht bedürftigen Kindern ist durch das Angebot zusätzlicher medizinischer Untersuchungen an gesunden Kindern mit einem weiteren Anstieg von Überdiagnosen und Übertherapien zu rechnen. Erste Medienberichte bestätigen diese Befürchtungen (Menne 2009). Demnach gibt es zahlreiche Beschwerden von Eltern, die fälschlicherweise angeschrieben werden, einen kaum zu bewältigenden Verwaltungsaufwand mit Bindung von Personal, ohne dass gesichert wäre, dass die tatsächlich gefährdeten Kinder besser identifiziert werden könnten, geschweige denn, dass den bedürftigen Familien durch dieses medizinische Präventionskonzept irgendein Nutzen zukommen würde.

Die Primär- und Sekundärprävention von Kindesmisshandlung und Verwahrlosung ist im internationalen Raum gut beforscht. Praxis taugliche Lösungsansätze liegen vor (MacMillan et al. 2005, Barlow et al. 2006, Balrow et al. 2007). So profitieren Risikofamilien von häuslicher Unterstützung im Zeitraum vor der Geburt bis zum zweiten Kindergeburtstag.

Es bleibt die Frage warum die wissenschaftlichen Beweislagen zu so vielen propagierten Präventionsmaßnahmen ignoriert und trotz besseren Wissens implementiert werden.

9 Wann Vorsorge Pflicht sein kann

Es gibt Situationen, in denen Menschen verpflichtet werden können bestimmte Vorkehrungen zu treffen, um Schaden an Gesundheit abzuwenden. Unverzichtbare, aber nicht ausreichende Voraussetzung ist, dass durch persönliches Verhalten andere Menschen gesundheitlich gefährdet werden. Als Beispiel sei der Schutz vor Übertragung von Infektionen auf vulnerable Gruppen genannt. Dies gilt vor allem für Beschäftigte im Krankenhaus, die Kontakt mit Patienten haben. Aktuelle Projekte betreffen die Reduzierung vermeidbarer Ansteckungen ohnehin schon geschwächter Patienten oder das Verhindern der Ausbreitung Antibiotika resistenter Keime im Krankenhaus. Präventivmaßnahmen sind das systematische Händewaschen, das Tragen von Mundschutz oder Impfungen gegen Grippeviren. Aber auch für diese Verpflichtungen müssen aussagekräftige wissenschaftliche Daten vorliegen, die ein eindeutiges Überwiegen des Nutzens zeigen. Und auch hierbei sind es Werteentscheidungen, die letztlich für jede einzelne Maßnahme geprüft werden müssen.

10 Schlussfolgerungen

- Die Reinigung der Straßen von Exkrementen und die Bereitstellung von sauberem Trinkwasser haben das Leben und die Gesundheit der Menschen entscheidend verbessert. Hingegen ist die Suche nach Krebszellen oder die medizinische Vermessung ganzer Bevölkerungsgruppen nicht zwangsläufig von Nutzen. Im Gegenteil, alle Krebsfrüherkennungsprogramme schaden mehr Menschen als davon profitieren. Der Enthusiasmus für Vorsorge nährt sich aus dem Irrglauben, dass Präventionsmaßnahmen immer nutzen und nicht schaden.
- Früherkennungs- und Vorsorgeprogramme richten sich an gesunde Menschen. Vor Propagierung solcher Maßnahmen muss daher der Nachweis eines positiven Nutzen-Schaden Verhältnisses zweifelsfrei belegt sein.
- Nur für wenige der empfohlenen und praktizierten Maßnahmen liegen valide Daten zu Nutzen und Schaden vor.
- Selbst für wirksame Interventionen ist der Nutzen gering und das Risiko für Schaden für das Individuum fast immer größer als der Nutzen.
- Ethische Leitlinien sehen die Nicht-Teilnahme an Früherkennungsmaßnahmen explizit vor.
- Die Evidenz zu möglichem Nutzen und Schaden muss umfassend, objektiv und täuschungsfrei dargestellt werden. Der Zugang zu solchen Informationen muss den Bürgern offen stehen bzw. vor empfohlenen Maßnahmen angeboten werden.
- Empfohlene Evidenz-basierte Programme müssen unter Sicherung von Qualität angeboten werden, um den Schaden zu minimieren.
- Eine informierte Entscheidung potentieller Teilnehmer mit der Option der Nicht-Teilnahme ist ethisch verbrieftes Recht und muss straffrei möglich sein.

11 Forderungen an Präventionsprojekte

Bevor Präventionsmaßnahmen implementiert werden, müssen folgende Voraussetzungen erfüllt sein:

- Das Nutzen-Schaden-Kostenverhältnis muss bekannt sein. Das heißt es müssen aussagekräftige wissenschaftliche Daten dazu vorliegen. Grundsätzlich sind dies randomisiert-kontrollierte Studien.
- Präventionsmaßnahmen müssen nach dem aktuellen Standard der wissenschaftlichen Bewertung mehr Nutzen als Schaden haben.

- Wenn die Maßnahmen bereits implementiert sind, ohne dass diese Daten vorliegen, müssen aussagekräftige begleitende Evaluationsstudien durchgeführt werden.
- Die Entscheidung, ob eine Präventionsmaßnahme implementiert wird, sollte mit Zustimmung der Bürger erfolgen. Es ist geradezu absurd, dass in einem Gesundheitssystem wie dem deutschen, das primär geldwirtschaftlich und gewinnorientiert ist, über solche Maßnahmen Regierungsparteien und Lobbyisten-Vertreter der Ärzteschaft, Krankenhäuser und Krankenkassen entscheiden, wohingegen der betroffenen Bevölkerung lediglich die Rolle zugeschrieben wird, als gesetzlich Krankenversicherte die Rechnungen zu bezahlen. In die Bewertungen und Entscheidungen müssen daher ausgewählte Bürgervertreter eingeschlossen werden.
- Bürger, die stellvertretend für die übrige Gesellschaft über Interventionen entscheiden, müssen Grundkompetenzen in kritischer Gesundheitsbildung vorweisen (Berger et al. 2010).
- Langfristig sollten schon Schüler ein Mindestmaß an kritischer Gesundheitsbildung erwerben, um mit medizinischen Angeboten und falschen Versprechungen rationaler umgehen zu können. Pilotprojekte liegen vor (Steckelberg et al. 2009).
- Der Erhalt der Gesundheit ist eine primär gesellschaftliche und nicht medizinische Aufgabe. Jede einzelne Maßnahme sollte daher daraufhin geprüft werden, ob die Ressourcen nicht besser in Bildung und Förderung benachteiligter Menschen anstatt in medizinische Individualbehandlungen zu investieren wären.

Literatur

Barlow, J./Davis, H./McIntosh, E./Jarrett, P./Mockford, C./Stewart-Brown, S. (2007): Role of home visiting in improving parenting and health in families at risk of abuse and neglect: results of a multicentre randomised controlled trial and economic evaluation. Arch Dis Child, 92, 229-233.

Barlow, J./Johnston, I./Kendrick, D./Polnay, L./Stewart-Brown, S. (2006): Individual and group-based parenting programmes for the treatment of physical child abuse and neglect. Cochrane Database Syst Rev, 3:CD005463.

Beirne, P./Clarkson, J.E./Worthington, H.V. (2007a): Recall intervals for oral health in primary care patients. Cochrane Database Syst Rev, CD004346.

Beirne, P./Worthington, H.V./Clarkson, J.E. (2007b): Routine scale and polish for periodontal health in adults. Cochrane Database Syst Rev, CD004625.

Beresford, S.A.A./Johnson, K.C./Ritenbaugh, C./Lasser, N.L./Snetselaar, L.G. et al. (2006): Low-fat dietary pattern and risk of colorectal cancer. The Women's Health Initiative Dietary Modification Trial. JAMA, 295, 643-654.

Berger, B./Steckelberg, A./Meyer, G./Kasper, J./Mühlhauser, I. (2010): Training of patient and consumer representatives in the basic competence of evidence-based medicine: a feasibility study. BMC Med Educ, 10:16.

Boffetta, P./Couto, E./Wichmann J. et al. (2010): Fruit and vegetable intake and overall cancer risk in the European Prospective Investigation into Cancer and nutrition (EPIC). J Natl Cancer Inst,102, 529–537.

Bunge, M./Mühlhauser, I./Steckelberg, A. (2009): What constitutes evidence-based patient information? Overview of discussed criteria. Patient Education and Counselling (online first 2009), 78, 316-328.

Carstensen, B./Kristensen, J.K./Ottosen, .P,/Borch-Johnsen, K./Steering Group of the National Diabetes Register (2008): The Danish National Diabetes Register: trends in incidence, prevalence and mortality. Diabetologia, 51, 2187-2196.

Deutscher Bundestag (2007): Gesetzesbeschluss zur Stärkung des Wettbewerbs der GKV (WSG). Bundesanzeiger. Drucksache 75/07, S. 13.

Deutsches Institut für Ernährungsforschung (DIFE) (1999): Krebsprävention durch Ernährung. <http://www.dife.de/de/index.php?request=/de/publikationen/publikationen.php; Zugriff August 2010>.

Esserman, L./Shieh, Y./ Thompson, I. (2009): Rethinking screening for breast cancer and prostate cancer. JAMA, 302, 1685-1692.

European guidelines for quality assurance in breast cancer screening and diagnosis. Fourth Edition, European Communities, 2006.

Fahey, T./Griffiths, S./Peters, T.J. (1995): Evidence based purchasing: understanding results of clinical trials and systematic reviews. BMJ, 311, 1056-1060.

Flegal, K.M./Graubard, B.I./Williamson, D.F./Gail, M.H. (2005): Excess deaths associated with underweight, overweight, and obesity. JAMA, 293, 1861-1867.

Gesundheitswissenschaften Hamburg (2010): Internetseiten: <http://www.gesundheit.uni-hamburg.de/cgi-bin/newsite/index.php>; <http://www.chemie.uni-hamburg.de/igtw/Gesundheit/gesundheit.htm>.

Gigerenzer, G./Gaissmaier, W./Kurz-Milcke, E./Schwartz, L.M./Woloshin, S. (2008): Helping doctors and patients make sense of health statistics. Psychological Science in the Public Interest, 8, 53-96.

Gigerenzer, G./Mata, J./Frank, R. (2009): Public knowledge of benefits of breast and prostate cancer screening in Europe. J Natl Cancer Inst, 101, 1216-1220.

Gøtzsche, P.C./Hartling, O.J./Nielsen, M./Brodersen, J./Jorgensen, K.J. (2009): Breast screening: the facts - or maybe not. BMJ, 338, 446-448.

Howard, B.V./Horn, V./Hsia, J./Manson, J.A./Stefanick, M.L. et al. (2006): Low-fat dietary pattern and risk of cardiovascular disease. The Women's Health Initiative Dietary Modification Trial. JAMA, 295, 655-666.

Jorgensen, K.J./Gøtzsche, P.C. (2009): Overdiagnosis in publicly organised mammography screening programmes: systematic review of incidence trends. BMJ, 339, b2587.

Koch, K./Mühlhauser, I. für den Fachbereich Patienteninformation des Deutschen Netzwerks für Evidenzbasierte Medizin (2008): Kriterien zur Erstellung von Patientenin-

formationen zu Krebsfrüherkennungsuntersuchungen, <http:www.ebm-netzwerk.de>.
Kooperationsgemeinschaft Mammografie (2009). www.mammo-programm.de.
Kösters, J.P./Gøtzsche, P.C. (2003): Regular self-examination or clinical examination for early detection of breast cancer (Cochrane Review). In: The Cochrane Library.
Lenz, M./Richter, T./Mühlhauser, I. (2009): Morbidität und Mortalität bei Übergewicht und Adipositas im Erwachsenenalter - eine systematische Übersichtsarbeit. Deutsches Ärzteblatt, 106, 641-648.
MacMillan, H.L./Thomas, B.H./Jamieson, E./Walsh, C.A./Boyle, M.H./Shannon, H.S./Gafni, A (2005). Effectiveness of home visitation by public-health nurses in prevention of the recurrence of child abuse and neglect: a randomised controlled trial. Lancet, 365, 1786–1793.
Menne, M. (2009): Kontrolle der Kinderarztbesuche läuft mit Fehlmeldungen an. Tausende Blaue Briefe vom Jugendamt. WDR Fernsehen, Sendung vom 26. 9. 2009.
Moayyedi, P./Achkar, E. (2006): Does fecal occult blood testing really reduce mortality? A reanalysis of systematic review data. Am J Gastroenterol, 101, 380-384.
Moynihan, R. (2006): Scientists find new disease: motivational deficiency disorder. BMJ, 332, 745 (1st April).
Moynihan, R./Heath, I./Henry, D. (2002): Selling sickness: the pharmaceutical industry and disease mongering. BMJ, 324, 886-891.
Mühlhauser, I. (2007): Ist Vorbeugen besser als Heilen? ZEFQ, 101, 293-299.
Mühlhauser, I. (2008): Diabetes experts´ reasoning about diabetes prevention studies: a questionnaire survey. BMC Research Note, 1, 90 doi:10.1186/1756-0500-1-90.
Mühlhauser, I. (2009): Mammografie-Screening: Aktuelle wissenschaftliche Daten und die Situation in Deutschland. Clio, 69, S. 13-15.
Mühlhauser, I. (2010): Darmkrebs-Screening: Kritische Anmerkungen. Clio, 70, S. 20-22.
Mühlhauser, I. (2010): Märchen der Medizin – was und wem sollen Patienten glauben? In: M. Momburg/D. Schulte (Hrsg.): Das Verhältnis von Arzt und Patient. Wie menschlich ist die Medizin? München: Wilhelm Fink Verlag, S. 165-201.
Mühlhauser, I./Höldke, B. (1999): Mammographie-Screening – Darstellung der wissenschaftlichen Evidenz – Grundlage zur Kommunikation mit der Frau. arznei-telegramm, Heft 10 (Sonderbeilage), 101–108.
Mühlhauser, I./Kasper, J./Meyer, G./FEND (2006): Understanding of diabetes prevention studies: questionnaire survey of professionals in diabetes care. Diabetologia, 49, 1742-1746.
Mühlhauser, I./Meyer, G. (2006): Evidence Based Medicine: Widersprüche zwischen Surrogatergebnissen und klinischen Endpunkten. Psychother Psych Med, 56, 193-201.
Mühlhauser I./Müller H (2009): Patientenrelevante Endpunkte und patient-reported outcomes in klinischer Forschung und medizinischer Praxis. In: Klusen, N./Fließgarten, A./Nebling, T. (Hrsg.) Informiert und selbstbestimmt - Der mündige Bürger als mündiger Patient. Baden-Baden: Nomos Verlagsgesellschaft, S. 34-65.
Mühlhauser, I./Steckelberg, A. (2009): Evidenzbasierte Patienteninformation: Wünsche der Betroffenen. Deutsches Ärzteblatt, 106, A 2554-2556.

Naß-Griegoleit, I./Schultz-Zehden, B./Klusendick, M./Diener, J./Schulte, H. (2009): Studie belegt hohe Akzeptanz des Mammographie-Screenings bei Frauen Ergebnisse der ersten repräsentativen Studie in Deutschland. Frauenarzt, 50, 494-501.

Pischon, T./Boeing, H./Hoffmann, K./Bergmann, M./Schulze, M.B./Overvad, K./van der Schouw, Y.T. et al. (2008): General and abdominal adiposity and risk of death in Europe. N Engl J Med, 359, 2105-2120.

Prentice, R.L./Caan, B./Chlebowski, R.T./Patterson, R./Kuller, L.H. et al. (2006): Low-fat dietary pattern and risk of invasive breast cancer. The Women's Health Initiative Dietary Modification Trial. JAMA, 295, 629-642.

Sackett, D.L./Haynes, R.B./Guyett, G.H./Tugwell, P. (1991): Clinical epidemiology. A basic science for clinical medicine. 2nd edition. Boston, Toronto, London: Little, Brown and Company.

Sackett, D.L. (2000): The arrogance of preventive medicine. CMAJ, 167, 263-264.

Schulze, M.B./Rathmann, W./Giani, G./Joost, H.G. (2010): Diabetesprävalenz - Verlässliche Schätzungen stehen noch aus. Deutsches Ärzteblatt, 107, A 1694-1696.

Schwartz, L.M./Woloshin, S./Fowler, F.J./Welch, H.G. (2004): Enthusiasm for cancer screening in the United States. JAMA, 291, 71-78.

Skrabanek, P. (1994): The death of humane medicine and the rise of coercive healthism. Dublin: St Edmundsbury Press.

Steckelberg, A./Berger, B./Köpke, S./Heesen, C./Mühlhauser, I. (2005): Kriterien für Evidenz-basierte Patienteninformationen. Z Arztl Fortbild Qualitatssich, 99, 343-351.

Steckelberg, A./Hülfenhaus, C./Kasper, J./Mühlhauser, I. (2009): Ebm@school - a curriculum of critical health literacy for secondary school students: results of a pilot study. Internat J Public Health, 54, 1–8.

Steckelberg, A./Hülfenhaus, C./Haastert, B./Mühlhauser, I. (2010): Impact of an evidence-based information on 'informed choice' in colorectal cancer screening: a randomised controlled trial, Under Review.

Stern (2009): Interview mit Juli Zeh vom 24. März 2009: Plädoyer gegen die Fitness-Diktatur. http://www.stern.de/kultur/buecher/interview-mit-juli-zeh-plaedoyer-gegen-die-fitness-diktatur-658572.html (Zugriff am 2. Oktober 2010).

Wegwarth, O./Gigerenzer, G. (2010): "There is nothing to worry about": Gynecologists' counseling on mammography. Patient Educ Couns, 10 Aug 16. [Epub ahead of print].

Wegwarth, O./Gaissmaier, W./Gigerenzer, G. (2010): Deceiving numbers: Survival rates and their potential impact on doctors' risk communication, Medical Decision Making, Under Review.

Wort & Bild Verlag (2006): Repräsentativbefragung zum Thema „Mammografie-Screening" durch die GfK.

Zeh, J. (2009): Corpus Delicti. Ein Prozess. Frankfurt a.M.: Schöffling & Co.

Allokationsentscheidungen in der Transplantationsmedizin – Vergabekriterien gestern, heute und morgen

Marlies Ahlert, Hartmut Kliemt

1 Einleitung

Die Transplantationsmedizin wird von uns als paradigmatisches Beispiel verwendet, um allgemeine Probleme der Priorisierung und Rationierung in der Medizin konkret zu illustrieren. Wir beschränken uns dabei im Wesentlichen auf die Nierentransplantation. Zum einen handelt es sich bei der Niere um das bei weitem häufigste Organtransplantat. Zum anderen sind die Priorisierungsregeln zur Allokation von Organen in diesem Falle am weitesten entwickelt.

Wir werden uns in der Diskussion zunächst mit allgemeinen Begriffen wie denen der Rationierung und der Priorisierung auseinandersetzen (2.). Wir werden dann Fragen der Allokation von Nieren (3.) gestern (3.1), heute (3.2) und morgen (3.3) nachgehen, um Geschichte, Gegenwart und Zukunft der Nierenallokationsregeln im Eurotransplantverbund aus unserer ethischen cum ökonomischen Perspektive darzustellen.

2 Rationierung und Priorisierung

Insbesondere unter Ärzten und Politikern hält sich immer noch die wohlmeinende aber vollkommen unsinnige Redeweise, dass man zwar für Rationalisierung eintrete, aber Rationierung ablehne. Es ist vollkommen selbstverständlich, Rationalisierung insbesondere im medizinischen Bereich aus ethischen und ökonomischen Gründen zu befürworten. Es handelt sich nicht nur um eine Frage des Wirtschaftens, sondern angesichts der auf dem Spiele stehenden Interessen um eine wesentliche moralische Forderung. Diejenigen, die Rationalisierungsreserven in der Medizinversorgung ungenutzt lassen, nehmen angesichts der allgemeinen Knappheit aller Mittel dafür in Kauf, an anderer Stelle Patienten weniger gut behandeln zu können, als dies möglich wäre, wenn Mittel durch Rationalisierungsmaßnahmen freigesetzt würden.

Die These, dass die Rationalisierungsreserven im medizinischen Bereich so groß sind, dass man jedem Patienten immer alles geben könne, was von medizinischem Nutzen für den Patienten ist, gehört in das Reich der Fabel. In jedem Medizinsystem werden Patienten Behandlungen vorenthalten, die für sie noch von einem gewissen medizinischen Netto-Nutzen sein könnten. Sie werden vorenthalten, weil ihre Bereitstellung „unverhältnismäßig" teuer wäre. Wir alle akzeptieren solche Einschränkungen recht fraglos und gewöhnlich klaglos. So, wie wir es hinnehmen, dass nicht Rettungshubschrauber im Abstand von 5 km stationiert werden, weil das unverhältnismäßig teuer wäre, so nehmen wir es auch hin, dass bestimmte Behandlungen, die nur einen geringen zusätzlichen positiven Effekt haben würden, nicht angewendet werden. In diesem Sinne gibt es traditionell aus Knappheits- und Kostengründen eine Vorenthaltung von medizinischen Leistungen, die für die Patienten von positivem Nutzen sein würden.

Die Vorenthaltung wird dann problematisch, wenn es um (lebens-)wichtige Leistungen geht. Hier geben wir uns gern der Illusion hin, dass eine Vorenthaltung elementar wichtiger Leistungen in unserem Medizinsystem nicht vorkommt. Zutreffend ist vermutlich, dass im Augenblick die Vorenthaltung von Leistungen, die einen fundamentalen Nutzen für den Patienten haben würden, nur in bestimmten Extremfällen, beziehungsweise Grenzfällen auftritt. Ein solcher Grenzfall tritt beispielsweise dann ein, wenn katastrophenmedizinisch gehandelt werden muss und jedenfalls vorübergehend die sogenannte „Triage" anzuwenden ist. Die Dringlichkeitsordnung soll dann dafür sorgen, dass die knappen Ressourcen einen maximalen Nutzen für die von der Katastrophe akut betroffene Patientengruppe ergeben. Man stellt in der akuten Mangelsituation die Forderung zurück, jeden Patienten unabhängig von der Behandlungsbedürftigkeit anderer Patienten nach seinen akuten Bedürfnissen zu behandeln. Nach einer Sichtung und Basisversorgung zieht man die Behandlung der Patienten vor, die am meisten davon profitieren werden. Man setzt diejenigen zurück, die entweder ohne Behandlung aller Voraussicht nach keine wesentliche Beeinträchtigung ihrer fundamentalen Gesundheitsinteressen erleiden werden oder auch mit Behandlung nicht wesentlich besser dastehen würden.

Außerhalb von akuten vorübergehenden Mangelsituationen gibt es ein ähnliches Vorgehen der Priorisierung im Falle der Zuteilung knapper Organe. Man muss mit dem Problem der gegebenen beschränkten, im Vergleich zum Bedarf zu geringen Verfügbarkeit umgehen, ohne dass man diese Knappheit durch eine Ausweitung des Ressourceneinsatzes an Geld oder Zeit beheben könnte. Eine geordnete Zuteilung, die die Interessen der Gesamtgruppe Bedürftiger im Auge behält, wird nötig. Ein solcher Zuordnungsprozess enthält beides: Die Entscheidung darüber, wem ein Organ gegeben, und die Entscheidung darüber, wem es vorenthalten wird. Die „Opportunitätskosten" der Vergabe an den einen bestehen in der Nicht-Vergabe an den anderen (bzw. dem daraus resultierenden Verlust medizinischen Nutzens).

2.1 Rationierung

Unter medizinischer Rationierung verstehen wir die Zuteilung von Mengen eines Gutes oder einer Dienstleistung, die für die Gesundheit von zentraler Bedeutung sind. Die Zuteilung erfolgt in beschränkten Quantitäten und im Regelfall ohne direkte Gegenleistung pekuniärer Art (es kann allerdings Zuzahlungen geben). Es handelt sich um eine Zuteilung mit Zahlungen der Nachfrager jedenfalls unterhalb dessen, was man in der Ökonomik als markträumende Preise bezeichnet. Rationierung beinhaltet also beschränktes nicht auf direkter Gegenleistung beruhendes Geben im Rahmen einer nicht-marktlichen Allokation.

In diesem Sinne sind beispielsweise Damentaschentücher nicht medizinisch rationiert, da sie weder von wesentlicher Bedeutung für die Gesundheit ihrer Nutzer sind, noch unterhalb markträumender Preise zugeteilt werden. Der Zugang zu den Tüchern kann aber selbstverständlich beschränkt werden. Dass man etwas nicht gegen unmittelbare Zahlung des vollen Preises erhält, gehört zum Wesen der Rationierung hinzu, und dass man es nur in einem Umfang erhält, der vom Zuteilenden vorgegeben wird, ebenfalls.

Was in Krisenzeiten etwa bei der Ausgabe von Essensrationen geschieht, illustriert, worum es geht: Es bilden sich regelmäßig große Schlangen vor den Ausgabestellen. Die Schlangen bilden sich nicht deshalb, weil die Wartenden davon ausgehen, dass ihnen dann, wenn sie am Kopf der Schlange angelangt sind, etwas vorenthalten wird. Sie wissen, wenn sie am Kopf der Schlange angelangt sind, wird ihnen etwas gegeben, ohne dass sie den vollen Marktpreis dafür zu entrichten hätten. Hätten sie den vollen Marktpreis zu entrichten, dann wären sie nicht in die Schlange getreten, sondern auf den Markt und hätten sich dort versorgt. Selbstverständlich wird ihnen nicht eine beliebig große Quantität zugeteilt, sondern eine feste, vorgegebene Quantität. Es werden ihnen also zusätzliche Quantitäten, die sie sicherlich gerne abnehmen würden, vorenthalten. Im gleichen Sinne ist medizinische Rationierung gleichbedeutend mit einem beschränkten Geben. Es geht um eine beschränkte Zuteilung ohne direkte wertausgleichende pekuniäre Gegenleistung.

In viele Rationierungsprozesse ist der Staat involviert. Auf der anderen Seite kann man eine private Versicherung als einen ähnlichen Mechanismus betrachten. Derjenige, der sich Versicherungsleistungen beispielsweise von einem integrierten Versorger kauft, erwirbt das Anrecht, im Bedarfsfalle von seinem Versorger die vorher vereinbarte Versorgung ohne weitere direkte Zahlung zu erhalten. Ihm wird das zugeteilt, was er nach einem festgelegten Zuteilungsverfahren und den Urteilen der Zuteiler benötigt beziehungsweise, was ihm nach diesen Urteilen und den vorher vereinbarten Regeln der Zuteilung zusteht. Ihm werden im Falle der Bedürftigkeit beschränkte feste Quantitäten zugänglich gemacht. Typischerweise erhält der Patient die Leistungen sogar ohne weitere Zuzahlung also zum Preise von null im Augenblick der Zuteilung oder er muss eine geringfügige Zuzahlung leisten.

Interessant ist an dieser Beschreibung vor allem, dass auch eine private Versicherung unter dem Aspekt der Rationszuteilung gesehen werden kann. Rationierung ist nicht notwendig nur etwas Negatives, sondern enthält etwas Positives, nämlich den Zugang zu Gütern oder Dienstleistungen, ohne die unmittelbaren Kosten im Bezugszeitpunkt zu tragen. Wir sind bereit, bei privaten Versicherern eine Prämie dafür zu zahlen, im Schadensfall an einem Rationierungsverfahren teilnehmen zu dürfen.

2.2 Priorisierung

Priorisierung ist ein in vielen Kontexten mit der aus Ressourcenknappheit resultierenden Rationierung eng verbundenes Konzept. Priorisierung ist die Bildung einer Reihenfolge, etwa einer „Warteschlange", nach der bei der Behandlung vorgegangen wird. Der Mediziner, der im Katastrophenfall zunächst die mittelschwer verletzten Personen behandelt und ihnen in diesem Sinne Priorität zuteilt, besitzt nur beschränkte Behandlungskapazitäten und muss deshalb priorisieren. Nach einer Sichtung und Grundversorgung aller stellt er die ganz leicht verletzten und die am schwersten verletzten Personen, die er vor Ort nicht nachhaltig behandeln kann, hinten an. Er priorisiert aufgrund der Knappheit, mit der er sich konfrontiert sieht. Insoweit hängt die Priorisierung mit den gleichen Notwendigkeiten der Ressourcenknappheit zusammen wie die Rationierung.

Auf der anderen Seite kann man auch eine Priorisierungsordnung erstellen, ohne die verfügbaren Ressourcen im Auge zu haben. Man bildet dazu beispielsweise so genannte Diagnose-Behandlungs-Paare und fragt sich jeweils für zwei solcher Paare, welches man bevorzugt zum Zuge kommen lassen würde, wenn man nur eine Behandlung durchführen könnte. Ist es wichtiger, im Falle eines Nierenproblems einen weiteren Ultraschall durchführen zu dürfen oder im Zuge einer Schwangerschaft? Eine Prioritätsreihung aller solcher Diagnose-Behandlungspaare kann durchgeführt werden, ohne die Anzahl der betroffenen Patienten einzubeziehen. Hier geht es tatsächlich um individuelle Wertigkeit einer Behandlung für jeden einzelnen noch unbestimmten Patienten. Allgemeine ökonomische Fragestellungen, wie teuer die allgemeine Verfügbarkeit eines bestimmten Vorgehens sein würde, spielen keine Rolle. Es kann so eine Prioritätsreihung erstellt werden, die weitgehend unabhängig von Kostenerwägungen ist. Kostenerwägungen kommen indirekt dadurch ins Spiel, dass man sich fragen muss, welche von zwei Behandlungen man durchführen will, sofern man nur eine finanzieren kann. Ansonsten hat man es hier jedoch nicht mit einer Kosten-Nutzen-Abwägung zu tun. Wenn es um Priorisierung dieser Art geht, stehen allein Überlegungen der relativen Dringlichkeit und der Stärke der involvierten Interessen im Vordergrund. Die Knappheit wird allerdings nicht geleugnet oder verdrängt, da man von der Frage ausgeht, welche Alternative man vorzöge, wenn man nur eine realisieren könnte.

Wenn nicht allen immer alles gegeben werden kann, dann muss man sich mit der Frage befassen, wem bevorzugt vom Umfang her bestimmte Leistungen zukommen sollen. An dieser Stelle verknüpfen sich Priorisierungs- und Rationierungsfragestellungen. Die Zuteilung soll zudem in einer bestimmten, überprüfbaren und rationalen Weise geschehen. Das erreicht man, indem man vollständige Prioritätsreihungen unter Alternativen erstellt. Es geht letztlich um das Bemühen, Allokationsentscheidungen zu standardisieren. Denn je stärker diese formalisiert und individueller Willkür entzogen sind, umso eher erscheinen sie uns als akzeptabel. Notwendig für die Akzeptanz der Standards ist aber auch, dass die inhaltlichen Maßstäbe für die Priorisierung annehmbar sind.

Worum es geht, kann man vermutlich kaum besser studieren als am Fall der Nierentransplantation. Hier hat man es mit einem medizinischen Versorgungsbereich zu tun, der von der Notwendigkeit der Rationierung beziehungsweise der Zuteilung nur unzureichend verfügbarer medizinischer Ressourcen gekennzeichnet ist und der im übrigen von einem klaren Bemühen um rationale Priorisierung und Rationierung getragen wird. Strittig sind allerdings bestimmte Fragen der konkreten Durchführung der priorisierenden Zuteilung. Wir beschränken uns im Weiteren auf die Diskussion der Entwicklung und Lage der deutschen Transplantationsmedizin im Eurotransplantverbund.

3 Transplantationsmedizin als Beispiel formalisierter Allokation

3.1 Gestern

Durch die Akzeptanz des so genannten Hirntodkriteriums der Todesfeststellung, wurde es überhaupt möglich, Organe von hirntoten Spendern zu Transplantationszwecken zu entnehmen. In der Anfangszeit genügte es dabei, die Zustimmung der Angehörigen zu erhalten. Später wurden bestimmte andere Entnahmekriterien wie der vermutete Wille des Spenders und Ähnliches verstärkt ins Spiel gebracht. Wir werden uns an dieser Stelle nicht weiter mit Fragestellungen der Entnahmevoraussetzungen befassen, sondern ausschließlich auf die Allokationsfragen eingehen.

In der Nierenallokation wusste man, dass die Gewebeverträglichkeit zwischen Empfänger- und dem Spenderorgan für den zu erwartenden Transplantationserfolg von sehr großer Bedeutung war. Wenn alle HLA-Komponenten (Human Leucocyte Antigen) miteinander übereinstimmten, war die erwartete Funktionsdauer des Transplantats am größten. Es gelang auf sich gestellten Transplantationszentren nur in einer beschränkten Anzahl von Fällen, diese optimale HLA-Verträglichkeit zu erreichen. Man sah sehr schnell ein, dass es von größtem Vorteil war, einen möglichst großen Pool von wartenden Personen und von möglichen Spenderorganen zu haben. Aus diesem Grunde bildete sich auf der Basis privater Initiative Eurotransplant als Arbeitsgemeinschaft der Transplantationszentren. Bei dieser Institution handelt es sich institutionen-ökonomisch betrachtet um einen Club der Transplantationszentren (vgl. zu Theorie der Clubs: Buchanan 1965; Cornes/Sandler 1996).

Eurotransplant bot seinen Mitgliedern auf der Basis der Gegenseitigkeit das für sie alle vorteilhafte Clubgut des Zugangs zu einem größeren Verteilungssystem. In der Frühzeit verblieb in aller Regel eine von einem Transplantationszentrum im Umfeld gewonnene Niere an dem Zentrum selber, während eine Niere, die in allen Gewebemerkmalen mit einem externen Empfänger übereinstimmte, weitergegeben werden musste. Dadurch, dass man mit diesem Vorgehen in etwa 20 % der Fälle eine ideale Gewebeübereinstimmung erreichen konnte, wurde der Transplantationserfolg wesentlich gefördert (während die Priorisierung auch nach mehr als einem nicht-passenden Merkmal wenig an zusätzlichem Transplantationserfolg bringt). Hinzu kamen weitere Vorteile der Zusammenarbeit, die einerseits im Informationsaustausch zwischen den Zentren bestanden, aber insbesondere darin, dass man sicher sein konnte, dass keines der knappen Organe verloren gehen würde, weil beispielsweise gerade kein geeigneter Empfänger an dem organgewinnenden Zentrum vorhanden war.

Für die von uns hier verfolgte Fragestellung ist vor allen Dingen von Bedeutung, dass die spezifische Allokation eines Organs zu einem Empfänger an den Zentren selber von den dort tätigen Ärzten vollzogen wurde. Da es typischerweise so war, dass nicht nur ein einziger Empfänger an einem Zentrum für ein zur Verfügung stehendes Organ geeignet war, sondern häufig mehrere Empfänger etwa gleich gut geeignet waren, standen die Ärzte vor schwierigen Entscheidungsproblemen. Sie mussten sich als eine Art Rationierungsagenten der Gemeinschaft der Wartenden betrachten. Viele Ärzte empfanden diese Rolle und die damit einhergehende Pflicht, über die Allokation von Organen zu entscheiden, als belastend. Hinzu kam, dass mit dem verbesserten Erfolg der Transplantationsmedizin und dem medizinischen Fortschritt der medikamentösen Nachbehandlung, der Kreis jener Patienten, die für eine Transplantation infrage kamen, weil sie von dieser voraussichtlich nachhaltig profitieren würden, stetig ausgedehnt wurde. Die Organe wurden relativ knapper, da die Transplantationsmedizin immer besser und erfolgreicher wurde.

Aus ökonomischer Sicht liegt es zunächst nahe, nicht nur auf der Ebene der Zentren, sondern auch auf der Ebene der Individuen auf den „Club-Gedanken" zu setzen, um sowohl die Allokation zu erleichtern als auch die Spendenneigung zu fördern. Wie schon zehn Tage nach der ersten Herztransplantation von dem Nobelpreisträger Joshua Lederberg in der Washington Post vorgeschlagen (vgl. (Lederberg 1967) könnten Organgewinnung und Organallokation als Versicherungsverein auf Gegenseitigkeit organisiert werden. Man gibt anderen ein Versprechen der Hilfe gegen deren Versprechen, im Bedarfsfalle ebenfalls zu helfen. Für die Transplantationsmedizin würde das bedeuten, dass diejenigen, die zu Lebzeiten ausdrücklich die Bereitschaft erklären, im Falle des eigenen Todes als Spender zur Verfügung zu stehen, im Falle der eigenen Bedürftigkeit bevorzugt behandelt werden.

Die Priorisierung der Empfänger würde bei einer „Club-Lösung" aufgrund von deren eigenen Willensentscheidungen vorgenommen. Man würde nur diejenigen im Club zulassen wollen, die ihre Bereitschaft erklären, bevor sie ihre eigene Bedürftigkeit absehen können. Man würde bei der Priorisierung im Wesentlichen danach vorgehen, wie lange jemand bereits seiner Spendenbereitschaft erklärt hat. Wenn es darum geht, zwei spendenbereite vergleichbar bedürftige Individuen untereinander zu priorisieren, würde dasjenige eher ein Transplantat erhalten, das länger spendenbereit war. Die Menschen hätten grundsätzlich einen Anreiz, dem Verein frühzeitig beizutreten, um das eigene Überleben im Falle der Bedürftigkeit zu fördern.

Es ist an sich interessant, dieses Modell noch weiter zu durchdenken, doch erübrigt sich das insoweit, als diese Art der Organisation, so vernünftig sie dem Ökonomen und manchem Mediziner erscheinen mag, keinerlei Chance auf Realisierung besitzt. Empirische Umfragen legen es erstens nahe, dass die Bürger in Fundamentalfragen medizinischer Versorgung die Zuschreibung von Verantwortung für frühere eigene Entscheidungen weitgehend ablehnen. Man will einen Kranken nicht dafür verantwortlich machen, dass er sich zu den Zeiten, als seine spätere Erkrankung noch nicht absehbar war, keine Gedanken über diese Möglichkeit gemacht hatte. In einer Welt knapper Ressourcen ist es zwar keine nachhaltige Position, andere ohne Gegenleistung zur Nutzung einer Ressource einzuladen, doch scheint es im Kontext allgemeiner ethischer Wertüberzeugungen nicht unplausibel, Individuen auch gegen eigenes früheres Fehlverhalten abzusichern. Hinzu kommt zweitens, dass die rein private Gründung eines entsprechenden Clubs in der Realität mit großen Schwierigkeiten behaftet sein dürfte. Solange noch nicht hinreichend viele Individuen in dem Club sind, lohnt sich ein Beitritt für die meisten Individuen nicht, es sei denn jemand ist selbst intrinsisch motiviert, den Club-Gedanken zu fördern. Denn die Wahrscheinlichkeit, im Falle einer eigenen Bedürftigkeit ein Organ aus den Reihen der Clubmitglieder zu erhalten, ist bei einem kleinen Club so verschwindend gering, dass man sie völlig vernachlässigen kann. Deshalb wird der Verein nicht über jene Schwelle wachsen, die notwendig ist, damit ihm die Mitglieder von selbst zulaufen (vgl. dazu theoretisch (Ahlert 2004).

Man muss allerdings nicht den ganzen Weg bis zur rein privaten Organisation durch Clubs gehen, um dem Gedanken der Wechselseitigkeit Raum zu bieten. Der Gedanke des wechselseitigen Vorteils, der ja auch bei der Gesundheitsversorgung in einem kollektiven Versicherungssystem vollzogen wird, kann bei der Organallokation auch auf andere Art anreizfördernd umgesetzt werden. Jedermann hat zu seinen Lebzeiten Organe und kann daher mit einer im Wesentlichen gleichen Ausstattung an dem Schema der wechselseitigen Spendenbereitschaft zu seinen Lebzeiten teilnehmen. Durch Berücksichtigung der Bereitschaft zur Spende bei der Allokation im Fall der eigenen Bedürftigkeit würden überdies bestimmte schreiende Ungerechtigkeiten des jetzigen Systems vermieden. Denn ein System lädt zu Freifahrten ein, wenn es die eigene Spendenbereitschaft in Allokations- und Priorisierungsentscheidungen nicht berücksichtigt. Angenommen, von zwei gleich geeigneten und gleich bedürftigen potentiellen Empfängern kann nur einer ein Organ erhalten. Es erscheint nicht einsichtig, warum ausgerechnet der ein Organ erhielte, der einer Organentnahme vor Erkennbarkeit der eigenen Krankheit nicht zustimmte. Der für den Fall des eigenen Todes Spendenwillige sollte aus elementaren Fairnesserwägungen heraus zumindest in solchen Fällen priorisiert werden. Falls mindestens eine Person leer ausgehen muss, sollte dafür gesorgt werden, dass es nicht diejenige ist, die selber zur Spende bereit war, während der konkurrierende Empfänger es nicht war.

Diejenigen, die sich gegen diese so offenkundig wünschenswerte Regel wenden, tun dies vermutlich häufig, weil sie darin die Einbruchstelle für eine größere Selbstverantwortlichkeit für die eigene Gesundheitsversorgung sehen. Sie befürchten eine Art Dammbruch. Die Argumentation oben wirft in der Tat die Grundsatzfrage auf, ob nur Kriterien medizinischer Nützlichkeit und Dringlichkeit oder darüber hinaus gehende Kriterien bei der Allokation medizinischer Ressourcen zum Einsatz kommen sollen. Das heutige System der Nierenallokation, ETKAS (Eurotransplant Kidney Allocation System), ist in der Tat als Antwort auf eine Variante einer solchen Frage zu verstehen.

3.2 Heute

Im heutigen System der Allokation von Organen spielt der Versicherungsgedanke keine Rolle. Es werden aber, ungeachtet des anderslautenden deutschen Gesetzestextes des Transplantationsgesetzes von 1997 (TPG), Gesichtspunkte berücksichtigt, die nicht-medizinischer Art sind. In den frühen 1990ern schien der Forbestand von Eurotransplant gefährdet, weil die Allokation nach dem Hauptkriterium Gewebekompatibilität und die Zentrumsbezogenheit der Allokationsentscheidungen zu extremen Disparitäten in der Wartezeit führten. Einige Patienten warteten nur ca. sechs Monate während andere mehr als 18 Jahre auf der Warteliste verbrachten. Vielen Beteiligten erschien die hohe Varianz der Wartezeit zunehmend unannehmbar. Da andere an der rein medizinischen Allokation festhielten – oder an Kriterien, die sie für rein medizinische hielten –, stellte sich das Problem des Ausgleichs zwischen jenen, die ausschließlich Gewebeverträglichkeit oder das HLA-Matching zählen lassen wollten, und jenen, die die Wartezeit einbeziehen wollten, um die Ungleichbehandlung hinsichtlich der Wartedauer zu dämpfen. Die Fronten standen sich in der Nierenallokation recht unversöhnlich gegenüber, bis Thomas Wujciak und Gerhard Opelz in zwei bahnbrechenden Arbeiten zeigen konnten (vgl. Wujciak/Opelz 1993a; Wujciak/Opelz 1993b), dass man nur minimale Einschränkungen im HLA-Matching hinnehmen muss, wenn man die Varianz der Wartezeiten beschränken will. Am Anteil der sogenannten „full house" Allokationen – Allokationen ohne HLA-Mismatch – musste man praktisch keine Einbußen hinnehmen, sondern nur hinsichtlich der ohnehin für die erwarteten Funktionsdauern der Transplantate weit unwichtigeren Ein- und Mehr-Mismatch-Allokationen.

Diese auf unfassende Simulationen mit Transplantationsdaten gestützte Einsicht führte Mitte der 1990er Jahre zum Vorschlag des Wujciak-Opelz-Algorithmus, der heute ETKAS zugrunde liegt. Die Organe werden nach einem Punkteverfahren zugeteilt. Für jede zur Verfügung stehende Niere werden den auf einer zentralen Warteliste geführten Patienten Punkte zugeordnet, die ihre Priorität im Zugang zu der speziellen, angebotenen Niere bestimmen. Punkte werden entlang von fünf Dimensionen vergeben. Dabei geht weiterhin die HLA-Verträglichkeit mit besonderem Gewicht ein. Daneben werden aber die Wartezeit und die Wahrscheinlichkeit, innerhalb eines Jahres ein mindestens ebenso gut passendes Organ zu erhalten, ebenso einbezogen wie die räumliche Nähe zwischen Extransplantations- und Implantationsort sowie die Austauschbilanzen zwischen den Herkunftsländern der Organe, weil auf internationaler Ebene Reziprozität von Beginn als unabdingbar galt. Bestimmte Ausnahmeregelungen und Ausnahmeprogramme, die hier nicht im Einzelnen diskutiert werden müssen, kommen zu der grundsätzlichen Allokationsregel hinzu.

In vieler Hinsicht ist das heutige Verfahren der Allokation von Nieren im Eurotransplantverbund als vorbildlich anzusehen. Es kam in einem fairen Ausgleich zwischen unterschiedlichen moralischen Auffassungen zu Stande. Es ist aufgrund seiner algorithmischen Form eindeutig definiert und überprüfbar in der Anwendung. Die Mediziner werden von der Rolle als Rationierungsagenten der Gesellschaft entlastet, da sie nicht mehr mit konkreten Patienten in ihren Allokationsentscheidungen zu tun haben. Die relevanten Verteilungsentscheidungen können auf der Ebene der Festlegung von Regeln und damit hinter dem Schleier einer lediglich statistischen Betroffenheit getroffen werden.

Welche Wertsetzungen mit welchem Gewicht in das Verfahren der Priorisierung eingehen, ist grundsätzlich für eine größere Öffentlichkeit transparent. Für jede zur Verfügung stehende Niere ergibt sich nach dieser „konstitutionellen Festlegung" eine eindeutige Prioritätenliste. Der Knappheit an Spenderorganen wird insoweit auf eine Willkür ausschließende Weise Rechnung getragen.

Als fragwürdig erscheint allein, dass der Algorithmus die vorerwähnten „Ungerechtigkeiten" zulässt und zudem keine Komponente enthält, die einen Anreiz zur Überwindung der Knappheit bietet. Allenfalls die beiden Aspekte der räumlichen Nähe zum Transplantationsort und der internationalen Austauschbilanzen schaffen einen gewissen Anreiz, sich um eine Ausweitung des Organangebotes zu kümmern. Auf der Ebene der Individuen bestehen derartige Anreize jedoch nicht. Sie befinden sich in der Situation, in der es um die Verteilung eines Kuchens geht, von dem man unterstellt, dass er nicht gebacken werden muss. Das erscheint als eine recht fragwürdige Sichtweise. Diese wird jedoch in keinem der heutigen Allokationssysteme wirklich überwunden.

Die Länder, die sich anders als etwa Deutschland stärker um die Gewinnung von Organen gekümmert haben, weisen typischerweise sowohl eine Widerspruchslösung als auch bestimmte flankierende Institutionen auf, die die Krankenhäuser bei der Ansprache potentieller Hinterbliebener, der Hirntoddiagnostik etc. unterstützen. Die heutige Tendenz, insbesondere der deutschen Politik, mit Appellen zum Spenden in Erscheinung zu treten, sich jedoch um die eigentlichen konkreten Fragen der Organgewinnung nicht zu kümmern, ist von der Interessenlage der Politiker her betrachtet verständlich. Der Politiker kann damit positiv auf sich selbst aufmerksam machen und mit „Engagiertheit" punkten. Bloß symbolische Feigenblattpolitik ist jedoch von einem moralischen Standpunkt aus kritikwürdig. Das heutige System leidet vor allem unter einem Mangel konkreten politischen Willens. Es ist bezeichnend, dass wir immer noch unzureichend Transplantationsbeauftragte, die für eine entsprechende Unterstützung der Häuser bei der Organgewinnung sorgen, mit dem nötigen Deputat an Arbeitszeit in den Krankenhäusern einsetzen. Aus mehr oder minder ideologischen Gründen wehren wir uns weiterhin gegen die Widerspruchslösung, obschon wir in der

Bundesrepublik Deutschland in einem Staat leben, der anders als andere Rechtsstaaten die Unterlassung von Hilfeleistungen strafrechtlich belangt. Hinzu kommt, dass das Vergütungssystem für die Organgewinnung immer noch unzureichend ist, so dass es schon eines hohen Maßes an intrinsischer Motivation bedarf, wenn ein Krankenhaus sich engagiert an der Organgewinnung beteiligen will.

Insgesamt kann man feststellen, dass insbesondere das Allokationssystem für die Zuteilung von Nieren in Deutschland heute formal vorbildlich ist (vgl. zum sogenannten MELD-Score in der Leberallokation auch Ahlert et al. 2008). Dies ist in vielem das Ideal einer gelungenen Priorisierungsentscheidung, die im Lichte der eingezogenen Wertsetzungen aufgrund der algorithmischen Form der Zuteilungsregeln optimal überprüfbar ist. Hinzu tritt die Tatsache, dass vor Einführung der Regel umfassende Simulationen der Regelwirkungen anhand realer Daten vorgenommen wurden. Die Evidenzbasierung des eingeschlagenen Weges steht insoweit außer Zweifel. Fragwürdig sind die allgemeinen institutionellen Hintergrundbedingungen, die die Transplantation sämtlicher Organe und nicht nur der Niere betreffen. Hier wurde zu wenig Gewicht darauf gelegt, die soziale Einbettung der Regelsysteme so zu gestalten, dass Individuen als Spender oder Beteiligte einer Organgewinnung im Krankenhaus motiviert werden, durch eigenes Handeln der Organknappheit entgegenzuwirken. Die Mitwirkungsbereitschaft kann weder durch bloßen Appell noch durch reinen äußeren Druck wirksam gesteigert werden, da es unter den augenblicklichen Bedingungen der rein intrinsisch motivierten Mitwirkung bedarf.

3.3 Morgen

Mit den vorangehenden Bemerkungen ist bereits angedeutet, in welche Richtung eine Verbesserung des Systems der Organtransplantation gehen sollte. Die Anreize dafür, sich an der Milderung der Organknappheit zu beteiligen, müssen neu gestaltet werden. Dazu sollte es sowohl eine Komponente im Algorithmus geben, die vorherige eigene Spendenbereitschaft in Abhängigkeit von der verflossenen Dauer dokumentierter Spendenbereitschaft einbezieht, als auch Verbesserungen auf der Ebene der Finanzierung der flankierenden Maßnahmen. So ähnlich, wie das in Spanien der Fall ist und wie es derzeit von der Deutschen Stiftung Organtransplantation exemplarisch erprobt wird, sollten Stellen für Transplantationsbeauftragte in den Krankenhäusern finanziert werden. Diese Stellen würden den Krankenhäusern zugute kommen und zugleich das Bewusstsein stärken, dass die Transplantationsmedizin eine wichtige Aufgabe ist. Das profane Interesse der Krankenhäuser an dem Budget der betreffenden Stellen, deren

Inhaber dann ja nicht nur für Transplantationsaufgaben zur Verfügung stehen, würde ein Übriges tun. Es würde sich der Eindruck verfestigen, dass die Beteiligung an der Spender- und Organgewinnung nicht nur eine Störung im Betriebsablauf eines Krankenhauses darstellt, sondern zu den Standardaufgaben eines Krankenhauses mit einer Intensivstation gehört. Die Vorstellung, dass das moralisch richtige Handeln bei der Beteiligung an der Organgewinnung zugleich mit den eigenen Interessen des Krankenhauses am Erhalt von Stellen vereinbar ist, dürfte hilfreich sein. Eine Bezahlung, die die vollen Kosten der Beteiligung an der Organgewinnung (Ausfall von Deckungsbeiträgen durch anderweitige Nutzung von Kapazitäten etc.) abdeckt, sollte auch bei der Krankenhausleitung etwaige Bedenken gegenüber der Unterstützung der Transplantationsmedizin entkräften.

Im Übrigen wäre es sinnvoll, wenn ein stärkeres Bewusstsein dafür geschaffen würde, dass insbesondere durch die Nierentransplantation reale Kosteneinsparungen anfallen. Die ersparten Dialysekosten für Patienten überwiegen die Kosten für die Transplantation und Nachsorge bei weitem. Es ist nicht einzusehen, warum in einem solchen Falle nicht ein Teil der Kostenersparnis in das System für die Organgewinnung zurückfließen sollte. Versicherungen, deren Klienten von der Transplantation profitieren, profitieren selbst auch und könnten während der Funktionsdauer des Transplantates zu Zahlungen in einer angemessenen Höhe verpflichtet werden. Aus diesen Zahlungen ließen sich unter anderem Transplantationsbeauftragte finanzieren.

Die vorangehenden Bemerkungen legen bestimmte Reformen nahe, die Elemente des spanischen Systems der Organgewinnung aufgreifen. Davon sollte man sich eine Erhöhung des Organaufkommens auch in Deutschland versprechen. Angesichts der geringeren Konzentration auf große Krankenhäuser in Deutschland und des Fehlens einer Widerspruchslösung dürften die Auswirkungen insgesamt jedoch nicht so positiv sein, wie man es in Spanien beobachten kann. Dennoch spricht alles dafür, dass es zu einer Ausweitung der Transplantationen aufgrund eines höheren Spender- und Spendenaufkommens kommen kann. Dies wäre im Interesse der Patienten, im Falle der Nierentransplantation sogar auch der Versicherungen. Die jetzigen Bestrebungen in der Politik ebenso wie Anstrengungen der Deutschen Stiftung für Organtransplantation sind insoweit unterstützenswert. Obwohl man natürlich kritisieren muss, dass Reformen, die so offenkundig auf der Hand lagen und schon seit langer Zeit von informierter Seite angemahnt wurden, erneut so überaus lange brauchen, bis sie im deutschen Medizinsystem umgesetzt werden, darf man hoffen, dass dies nun endlich in naher Zukunft geschehen wird.

Was die Ebene verwendeter Allokationsregeln anbelangt, so sind diese nach dem heutigen Stand der Dinge wohl nicht zum Gegenstand von Konkurrenzprozessen zu machen. Das wäre jedoch vermutlich aus theoretischer Sicht sinnvoll. Man könnte sich durchaus vorstellen, dass es unterschiedliche Allokationsregelsysteme in unterschiedlichen Spender-Gruppen gibt, denen sich unterschiedliche Patienten anschließen. Solche funktionalen Aufspaltungen machen theoretisch Sinn, sind jedoch von politischer Umsetzung so weit entfernt, dass wir sie für unsere gegenwärtigen Zwecke ignorieren können.

Eine ganz andere Frage ist es, wie man mit dem Punktesystems des jetzigen Algorithmus auf grundlegend neue wissenschaftliche Erkenntnisse reagieren soll. Was das anbelangt, so ist vor allem auf Arbeiten von Meyer-Kriesche zu verweisen. Er hat zusammen mit Co-Autoren nachweisen können, dass die Wartezeit bis zur Transplantation von fundamentaler Bedeutung für die erwartete Funktionsdauer eines Nierentransplantates ist (vgl. Meier-Kriesche/Kaplan 2002; Meier-Kriesche 2003). Dieser Faktor hat sich als so gravierend erwiesen, dass er an sich medizinisch ebenso wie das HLA-Matching berücksichtigt werden müsste. Wartezeit ist ein wesentliches medizinisches Kriterium. Allerdings ist diese Einsicht wenig hilfreich, um den alten Widerstreit zwischen jenen, die sich ausschließlich an medizinischen Kriterien und jenen, die sich auch an Gerechtigkeitskriterien orientieren wollten, zum Ausgleich zu bringen. Denn die Wartezeit muss nun mit genau umgekehrter Priorität als in ihrer bisherigen Berücksichtigungsweise Eingang in den Algorithmus finden, will man dieses medizinische Kriterium zur Verbesserung der zu erwartenden Wirksamkeit integrieren. Damit stellt sich ein gravierendes Problem des Übergangs von dem jetzigen System, in dem Patienten durch ihre verflossene Wartezeit gleichsam ein Punktekonto aufgebaut haben, zu dem zukünftigen System, in dem die Wartezeit genau umgekehrt zu den bisherigen Vorgehensweisen berücksichtigt würde. Hinzu tritt die Notwendigkeit, vermutlich weiterhin etwas gegen die extremen Ungleichheiten in der Wartezeit unternehmen zu müssen.

Diese scheinbar widersprüchlichen Ziele lassen sich keineswegs völlig miteinander harmonisieren. Sie sind tatsächlich widersprüchlich. Es lassen sich aber Wege finden, die den Konflikt auf eine Weise lösen, die vielleicht allgemein akzeptabel ist, oder zumindest als vertretbar und vernünftig angesehen werden könnte. Unser eigener diesbezüglicher Vorschlag läuft auf die Implementierung einer nicht-monotonen Priorisierungskomponente der Allokationsregel hinaus. Patienten, bei denen – wie das in der Nierentransplantation häufig der Fall ist – der Ausfall der Nierenfunktionen schon zu einer Zeit, in der noch keine Dialysepflichtigkeit besteht, vorausgesagt werden kann, werden auf eine Warteliste aufgenommen. Das gilt auch für jene, die ohne diesen Vorlauf dialysepflichtig werden. Diesen Gruppen wird über eine Priorisierungsfunktion, die um den Zeitpunkt der vorausgesagten bzw. tatsächlich eingetretenen Dialysepflichtigkeit ihr Maximum erreicht, eine Prioritätserhöhung zuerkannt (so etwas geschieht in gewisser Weise bereits durch jene Komponente, die die Wahrscheinlichkeit für den Erhalt eines besser gewebeverträglichen Organs erfasst und prioritätserhöhend wirkt, wenn die Wahrscheinlichkeit sehr gering ist). Diese Funktion wird mit derjenigen überlagert, die wie bislang mit der Erhöhung der Wartezeit die Priorität erhöht, um den Patienten, die im ersten Zugang nicht zum Zuge kommen, immer noch eine Chance zu geben, schließlich ein Transplantat zu erhalten. Die nachfolgende Abbildung illustriert in stilisierter Form, worum es geht (Abb. 1):

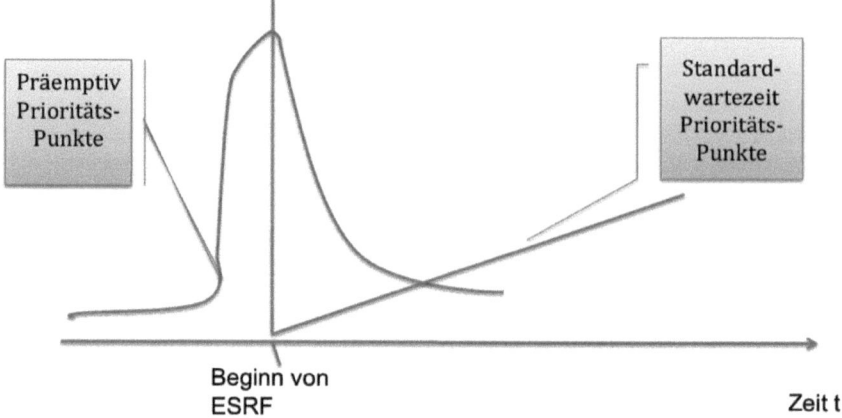

Abbildung 1: (Nicht-)monotone Prioritätspunkte. ESRF: "End-State-Renal-Failure" (Terminales Nierenversagen).

Ob in der angedeuteten Form wirklich verfahren werden kann, werden wir in den nächsten Jahren in Zusammenarbeit mit Eurotransplant im Rahmen der DFG-Forschergruppe FOR 655 zu eruieren suchen. Dabei werden wir uns an der Methodologie von Wujciak und Opelz orientieren und versuchen, durch Simulationen an empirischen Daten, die Auswirkungen möglicher Änderungen der Nieren-Allokationsregeln zu studieren. Das entspricht dem allgemeinen Ziel, in Zukunft Entscheidungen über medizinische Politiken auf empirische Evidenz zu den erwarteten Folgen ihrer Implementierung zu stützen.

4 Schlussbemerkungen

Bürger haben eine Tendenz, sich gegen die Anerkennung der Knappheit zu wehren. Sie wollen Gerechtigkeit, Versorgung und Fürsorge, ohne sich stetig mit den Kosten der Zielverfolgung auseinandersetzen zu müssen. Es ist ihnen überdies wichtig, niemanden von der Versorgung gänzlich auszuschließen. Sie erkennen zwar an, dass am Ende nicht alle Individuen optimal versorgt werden können. Wenn es eine unüberwindbare Knappheit gibt, dann ist dies nach der Maxime, dass Sollen Können voraussetzt, in rationalen Überlegungen anzuerkennen. Die Versorgung mit unvermehrbaren menschlichen Transplantaten trifft tatsächlich auf unüberwindliche Knappheitsgrenzen, die vorerst weder durch künstliche Organe noch durch Xenotransplantate ausgeräumt werden können. Zugleich ist es den Beteiligten wichtig, daran festzuhalten, dass keiner vom Wettbewerb um die knappen Ressourcen gänzlich ausgeschlossen werden darf, sofern er davon medizinisch profitieren kann. So wird es breit von Bevölkerung und Ärzteschaft abgelehnt, dass beispielsweise nur die Jungen und ansonsten Gesunden zu Zuge kommen. Solche Patienten dürfen vielleicht etwas mehr Gewicht in der Festlegung der Prioritätsordnung erhalten als andere, doch nicht soviel Gewicht, dass die anderen keine Versorgungschance mehr haben. Intuitionen dieser Art, die sich mit klaren, theoretisch basierten, normativen Prinzipien häufig nur schwer rechtfertigen lassen, muss Rechnung getragen werden. Denn die Qualität von medizinischen Allokationsregeln entscheidet sich ganz wesentlich auch daran, dass sie mit den faktisch vorherrschenden normativen Grundintuitionen einer Gesellschaft übereinstimmen. Diese sind das Ausgangsmaterial, und die medizinischen und ethischen Überlegungen müssen von dieser Basis aus Verbesserungen vorschlagen (vgl. ergänzend zu institutionellen und rechtlichen Fragen Breyer et al. 2006).

Man muss Vergangenheit und Gegenwart eines durch und durch pfadabhängigen Systems verstehen, rational die zugrunde liegenden Überzeugungen rekonstruieren und auf dieser Basis die Zukunft zu gestalten suchen. Wir können die Evolution des Systems vielleicht in vernünftige Richtungen zu lenken suchen, Revolutionen, die unsere intellektuelle und moralische Ungeduld uns nahelegen mögen, werden in der Regel nicht möglich sein, bzw. wenn immer sie sich vollziehen, kaum je so ausgehen, wie wir uns das ausmalen mögen.

Literatur

Ahlert, M. (2004): Public and Private Choices in Organ Donation. Volkswirtschaftliche Diskussionsbeiträge. Halle-Wittenberg: 1-27.

Ahlert, M/Granigg, W./Greif-Higer, G./Kliemt, H./Otto, G. (2009): Prioritätsänderungen in der Allokation postmortaler Spender-Lebern. Grundsätzliche und aktuelle Fragen. In: Wolgemuth, W.A./Freitag, M. (Hrsg.): Priorisierung in der Medizin. Interdisziplinäre Forschungsansätze. Berlin: Medizinisch Wissenschaftliche Verlagsgesellschaft, S. 38-54.

Buchanan, J. M. (1965): An Economic Theory of Clubs. In: Economica 32: 1-14.

Breyer, F./Deale, W./van den, Engelhard, M./Gubernatis, G./Kliemt, H./Kopetzki, C./ Schlitt, H. J./Taupitz, J. (2006): Organmangel. Ist der Tod auf der Warteliste unvermeidbar? Berlin et al.: Springer.

Cornes, R./Sandler, T. (1996): The theory of externalities, public goods, and club goods. Cambridge: Cambridge University Press.

Lederberg, J. (1967): Heart Transfer Poses Grim Decisions. Moribund Patient's Trust Is at Stake. In: The Washington Post, December, 10: B1.

Meier-Kriesche, H.-U. (2003): Preemptive Transplantation for Positive Outcomes. World Congress of Nephrology, Berlin: Fujisawa.

Meier-Kriesche, H.-U./Kaplan, B. (2002): Waiting time on dialysis as the strongest modifiable risk factor for renal transplant outcomes: A Paired Donor Kidney Analysis. In: Transplantation 74(10 (Nov. 27)): 1377-1381.

Wujciak, T./Opelz, G. (1993a): In: A Proposal For Improved Cadaver Kidney Allocation. Transplantation 56(6): 1513-1517.

Wujciak, T./Opelz, G. (1993b): Computer Analysis of Cadaver Kidney Allocation Procedures. In: Transplantation 55(3): 516-521.

Schwierige Entscheidungen in der Frühgeborenenmedizin – Kriteriensuche aus theologisch-ethischer Sicht

Stephan Ernst

1 Zwischen Annehmen und Loslassen – Ethische Fragen in der Neonatologie

Die wachsenden technischen Möglichkeiten in der Medizin haben auch im Bereich der Frühgeborenenmedizin beachtliche Erfolge mit sich gebracht. Inzwischen können bereits Frühgeburten ab der 23. oder 24. SSW, die früher keine Überlebenschance hatten, behandelt und am Leben erhalten werden. Andererseits haben mit dem technischen Fortschritt auch die ethischen Problemsituationen in diesem Bereich zugenommen. Es stellt sich nicht nur die Frage, ob man Kinder mit schweren gesundheitlichen Schädigungen überhaupt behandeln soll, welche Schädigungen man behandeln soll und ab wann man mögliche Maßnahmen abbrechen kann. Es stellt sich vielmehr auch die Frage, ob und ab wann man bei frühgeborenen Kindern, die zunächst gesund sind, bei denen dann aber – möglicherweise auch durch die Behandlung selbst – Komplikationen und Schädigungen auftreten, auf Behandlungsmöglichkeiten verzichten oder bereits ergriffene Maßnahmen absetzen kann.

Für die Eltern der Kinder, aber auch für die Ärzte und Pflegekräfte, sind solche Situationen emotionale Wechselbäder und – angesichts der Aufgabe einer verantwortlichen Entscheidung – höchst ambivalent (vgl. Rinnhofer 1995). Einerseits existiert der Wunsch, alles nur Mögliche zu tun, damit das Kind überlebt. Andererseits besteht die Angst vor der möglichen Schädigung und Behinderung, die Angst vor dem ungewissen Ausgang, wenn sich bereits Komplikationen ergeben haben, und schließlich die Angst vor der Überforderung. Einerseits steht die Aufgabe, das Kind auch mit seiner möglichen Behinderung anzunehmen. Andererseits stellt sich die Aufgabe, das Kind, auf das man sich gefreut hat, loslassen zu müssen.

Doch, wo liegt die verantwortbare Grenze zwischen Annehmen und Loslassen? Bis wohin stellt sich die Aufgabe, ein Kind trotz Schädigungen und Behinderungen anzunehmen und alles zu tun, damit es überlebt? Ab wann muss man es loslassen, ja *darf* man es loslassen? Die Sprache allein ist hier für Missbrauch offen. Denn die Rede vom „Annehmen" und „Loslassen" ist von vornherein mit einer positiven Wertung besetzt. Wenn man von einer Handlung sagt, es gehe dabei um ein Annehmen oder Loslassen, wird nahegelegt, die Handlung entspringe aus einer ethisch guten Grundhaltung. Ob diese Rede aber tatsächlich auch durch die Situation gedeckt ist, ob die so bezeichnete Handlungsweise tatsächlich ethisch gut ist und die entsprechende Bezeichnung verdient, ist damit noch nicht ausgemacht. Dass man das Kind trotz schwerster Schädigungen „annehmen" muss, kann zum unbarmherzigen Urteil und zur unmenschlichen Überforderung werden. Dass man das Kind „loslassen" muss, kann umgekehrt leicht als Ausrede gebraucht werden, um sich nicht mit dessen Behinderung auseinandersetzen zu müssen.

So stellt sich die Frage, ob und wie man – abgesehen von solchen wertenden Wörtern – auch begründet zu einer ethisch verantwortbaren Entscheidung kommen kann, wann die Rede vom Annehmen und wann die Rede vom Loslassen am Platz ist.

2 Entscheidungsfindung im Diskurs – Grundmodell medizinischer Ethik

Im Blick auf diese Frage werden heute in der medizinischen Ethik verschiedene *Verfahrensmodelle* angeführt und diskutiert, die die Rahmenbedingungen für eine verantwortliche Entscheidung sicherstellen sollen:

1. Das *Autoritätsmodell*, bei dem der leitende Arzt aufgrund seiner Erfahrung und seiner Einstellung – wenn auch möglicherweise unter Beratung mit den Betroffenen – die Entscheidung trifft.
2. Das *Richtlinienmodell*, das der Willkür der Einzelfallentscheidung entgegenwirken will; hier ließe sich etwa auf die „Einbecker Empfehlungen" (1992) verweisen, die den Grundsatz festhalten, lebenserhaltende Maßnahmen solange zu ergreifen, wie das Kind auch nur eine geringe Überlebenschance hat, aber auch auf Richtlinien, die festlegen, dass Frühgeborene, die vor der 25. SSW zur Welt kommen, nur leidensmindernd behandelt werden.
3. Das *Delegationsmodell*, das die Entscheidungsfindung an die Eltern bzw. ein Ethikkomitee überträgt.

Alle drei Modelle haben dabei ihre Grenzen: Das Autoritätsmodell gewährleistet nicht immer die nötige Verobjektivierung und Transparenz der Entscheidung sowie die systematische Erfassung aller relevanten Faktoren. Das Richtlinienmodell hat das Problem, dass es nicht immer der Einzelsituation gerecht wird. Das Delegationsmodell hat den Nachteil, dass sich Eltern in der Situation zwischen Annehmen und Loslassen oft überfordert fühlen, die Entscheidung eines Ethikkomitees aber möglicherweise zu lang dauert.

Daher legt sich 4. ein *Diskursmodell* der Entscheidungsfindung nahe, nach dem alle Betroffenen – Ärzte, Pflegekräfte, Eltern, Mitglieder eines Ethikkomitees – in einem gemeinsamen Entscheidungsfindungsprozess einen Konsens erarbeiten. Dies ermöglicht Transparenz, Objektivität und systematisches Zustandekommen der Entscheidung. Es kann Ärzte von der Alleinentscheidung entlasten und durch die Einbeziehung der Eltern und aller anderen Betroffenen zu einer Entscheidung führen, die alle in ihrem Gewissen mittragen können und die deshalb auch das Annehmen und Loslassen erleichtern kann.

Allerdings ist es mit der Einhaltung eines solchen *formalen* Verfahrens der Entscheidungsfindung noch nicht getan. Es ist dadurch keineswegs überflüssig geworden, sich auch über *Kriterien* Gedanken zu machen, die eine Entscheidung zu einer *verantwortlichen* Entscheidung machen und die deshalb im Diskurs leitend sein und angewendet werden sollten. Wie können solche Kriterien aussehen?

3 Verfahren der Entscheidungsfindung – Die Frage nach Regeln der Güterabwägung

Im Blick auf diese Frage lässt sich wiederum auf verschiedene Modelle verweisen, die Gesichtspunkte für die Entscheidungsfindung angeben. Zu nennen ist etwa die von B. Gordijn entwickelte „Nimweger Methode für ethische Fallbesprechungen in der Neonatologie" (hrsg. vom Fachbereich Ethik, Philosophie und Geschichte der Medizin an der Katholischen Universität Nijmegen 2000) sowie der „Kölner Arbeitsbogen zur ethischen Entscheidungsfindung in der Neonatologie" (erarbeitet von S. Anderweit/C. Licht/A. Krebs/B. Roth, Kinderklinik der Universität zu Köln, Bereich Neonatologie/pädiatrische Intensivmedizin, sowie von C. Woopen/K. Bergdolt, Institut für Geschichte und Ethik der Medizin, Universität Köln). Bekannt ist vor allem auch das seit 1994 am Universitätsspital in Zürich entwickelte „Züricher Modell" für die medizin- und pflegeethische Entscheidungsfindung in der neonatologischen Intensivmedizin (Medizin-ethischer Arbeitskreis Neonatologie des Universitätsspitals Zürich 2002).

Dieses Züricher Modell empfiehlt ein Vorgehen in sieben Schritten. Nach der Erhebung des medizinischen und pflegerischen Sachverhalts (1) sowie des konkreten Lebenskontextes des Kindes (2) soll anhand der vier Prinzipien der Medizinethik – Autonomie, Non-malefizenz, Benefizenz, Gerechtigkeit – das ethische Dilemma formuliert werden (3). Ausgehend von der Sammlung der Fakten und der Formulierung des Dilemmas erfolgt eine Abwägung von Gütern und Übeln (4), die dann zur Konsensfindung darüber führt, ob intensivmedizinische Maßnahmen aufrechterhalten oder abgebrochen werden oder ob noch weiterer Informationsbedarf besteht (5). Schließlich folgt die Festlegung der Elternbetreuung (6) sowie eine Überprüfung der Entscheidung (7).

In der Abfolge dieser sieben Schritte ist im Blick auf die ethische Entscheidung die *Güter- und Übelabwägung* der zentrale Kern dieses Verfahrens. Nach welchen Regeln aber soll eine solche Abwägung erfolgen? Das Züricher Modell nennt dazu folgende vier Leifragen: 1) Wie groß sind die Überlebenschancen jeweils bei Fortsetzung bzw. bei Abbruch der bestehenden Behandlungsmaßnahmen? 2) Wie belastend und schmerzhaft sind weitere Maßnahmen für das Kind? 3) Wann wird das Kind unabhängig von medizinischen Maßnahmen sein und besteht Hoffnung auf selbstständige Vitalfunktionen? 4) Welche irreversiblen oder langfristigen Schädigungen und Behinderungen des Kindes sind zu erwarten?

An dieses Modell und vor allem an seine konkrete Durchführung lassen sich freilich eine Reihe von Anfragen stellen. Wie sieht es etwa mit der Beteiligung aller Betroffenen *tatsächlich* aus angesichts der Arbeitsbelastung und der hierarchischen Strukturen einer Klinik? Wie lässt sich eine kompetente und unparteiliche Gesprächsführung sicherstellen? Vor allem aber stellt sich die Frage nach der *konkreten Gestaltung der Güterabwägung* (dazu: Moosecker 2003: 69). Denn anhand der genannten Leitfragen können zwar die für die anstehende Entscheidung relevanten Güter und Übel *erhoben* werden. Damit aber ist noch nicht gesagt, *nach welchem Kriterium und nach welcher Regel* die so erhobenen Güter und Übel *abgewogen* werden sollen. Was bedeutet es etwa, wenn das Kind langfristige Schädigungen davonträgt? Was folgt daraus, dass eine Behandlung schmerzhaft ist? Die Frage nach den Regeln der Abwägung aber ist im ethischen Diskurs der eigentlich entscheidende Punkt. Sie muss beantwortet werden, damit die Abwägung nicht einfach zufälligen moralischen Überzeugungen und Intuitionen oder auch bestimmten gesellschaftlichen Trends überlassen bleibt.

4 Verhältnismäßigkeit der Mittel – Ein bedenkenswerter Ansatz in kirchlichen Aussagen zur Sterbehilfe

Wenn nun hier ausgerechnet von Seiten der *theologischen* Ethik diese Frage gestellt wird, wäre es nicht verwunderlich, wenn gerade bei Neonatologen eine gewisse Skepsis aufkäme: Sind dann nicht doch wieder inhaltliche Vorgaben und Reglementierungen des Richtigen und Falschen, Guten und Schlechten zu erwarten, die eine Entscheidungsfindung im Diskurs überflüssig machen? Immerhin ließe sich in diesem Bereich auf gewisse Erfahrungen mit dem Lehramt der katholischen Kirche verweisen.

Erinnern ließe sich etwa an frühere Stellungnahmen des Lehramts zu bestimmten Problemen der Geburtshilfe, wonach es im Fall, dass während der Geburt das Leben der Mutter durch den Fötus bedroht ist, abgelehnt wurde, das Kind direkt durch Kraniotomie zu töten, während es als erlaubt galt, eine Totaloperation zur Entfernung eines Gebärmutterkrebses auch bei bestehender Schwangerschaft durchzuführen und dabei den Tod des Kindes mit zu verursachen. Diese vom Prinzip der Handlung mit Doppelwirkung her begründete unterschiedliche Beurteilung ist – übrigens auch in der theologischen Ethik – immer umstritten gewesen. Der ethisch relevante Unterschied zwischen der *direkten* Tötung und dem *indirekten* In-Kauf-Nehmen des Todes des Fötus, der zur Begründung angegeben wurde, ist für viele nur schwer nachvollziehbar.

Darüber hinaus aber ließe sich darauf verweisen, dass die Unterscheidung von Papst Pius XII. zwischen so genannten „ordentlichen" und „außerordentlichen" Mitteln (Utz/Groner 1961: Nr. 5544, 5548, 5549) – wobei ordentliche Mittel angewendet werden müssen, während man auf außerordentliche Mittel verzichten kann – als Kriterium medizinischer Entscheidungen nicht besonders tragfähig ist (Auer 1989: 179f; Schockenhoff 2009: 387). Und schließlich ließe sich darauf verweisen, dass die Rede von der „Heiligkeit des Lebens" und davon, dass Gott allein Herr über Leben und Tod ist und der Mensch nicht eigenmächtig über das menschliche Leben verfügen darf, nicht nur Ethikern wie Peter Singer, Helga Kuhse und Norbert Hoerster fragwürdig erscheint, sondern dass sie auch bei genauerem theologischen Nachdenken nicht von der Aufgabe dispensieren kann, selbst mit der eigenen – doch auch von Gott geschaffenen – Vernunft entscheiden zu müssen, wann denn ein *eigenmächtiges* Verfügen vorliegt und wann nicht. Jedenfalls äußerte sich bereits der Moraltheologe Werner Schöllgen (1893-1985) in diesem Sinne.

> In den Auseinandersetzungen über die eugenischen Maßnahmen des Dritten Reiches wurde in den letzten Jahren als Argument von voller Durchschlagskraft gerne der Ausdruck ‚Heiligkeit des Lebens' belasteten Ärzten entgegengehalten. Ich gestehe offen, dass ich diesen vieldeutigen, missverständlichen und allzu oft mißverstandenen Ausdruck nicht schätze. Er kann seinen richtigen und guten Sinn haben, wenn damit gemeint sein soll, das vitale Leben habe seinen Platz in der Gottesordnung als das gottbestimmte Werkzeug und Mittel, im Dienste am Mitmenschen wie an der eigenen inneren Entwicklung Gutes zu leisten und zu wirken. Will aber dieser Ausdruck dem Leben die Würde des obersten Wertes verleihen, so wird die Vitalität aufgehöht zum Götzenbild, zu einer Fata Morgana reiner Diesseitigkeit. (…) Eine solche Ethik lässt den Lebenswert zum allgewaltigen Tyrannen werden, der nicht dient, sondern herrscht und alles nach seinem Maß bestimmt. (…) Am wenigsten

kann der Arzt diese Überhöhung des Vitalwertes zur Würde der Absolutheit nachvollziehen. (Schöllgen 1955: 399)

Auf der anderen Seite wird aber in jüngeren Äußerungen des Lehramts zur Frage der Sterbehilfe auch ein Prinzip genannt, das für unsere Frage nach einem Kriterium für die Abwägung von Gütern und Übeln bedenkenswert und konstruktiv sein kann. In der „Erklärung der Kongregation für die Glaubenslehre zur Euthanasie" vom 20. Mai 1980 wird nämlich im Blick auf die Frage, ob man unter allen Umständen alle verfügbaren Mittel anwenden muss, zunächst zwar wieder die traditionelle Unterscheidung zwischen „ordentlichen" und „außerordentlichen" Mitteln angeführt, dann aber heißt es relativierend:

> Diese Antwort, die als Grundsatz weiter gilt, erscheint heute vielleicht weniger einsichtig, sei es wegen der Unbestimmtheit des Ausdrucks oder wegen der schnellen Fortschritte in der Heilkunst. Daher ziehen es manche vor, von verhältnismäßigen und unverhältnismäßigen Mitteln zu sprechen. (Kongregation für die Glaubenslehre 1980: 11)

In der Enzyklika „Evangelium vitae" von Papst Johannes Paul II. vom 25. März 1995 wird dann die neue Unterscheidung der alten gleichgestellt:

> Der Verzicht auf außergewöhnliche oder unverhältnismäßige Heilmittel ist nicht gleichzusetzen mit Selbstmord oder Euthanasie; er ist vielmehr Ausdruck dafür, dass die menschliche Situation angesichts des Todes akzeptiert wird. (Johannes Paul II. 1995: 80).

Worin aber liegt der Unterschied zwischen der Rede von ordentlichen und außerordentlichen Mitteln einerseits und von verhältnismäßigen und unverhältnismäßigen Mitteln andererseits? (Dazu genauer: Ernst 2007) Er liegt in Folgendem: Was ordentliche und außerordentliche Mittel sind, hat sein Kriterium ausschließlich in Umständen, die dem medizinischen Handeln selbst *äußerlich* sind. So können in Ländern, die über höchste Standards der Medizintechnik verfügen, Mittel ordentlich sein, die in weniger entwickelten Gegenden als außerordentlich gelten. Demgegenüber hat die Unterscheidung von verhältnismäßigen und unverhältnismäßigen Mitteln ihr Kriterium in dem *Verhältnis, das zwischen dem Ziel medizinischen Handelns und den hierfür eingesetzten Mitteln besteht*. Es geht also um eine Unterscheidung, die die *innere Struktur der Handlung selbst* betrifft und nicht um den zufälligen kulturellen, geographischen oder gesellschaftlichen Kontext. Jedenfalls ist es durchaus möglich, dass eine Behandlungsmaßnahme, die leicht verfügbar ist und deshalb als gewöhnliche Maßnahme gelten müsste, dennoch unverhältnismäßig ist.

5 Der Grundsatz der Verhältnismäßigkeit – Regeln der Güter- und Übelabwägung

Was aber ist mit der Rede von verhältnismäßigen und unverhältnismäßigen Mitteln genauer gemeint? Woran lässt sich erkennen, ob ein Mittel verhältnismäßig oder unverhältnismäßig ist? Wenn man die Beurteilung nicht einfach der subjektiven Einschätzung überlassen möchte, muss man hierfür wiederum Kriterien benennen können.

Zum Verständnis, was mit diesem Kriterium näherhin gemeint ist, lässt sich zunächst auf den in den Rechtswissenschaften gängigen Grundsatz der Verhältnismäßigkeit der Mittel bzw. des Übermaßverbots verweisen. Zweck dieses Grundsatzes ist es, vor übermäßigen Eingriffen des Staates in Grundrechte und in die allgemeine Handlungsfreiheit der einzelnen Bürger zu schützen. So stellt sich etwa die Frage der Verhältnismäßigkeit, wenn es darum geht, biometrische Daten aller Bürger zum Schutz vor Verbrechen zu erheben. Genauer lässt sich dieser Grundsatz dahingehend entfalten, dass staatliche Eingriffe in die Grundrechte der Bürger nur dann rechtens und verantwortbar sind, wenn diese Eingriffe im Blick auf das jeweils angestrebte Ziel 1) geeignet, 2) erforderlich und 3) angemessen bzw. verhältnismäßig im engeren Sinne sind. Alle drei Bedingungen müssen der Reihe nach erfüllt sein, damit eine staatliche Maßnahme als nicht übermäßig, sondern als gerechtfertigt gelten kann. Allerdings bleibt das Problem, dass die dritte Bedingung wieder die Verhältnismäßigkeit fordert und damit die eigentliche Frage nur verschiebt.

Etwas klarer wird das Prinzip jedoch, wenn man es in den Zusammenhang der Abwägung von Gütern und Übeln, Nutzen und Schaden überträgt. Dann geht es darum, *wie groß die Übel sein dürfen, die man bei der Verfolgung eines Gutes in Kauf nehmen darf*. Die Prinzipien der Erforderlichkeit und der Angemessenheit lassen sich dabei – mit Wilhelm Korff (Korff 2006) – so verstehen, dass man bei einer Handlung, in der es ja um die Verwirklichung eines Gutes geht, darauf achten muss, (1) dass die zugleich immer auch mit verursachten Übel – die negativen Nebenwirkungen also – möglichst gering gehalten werden und (2) dass die Übel, die bei einer Handlung mitgesetzt werden, geringer sind als diejenigen Übel, die entstehen, wenn man die Handlung unterlässt und auf sie verzichtet. Eindeutig lässt sich dabei die Unverhältnismäßigkeit und damit die Unverantwortlichkeit einer Handlung dann festmachen, wenn die Übel, die bei einer Handlung als Nebenwirkungen mitverursacht werden, dazu führen, dass man das eigentlich mit der Handlung angestrebte Gut, faktisch mindert oder gar zerstört, wenn die Handlung also *kontraproduktiv* wird (Beispiel: Häufige Verwendung von Antibiotika fördert die Entstehung resistenter Bakterien und hebt damit ihre Wirksamkeit auf).

6 Konsequenzen für den Bereich der Neonatologie – Zwei Orientierungspunkte

Was lässt sich nun aus diesem Prinzip der Verhältnismäßigkeit der Mittel für unsere Frage des verantwortlichen Handelns im Bereich der Neonatologie entnehmen? Im Folgenden sollen wenigstens einige Konsequenzen angedeutet werden. Dabei soll es hier nicht um eine genaue Kasuistik gehen (so etwa: Everschoor 2001), sondern um einige Orientierungspunkte, genauer gesagt um zwei Orientierungspunkte oder auch „Leitplanken", zwischen denen die Verhältnismäßigkeit einer Maßnahme zu suchen ist (vgl. ähnlich auch: Gründel 1987).

(a) Ein erster Orientierungspunkt besteht darin, dass es wohl kaum als verhältnismäßig gelten kann, nur deswegen auf mögliche medizinische Maßnahmen zu verzichten und so den Tod eines Frühgeborenen hinzunehmen, weil eine Behinderung besteht oder weil das Risiko besteht, dass eine bleibende Beeinträchtigung der Lebensmöglichkeiten eintritt.

Zur Begründung lässt sich dabei nicht nur anführen, dass es gerade bei Verzicht auf lebenserhaltende Maßnahmen bei Frühgeborenen vorkommen kann, dass das Kind dennoch überlebt, dann aber mit größeren Beeinträchtigungen und Schädigungen als es mit einer Behandlung der Fall gewesen wäre.

Außer auf solche möglichen kontraproduktiven und deshalb unverhältnismäßigen Folgen lässt sich vor allem darauf hinweisen, dass der Verzicht auf eine mögliche Behandlung, um so eine schlechte Lebensqualität des Kindes zu vermeiden (Kuhse/Singer 1993; Singer 1998), gerade unter dem Gesichtspunkt der Verhältnismäßigkeit problematisch ist. Die Grundlage dafür liegt darin, dass das Leben des Menschen eben nicht ein Gut neben allen anderen Gütern und Übeln ist, die wir in unserem Leben erfahren und verwirklichen können, sondern dass das Leben die *Voraussetzung* und *Grundlage* dafür ist, dass man überhaupt Gutes und Schlechtes erfahren, Güter und Übel verwirklichen bzw. vermeiden kann. Dann aber kann man das Leben des Menschen nicht einfach gegen einzelne Übel und Einschränkungen abwägen und ihnen gegenüber relativieren und verrechnen. In diesem Sinne gilt das menschliche Leben auch in unserer Rechtsprechung als *fundamentales Rechtsgut*, das Tötung nur im Notwehrfall, also zur Rettung bedrohten menschlichen Lebens erlaubt. Nur hier erscheint es verhältnismäßig zu sein, das Leben eines Menschen zu beenden. Nicht also aus irgendwelchen religiösen oder weltanschaulichen Überzeugungen heraus ist das Leben *fundamentaler* – wohlgemerkt aber auch *kein absoluter* – Wert, sondern aufgrund dessen, dass er die Voraussetzung für Wertverwirklichung und Werterfahrung überhaupt ist.

Im Blick auf den immer wieder gegen die Position einer christlichen Ethik erhobenen Vorwurf, mit der Position der „Heiligkeit" des Lebens würde ein absoluter Lebensschutz um jeden Preis vertreten, ist deutlich festzuhalten, dass auch dann, wenn in der theologischen Ethik von der „Heiligkeit des menschlichen Lebens" gesprochen wird, dies nicht meint, es könne grundsätzlich keine Situationen geben, in denen die Tötung eines Menschen moralisch gerechtfertigt werden könnte. Wohl aber meint sie, dass eine Tötung allein dann gerechtfertigt sein kann, wenn sie selbst im Schutz des menschlichen Lebens im Ganzen steht (vgl. dazu auch die Interpretation der Rede von der „Heiligkeit" des menschlichen Lebens als mythische Erfahrung des Vorgegebenseins des Lebens, bei: Zimmermann 1997: 355-359).

Auf mögliche Maßnahmen zum Lebenserhalt zu verzichten, um eine Einschränkung der Lebensmöglichkeiten zu vermeiden, scheint dann aber – gerade wenn man von einer Verhältnismäßigkeit der Mittel ausgeht – nur schwer begründbar zu sein: Eine geistige oder körperliche Schädigung des Kindes als solche, ist noch kein rechtfertigender Grund dafür, lebenserhaltende Maßnahmen nicht zu ergreifen oder abzubrechen und das Kind damit sterben zu lassen. Aufgrund von äußeren Lebensqualitätsurteilen über Leben- und Nicht-leben-dürfen zu befinden, erweist sich vielmehr als höchst problematisch und anfällig für subjektive Wertsetzungen derjenigen, die die Entscheidung zu treffen haben.

(b) Allerdings ist dies nicht alles, was sich im Blick auf Verhältnismäßigkeit und Unverhältnismäßigkeit des Handelns sagen lässt. Vielmehr muss ein zweiter Orientierungspunkt hinzugefügt werden. Zu bedenken ist nämlich auch, dass das Ziel medizinischen und ärztlichen Handelns heute – angesichts der hochtechnischen Behandlungsmöglichkeiten im Rahmen der Intensivmedizin – nicht mehr ungebrochen – wie in der Tradition der Medizin – einfach mit „Lebenserhaltung" angegeben werden kann. Sonst müsste man auch bei vollständigem und irreversiblem Hirntod alles unternehmen, um den Organismus am Funktionieren zu halten. Es scheint vielmehr notwendig zu sein, zu unterscheiden zwischen dem *biologischen Leben* einerseits und dem *Lebensvollzug* andererseits, dem Aspekt also, dass jemand sein Leben lebt und vollzieht bzw. die Fähigkeit hat, sein Leben zu leben und zu vollziehen. Diese Bestimmung ist unabhängig von Lebensqualitätsurteilen, setzt aber dennoch Bewusstheit voraus. Das Ziel der Medizin müsste dann darin bestehen, einem Patienten *im Rahmen dessen, was möglich ist, optimale Bedingungen für seinen Lebensvollzug zu schaffen und zu erhalten.* Im Blick auf dieses Ziel müssen die Mittel verhältnismäßig sein, keinesfalls dürfen sie kontraproduktiv werden. Medizinische Maßnahmen wären demnach dann verhältnismäßig, wenn sie – insgesamt gesehen – Lebensvollzugsmöglichkeiten erhalten bzw. erweitern, sie wären unverhältnismäßig, wenn sie diese letztlich untergraben bzw. ohne Aussicht auf Erfolg sind. Im Blick auf den Bereich der Neonatologie würde das mindestens folgende drei Konsequenzen beinhalten:

1. Kinder, die aufgrund einer schweren gesundheitlichen Schädigung mit großer Sicherheit sterben werden, bevor sie überhaupt einen eigentlichen Lebensvollzug entwickeln können, müssen nicht mit allen verfügbaren Mitteln behandelt werden. Im Gegenteil: Belastende und schmerzhafte Behandlungen und Eingriffe – etwa Wiederbelebungsversuche trotz infauster Prognose – müssten in diesem Fall als unverhältnismäßig gelten. Andererseits sollten solche Eingriffe erfolgen, die unnötige Schmerzen und Qualen vermeiden können.
2. Dasselbe ließe sich auch im Blick auf solche Kinder sagen, die mit Sicherheit nie zu einem eigentlichen Lebensvollzug finden werden, weil sie nie ein *Bewusstsein* entwickeln können. Dabei ist auch zu bedenken, dass für die Entwicklung von Bewusstsein ein Mindestmaß an *Kommunikationsfähigkeit* Voraussetzung ist. Intensivmedizinische Maßnahmen müssen in solchen Fällen nicht ergriffen werden oder können – wenn die Entwicklung in der Behandlungsphase in diese Richtung führt – auch abgebrochen werden.
3. Schließlich ließe sich auch sagen, dass weitere Maßnahmen und Eingriffe dann unterbleiben oder auch abgebrochen werden können, wenn das *hohes Risiko* gegeben ist, dass solche Behinderungen entstehen oder hervorgerufen werden, die einen Lebensvollzug unmöglich machen. Dies gilt umso mehr, je geringer die mit diesen Maßnahmen verbundenen Überlebenschancen sind.

In diesem Zusammenhang ist auch zu unterstreichen, dass die Verhältnismäßigkeit oder Unverhältnismäßigkeit von lebenserhaltenden Maßnahmen nicht von vornherein unveränderlich feststeht, sondern sich im Lauf der Behandlung selbst Veränderungen in der Einschätzung ergeben können. Die Frage der Verhältnismäßigkeit ist im Verlauf der Behandlung immer wieder zu überprüfen. Eine Behandlung, die zunächst sinnvoll erscheint, kann im Prozess der Behandlung unverhältnismäßig werden.

(c) Soweit diese beiden Orientierungspunkte, die die Aussagen der „Einbecker Empfehlung" so rekonstruieren, dass die Einwände der Widersprüchlichkeit und intellektuellen Unredlichkeit, die beispielsweise Dieter Birnbacher gegen diese Empfehlung geltend macht, als unzutreffend zurückgewiesen werden können (Birnbacher 1993: 47). Birnbacher sieht den Widerspruch darin, dass die Einbecker Empfehlung einerseits „die grundsätzliche Unverfügbarkeit menschlichen

Lebens in jeder Entwicklungs- und Altersstufe" herausstellt, andererseits aber dennoch Grenzsituationen annimmt, die „dazu führen, daß dem Bemühen um Leidensvermeidung und Leidensminderung im wohlverstandenen Interesse des Patienten ein höherer Stellenwert eingeräumt werden muß als dem Bemühen um Lebenserhaltung oder Lebensverlängerung" (Einbecker Empfehlung 1992: 103). Vom Prinzip der Verhältnismäßigkeit im erläuterten Sinne her lässt sich jedoch ein klares Kriterium angeben, nach dem sich – trotz der Annahme, dass das menschliche Leben ein fundamentales Gut darstellt – Situationen bestimmen lassen, in denen der Behandlungsverzicht ethisch begründet und verantwortbar ist. Übrigens nennt die Einbecker Empfehlung selbst das dargestellte Kriterium der Verhältnismäßigkeit bzw. der Nicht-Kontraproduktivität, wenn es in Nr. VI heißt:

> Es entspricht dem ethischen Auftrag des Arztes zu prüfen, ob die Belastung durch gegenwärtig zur Verfügung stehende Behandlungsmöglichkeiten die zu erwartende Hilfe übersteigt und dadurch der Behandlungsversuch ins Gegenteil verkehrt wird. (Einbecker Empfehlung 1992: 104)

Darüber hinaus soll noch kurz eine weitere Frage angesprochen werden: Wenn es in den genannten Fällen ethisch gerechtfertigt sein kann, Behandlungsmaßnahmen zu unterlassen oder abzubrechen, ist es dann nicht – wie dies etwa in Frankreich gehandhabt wird – auch gerechtfertigt, das Kind *aktiv* zu töten, wenn die Eltern es wünschen? Kann der Unterschied zwischen bewusstem und gewolltem Sterbenlassen und aktivem Töten wirklich eine so unterschiedliche ethische Beurteilung begründen? Grundsätzlich ist es sicher richtig, dass der Handlungsmodus allein nicht das ethisch entscheidende Kriterium sein kann, vor allem dann, wenn den Übeln überhaupt kein mögliches Gut mehr entgegensteht. Andererseits würde die Straffreiheit der aktiven Tötung von Neugeborenen – vermutlich in höherem Maß als bei der Sterbehilfe am Ende des Lebens, wo man oft von einer Willensäußerung des Betreffenden ausgehen kann – die Gefahr mit sich bringen, dass das Leben eines Kindes auch dann beendet wird, wenn keine infauste Prognose gegeben ist, wenn durchaus Lebensvollzug möglich ist und somit allein nach äußeren Lebensqualitätsurteilen entschieden wird.

7 Das Prinzip der Verhältnismäßigkeit in der Praxis – Anwendung auf zwei Fälle

Wie lassen sich nun die bisher lediglich abstrakt formulierten Kriterien der Verhältnismäßigkeit und Unverhältnismäßigkeit für den Bereich der Neonatologie konkretisieren? Reinhard Merkel hat in seinen rechtsphilosophischen Ausführungen zu ärztlichen Entscheidungen über Leben und Tod in der Perinatalmedizin verschiedene Fälle genannt (Merkel 1995: 49f), auf die zur Veranschaulichung des Verhältnismäßigkeitsprinzips kurz eingegangen werden soll.

Im ersten Fall geht es um ein Kind, das im April 1982 in Bloomington (Indiana) mit Trisomie 21 und missgebildeter, in die Lunge führender Speiseröhre geboren wird. Die Eltern verweigern nach eingehender ärztlicher Beratung ihre Einwilligung in die zur Lebensrettung notwendige Operation und in die Prozeduren einer künstlichen Ernährung. Die Klinikverwaltung beantragt beim Vormundschaftsgericht, die elterliche Einwilligung zu ersetzen. Der Antrag wird abgelehnt, die dagegen gerichtete Beschwerde beim Obersten Gerichtshof von Indiana verworfen. Das Kind erhält lediglich eine Basisversorgung mit Flüssigkeit, Wärme und sedierenden Mitteln, wird aber nicht ernährt, da dies auf natürlichem Weg nicht möglich und auf intravenösem nicht erwünscht ist. Es stirbt sechs Tage nach der Geburt.

Im zweiten Fall geht es um ein Kind mit einer genetischen Hauptkrankheit (Epidermolysis Bulosa Dystrophica). Diese Krankheit besteht in einer fortschreitenden Ablösung der Haut vom Körper. Dabei treten Blutungen und ständig neue Blasenbildungen auf, die bei jeder Berührung des Kindes erheblich verstärkt werden. Infektionen und Schleimhautablösungen im Mund machen eine natürliche Ernährung unmöglich, die intravenöse Ernährung verursacht wegen der Folgen jeder Berührung des Kindes große Schwierigkeiten. Mehrmals täglich müssen die durchnässten Verbände gewechselt werden und muss das Kind in bestimmten medizinischen Lösungen gebadet werden, was regelmäßig mit einer Verschärfung des Grundproblems verbunden ist. Wegen des ständigen Blutverlusts sind zahlreiche Transfusionen notwendig. Nachdem die Krankheit einen großen Teil der Körperoberfläche erfasst hat, treten Infektionen auf, die mit Antibiotika bekämpft werden. Trotzdem stellen sich fortschreitende Vergiftungserscheinungen ein, begleitet vom Ausfall verschiedener Organfunktionen, vor allem der Nieren. Am 15. Tag nach der Geburt stirbt das Kind unter offensichtlichen Qualen.

Merkel selbst kommt nach seinen eingehenden rechtsphilosophischen Überlegungen (dazu auch Merkel 2001) zu dem Ergebnis, dass man das erste Kind keinesfalls hätte sterben und das zweite Kind keinesfalls so lange hätte leben lassen dürfen (Merkel 1995: 60). Diese Einschätzung lässt sich vom oben entwickelten Prinzip der Verhältnismäßigkeit durchaus bestätigen.

Im ersten Fall hätte durch die Operationen und die damit verbundene Zufügung von Übeln das Leben erhalten und der Lebensvollzug durchaus optimiert werden können. Das Kind hätte leben und in diesem Leben Gutes erfahren und verwirklichen können. Die dazu notwendigen Maßnahmen und Übel scheinen im

Blick darauf keineswegs unverhältnismäßig zu sein. Im zweiten Fall lässt sich die fehlende Überlebenschance bereits absehen. Die dennoch zur Lebenserhaltung ergriffenen Maßnahmen verbessern den Zustand nicht, sondern verschlechtern ihn. Das Baden in entsprechenden Lösungen wirkt – folgt man dem Bericht – sogar kontraproduktiv. Die Maßnahmen scheinen deshalb unverhältnismäßig zu sein. Zumindest wäre es nicht unverhältnismäßig, auf jede Behandlung zu verzichten und das Kind sterben zu lassen.

8 Schlussbetrachtung – Die Suche nach dem geringeren Übel und das Risiko des Irrtums

Die entwickelten Regeln stellen kein absolut trennscharfes Kriterium für alle Fälle dar. Selbst in Äußerungen des katholischen Lehramts gibt es Ansätze, die solche Fragen nicht einfach mit geschlossenen inhaltlichen Vorschriften oder dem platten Verweis auf die Heiligkeit des Lebens beantworten, sondern die ein offenes, formales Überprüfungskriterium angeben, das sich situationsbezogen anwenden lässt. Es wird vermutlich ein Leichtes sein, einzelne Fälle zu nennen, die sich mit diesen Regeln nicht lösen lassen oder genau zwischen die genannten „Leitplanken" fallen. Mit dem Prinzip der Verhältnismäßigkeit der Mittel könnte jedoch eine Orientierung, gewissermaßen eine Art „Leuchtturm" gegeben sein, in welche Richtung Abwägungen in solchen Konfliktfällen laufen sollten.

Auch könnte der Einwand naheliegen, dass Prognosen, wie sie in der konkreten Abwägung vorausgesetzt werden, immer schwierig und unsicher sind. Andererseits scheint es in der Entscheidungsfindung keine wirklich tragfähige Alternative zum Ansatz bei der Verhältnismäßigkeit der Mittel zu geben. Wir müssen damit leben, dass ethische Entscheidungen fast immer in der tastenden Suche nach dem geringeren Übel bestehen und fast immer das Risiko enthalten, dass man sich irrt, gerade auch angesichts des oft herrschenden Zeitdrucks, unter dem entschieden werden muss. Allerdings bedeutet das auch, dass dann – wenn ein solcher Irrtum vorliegt – jedenfalls aus ethischer Sicht zwar von *Tragik*, nicht aber von *Schuld* gesprochen werden kann.

Literatur:

Auer, A. (1989): Artikel „Behandlungsabbruch/Behandlungsverzicht, 2. Ethik". In: Lexikon Medizin – Ethik – Recht. Freiburg/Basel/Wien: Herder-Verlag, 179f.
Birnbacher, D. (1993): Welche Ethik ist als Bioethik tauglich?. In: J. S. Ach/A. Gaidt (Hrsg.): Herausforderungen der Bioethik. Stuttgart-Bad Cannstatt: Verlag Frommann-Holzboog, S. 45-67.

Einbecker Empfehlung, Revidierte Fassung (1992): Grenzen ärztlicher Behandlungspflicht bei schwerstgeschädigten Neugeborenen. In: Ethik in der Medizin, 4, 103-104.

Johannes Paul II. (1995): Enzyklika „Evangelium vitae". In: Sekretariat der Deutschen Bischofskonferenz (Hrsg.): Verlautbarungen des Apostolischen Stuhls, Nr. 120.

Kongregation für die Glaubenslehre (1980): Erklärung zur Euthanasie. In: (Sekretariat der Deutschen Bischofskonferenz (Hrsg.): Verlautbarungen des Apostolischen Stuhls, Nr. 20.

Ernst, S. (2007): Verhältnismäßige und unverhältnismäßige Mittel. Eine bedenkenswerte Unterscheidung in der lehramtlichen Bewertung der Sterbehilfe. In: Münchener Thologische Zeitschrift, 58, 43-57.

Everschor, M. (2001): Probleme der Neugeboreneneuthanasie und der Behandlungsgrenzen bei schwerstgeschädigten Kindern und ultrakleinen Frühgeborenen aus rechtlicher und ethischer Sicht. Frankfurt am Main u.a.: Peter Lang Verlag.

Gründel, J. (1987): Grenzen der ärztlichen Behandlungspflicht bei schwerstgeschädigten Neugeborenen aus theologisch-ethischer Sicht. In: D. Hiersche/G. Hirsch/T. Graf-Baumann: Grenzen ärztlicher Behandlungspflicht bei schwerstgeschädigten Neugeborenen. Berlin/Heidelberg/New York: Springer-Verlag, S. 73-80.

Korff, W. (2006): Artikel „Güter- und Übelabwägung". In: Lexikon für Theologie und Kirche, 3. Auflage, Band. 4. Freiburg/Basel/Wien: Herder-Verlag, Sp. 1118-1119.

Kuhse, H./Singer, P. (1993): Muss dieses Kind am Leben bleiben? Das Problem schwerstgeschädigter Neugeborener. Erlangen: Harald Fischer Verlag.

Medizin-ethischer Arbeitskreis Neonatologie des Universitätsspitals Zürich (Hrsg.) (2002): An der Schwelle zum eigenen Leben. Lebensentscheide am Lebensanfang bei früh geborenen, kranken und behinderten Kindern in der Neonatologie. Bern/Berlin u.a.: Peter Lang Verlag.

Merkel, R. (1995): Ärztliche Entscheidungen über Leben und Tod in der Perinatalmedizin. Ethische und rechtliche Probleme. In: Aufklärung und Kritik, Sonderheft 1, 49-60.

Merkel, R. (2001): Früheuthanasie. Rechtsethische und strafrechtliche Grundlagen ärztlicher Entscheidungen über Leben und Tod in der Neonatologie. Baden-Baden: Nomos Verlagsgesellschaft.

Moosecker, J. (2003): Ethischer Brennpunkt: Entscheidungen zu Beginn des Lebens. In: Zeitschrift für Heilpädagogik, 54, 67-72.

Rinnhofer, H. (Hrsg.) (1997): Hoffnung für eine Handvoll Leben. Eltern von Frühgeborenen berichten. Erlangen: Harald Fischer Verlag.

Schockenhoff, E. (2009): Ethik des Lebens. Grundlagen und neue Herausforderungen. Freiburg/Basel/Wien: Herder.

Schöllgen, W. (1955): Aktuelle Moralprobleme. Düsseldorf: Patmos-Verlag.

Singer, P. (1998): Leben und Tod. Der Zusammenbruch der traditionellen Ethik. Erlangen: Harald Fischer Verlag.

Utz, A.-F./Groner, J.-F. (Hrsg.) (1961): Soziale Summe Pius XII., Band 3. Freiburg (Schweiz): Paulusverlag.

Zimmermann, M. (1997): Geburtshilfe als Sterbehilfe? Zur Behandlungsentscheidung bei schwerstgeschädigten Neugeborenen und Frühgeborenen. Medizinisch-empirische, juristische, sozialpsychologische und philosophische Grundlagen, ethische Beurteilung und Folgerungen, unter besonderer Berücksichtigung der Infantizidthesen von Peter Singer und Helga Kuhse. Frankfurt/Berlin u.a.: Peter Lang Verlag.

Aktuelle Ernährungstrends in der westlichen Gesellschaft – Zwischen Wissenschaft und Volksglaube

Anna Flögel

Chronische Erkrankungen, wie Herzinfarkt, Schlaganfall und Diabetes, führen die Mortalitätsstatistiken in der entwickelten Welt an, gleichzeitig ist die Prävalenz von Übergewicht, charakterisiert duch einen Body-Mass-Index (BMI) ≥ 25 kg/m2, und Adipositas (BMI ≥ 30 kg/m2) in den letzten Jahrzehnten drastisch angestiegen. Epidemiologen konnten einen eindeutigen Zusammenhang zwischen ungünstiger Ernährung, starkem Übergewicht und den so genannten „Wohlstandskrankheiten" nachweisen. Mit steigender Prävalenz von Übergewicht und Adipositas in der westlichen Bevölkerung hat auch die Nachfrage der Verbraucher für sichere und effektive Reduktionsdiäten zugenommen. Die Ernährungswissenschaft basiert auf der Kernfrage, wie man sich gesund ernähren sollte und die Forscher produzieren das nötige Wissen; aktuelle Ernährungstrends in der Gesellschaft hingegen sind oftmals sprunghaft und kurzlebig und werden stark in den Medien präsentiert. In immer kürzeren Abständen berichten Magazine von neuen Diäten. Wie kommt es zu Ernährungsempfehlungen und Trends? Welche Wissenschaftlichen Grundlagen verbergen sich dahinter und wie sollte der Verbraucher diese kritisch bewerten?

1 Übergewicht und Diättrends in der westlichen Welt

Die Prävalenzen von Übergewicht und Adipositas haben in der westlichen Welt rapide zugenommen. In den USA hat sich die Zahl Übergewichtiger in den letzten drei Jahrzehnten mehr als verdoppelt; in Europa verdreifacht (WHO 2005). Nach aktuellen Schätzungen der WHO werden bis 2010 ca. 150 Mio. Erwachsene und 15 Mio. Kinder und Jugendliche in der Europäischen Region der WHO adipös sein. Betrachtet man die unterschiedlichen Länder Europas, so war in der Vergangenheit ein eindeutiges Nord-Süd, sowie ein Ost-West Gefälle der „Adipositas Epidemie" festzustellen (Boeing 2003: 151-155). Dieser Gradient scheint durch regional und kulturell bedingte unterschiedliche Lebensstile wie z.B. der mediterranen Ernährungsweise verursacht zu sein. Innerhalb der Länder zeigen sozio-ökonomisch benachteiligte Gruppen eine höhere Prävalenz von Übergewicht und Adipositas.

Auch die Deutschen werden immer „dicker". Aus dem Abschlussbericht der Nationalen Verzehrsstudie II (MRI 2008: 71-83), eine 2006 durchgeführte bevölkerungsrepräsentative Umfrage zu Lebensmittelverzehr und Ernährungsverhalten in Deutschland, geht hervor, dass 66% der deutschen Männer und 51% der Frauen übergewichtig sind; jeder fünfte deutsche Erwachsene ist adipös. Bei den Jugendlichen wurden insgesamt 18% der Jungen und 16% der Mädchen zwischen 14 und 17 Jahren als übergewichtig oder adipös klassifiziert.

Zeitgleich mit den steigenden Prävalenzen von Übergewicht und Adipositas, stieg auch die Zahl der Diättrends zur Gewichtsreduktion. In den USA wird geschätzt, dass ca. 45% aller Frauen und 30% aller Männer aktuell ihr Gewicht reduzieren möchten (Malik 2007: 34-41). Diese Zahlen sind in Deutschland bisher noch nicht erreicht worden. 2006 berichteten 12% der Deutschen, dass sie derzeit eine Diät hielten, dabei überwiegen die Frauen (MRI 2008: 94-98). In der Altersgruppe der 14- bis 34-Jährigen sind es sogar doppelt so viele Frauen wie Männer. Der Hauptgrund für eine Diät war der Wunsch zur Gewichtsabnahme, gefolgt von Erkrankungen wie Diabetes mellitus und Fettstoffwechselstörungen. Die Gewichtsabnahme ist als Diätgrund bei jungen Frauen am stärksten vertreten und nimmt kontinuierlich mit dem Alter ab; die Entwicklung des Körpergewichts hingegen zeigt sich gegenläufig, d.h. es nimmt mit steigendem Alter zu. Männer, die eine Reduktionsdiät halten, bekommen diese häufiger vom Arzt verordnet als Frauen.

Fakt ist, dass Übergewicht und Adipositas in der westlichen Welt immer stärker zunehmen und parallel die Zahl der Ernährungstrends. Doch woher kommen diese Trends und wie kann man sie als Verbraucher richtig einschätzen?

2 Die Ernährungsepidemiologie und der Evidenzlevel von Studien

In den Medien wird fast täglich über neue ernährungswissenschaftliche Erkenntnisse berichtet. Schlagzeilen wie „Essen Sie keine Kohlenhydrate mehr am Abend" oder „Kein Fett und Zucker!" begegnen dem Verbraucher ständig. Hinter diesen Schlagzeilen verbirgt sich ein kompletter Wissenschaftszweig: die Ernährungsepidemiologie. Die Epidemiologie im Allgemeinen beschäftigt sich mit der Untersuchung der Verteilung und der Determinanten der Krankheitshäufigkeit beim Menschen (Lilienfeld 1980: 3-6). Sie analysiert Faktoren, welche Einfluss auf Gesundheit und Krankheit von Populationen nehmen. Dabei ist die Epidemiologie eine sehr interdisziplinäre Wissenschaft und wendet systematisch statistische und biometrische Methoden an, um demographische, sozialpsychologische, naturwissenschaftliche und klinische Sachverhalte in Zusammenhang zu bringen. Folglich versteht man unter der Ernährungsepidemiologie im Speziellen die Wissenschaft, die nach der bestmöglichen Evidenz für das Verständnis der Rolle der Ernährung als Krankheitsursache und als Mittel zur Prävention von Erkrankungen sucht (Margetts/Nelson 1991: 1-5). Die Ernährungsempfehlungen basieren auf epidemiologischen und klinischen Studien. Dennoch sollte der Verbraucher beim Einschätzen einzelner Empfehlungen beachten, dass je nach Studientyp ein unterschiedlicher Grad an Beweiskraft vorliegt. Dazu hat das Scottish Intercollegiate Guidelines Network Richtlinien zum Einschätzen der Evidenz von Studien herausgebracht (SIGN 1999) (siehe Tab. 1).

Klasse	Form der Ergebnisgewinnung
1++	Hochwertige Metaanalysen, systematische Übersichtsarbeit zu randomisierten kontrollierten Interventionsstudien (RCTs) oder RCTs mit sehr geringem Risiko von Verzerrungen
1+	Gut durchgeführte Metaanalysen, systematische Übersichtsarbeit zu RCTs oder RCTs mit geringem Risiko von Verzerrungen
1-	Metaanalysen, systematische Übersichtsarbeit zu RCTs oder RCTs mit hohem Risiko von Verzerrungen
2++	Hochwertige systematische Übersichtsarbeit zu Fall-Kontroll- oder Kohortenstudien; Hochwertige Fall-Kontroll- oder Kohortenstudien mit sehr geringem Risiko von Störfaktoren, Verzerrungen oder Zufall und hoher Wahrscheinlichkeit einer Kausalität
2+	Gut durchgeführte Fall-Kontroll- oder Kohortenstudien mit geringem Risiko von Störfaktoren, Verzerrungen oder Zufall und mittlerer Wahrscheinlichkeit für Kausalität
2-	Fall-Kontroll- oder Kohortenstudien mit hohem Risiko von Störfaktoren, Verzerrungen oder Zufall und signifikantem Risiko, dass keine Kausalität besteht
3	Nicht-analytische Studien, z.B. Fallberichte, Fallserien
4	Expertenmeinung

Tabelle 1: Zuordnung der Evidenzstärke der einzelnen wissenschaftlichen Methoden zu den Evidenzklassen, nach dem Scottish Intercollegiate Guidelines Network (SIGN 1999).

Ein Experteninterview und ein klinischer Fallbericht eines einzelnen Patienten liefern demnach einen geringen Level an Evidenz. Kohortenstudien sind Beobachtungsstudien, bei denen eine frei lebende Population auf bestimmte Faktoren in regelmäßigen Abständen untersucht wird und deren Gesundheitszustand festgehalten wird. Fall-Kontroll-Studien sind retrospektiv ausgerichtet und kranke Personen werden zu Faktoren befragt, die in der Vergangenheit eine Rolle in der Entstehung ihrer Erkrankung gespielt haben könnten und die in einer gesunden Kontrollgruppe möglicherweise nicht vorlagen. Bei diesen beiden Studientypen ist, auch wenn sie methodisch einwandfrei durchgeführt wurden und viele Probanden beinhalten, nur eine Beweiskraft des Level zwei möglich, da die Umstände der Teilnehmer nicht kontrolliert werden können, sondern diese „frei leben". Ergo ergibt sich eine sehr heterogene Studienpopulation, in der, neben dem zu Untersuchenden, viele weitere Faktoren berücksichtigt werden müssen. Dennoch liefern Beobachtungsstudien einen bedeutenden wissenschaftlichen Beitrag, indem sie Zusammenhänge von einzelnen Faktoren mit Gesundheit und Krankheit zu erkennen geben. Der Fortschritt in der Biometrie, z.B. durch die Entwicklung der multiplen Regressionsanalyse, bei der der Einfluss von mehreren Kovariablen gleichzeitig erfasst wird, ermöglicht es zudem, geeignete statistische Modelle aufzustellen, um viele Störfaktoren (z.B. Alter, Geschlecht, Rauchen und körperliche Aktivität) zu berücksichtigen und sehr präzise Aussagen treffen zu können.

Die beweiskräftigste Form einer Studie des Evidenzlevels eins, stellt die randomisierte kontrollierte Interventionsstudie, in Englisch „randomized controlled trial" (kurz RCT), dar. Bei dem RCT handelt es sich um eine experimentelle Studie, in der gezielt und unter kontrollierten Bedingungen („controlled") eine Intervention vorgenommen wird. Dabei werden die Studienteilnehmer zufällig („randomized") der Interventions- und Kontrollgruppe zugeordnet. Das klassische Beispiel für einen RCT stellt eine klinische Medikamentenstudie dar, in der die Interventionsgruppe das Medikament erhält, und die Kontrollgruppe das Placebo. Im günstigsten Fall läuft ein RCT doppelblind ab, d.h. sowohl die untersuchenden Ärzte als auch die Teilnehmer selbst wissen nicht, zu welcher Gruppe sie gehören. In der Ernährungsepidemiologie gestaltet sich ein doppelblinder RCT allerdings oftmals als schwierig. Nimmt man an, man möchte den Einfluss des gesteigerten Verzehrs von Äpfeln auf die Gesundheit untersuchen, so steht man als Studienleiter eines doppelblinden RCTs vor der Herausforderung, den Probanden vorzuenthalten, ob sie in der Gruppe sind, die Äpfel isst oder nicht. Die Verblindung ist in diesem Beispiel nicht möglich. Des Weiteren kann man nicht sicher sein, ob die Teilnehmer in der Interventionsgruppe wirklich die vorgeschriebenen Äpfel verzehren, die in der Kontrollgruppe aber keine Äpfel zu sich nehmen. Außerdem ist es ethisch nicht korrekt, den Teilnehmern in der Kontrollgruppe Äpfel vorzuenthalten, zumal der Verzicht auf Äpfel einen gesundheitlichen Nachteil für den Einzelnen bedeuten kann. In einer Beobachtungsstudie könnte man einfach die Studienteilnehmer zu ihrem üblichen Apfelkonsum befragen und sie danach in Verzehrskategorien einteilen (z.B. < 1 Apfel pro Woche; 1-3 Äpfel pro Woche; 4-7 Äpfel pro Woche; > 1 Apfel pro Tag). In der Ernährungsepidemiologie sind Beobachtungsstudien daher sehr verbreitet.

Durch die Vielzahl der Studien, die Vielfalt in ihrer Methodik und deren heterogene Ergebnisse haben sich systematische Übersichtsarbeiten entwickelt. Sie evaluieren sämtliche Studien zu einer Fragestellung. Folglich beginnen sie mit umfangreicher systematischer Literaturrecherche und Qualitätsbeurteilung der einzelnen Studien. Bei guter Datenlage führen sie zu einer Metaanalyse, in der statistisch der gewichtete Durchschnitt aller relevanten Studienergebnisse ermittelt wird. Systematische Übersichtsarbeiten und Metaanalysen zählen zu den Methoden mit dem höchsten Evidenzlevel.

Zusammenfassend ist festzuhalten, dass es eine „Schwemme" an Ernährungsempfehlungen gibt, die wiederum auf einer Vielzahl von epidemiologischen und klinischen Studientypen basieren. Um als Verbraucher die aktuellen Ernährungstrends realistisch einschätzen zu können, sollte man daher stets zuerst die Aussagekraft der Studien hinterfragen, auf denen diese basieren. Dies gestaltet sich jedoch oftmals schwierig, da direkte Referenzen in vielen populären Magazinen nicht angegeben werden. Wenn möglich, sollte man ebenfalls einen Blick auf den Geldgeber der Studie werfen. Gerade im Bereich der Ernährung werden viele Studien von Interessengruppen, z.B. der Lebensmittel- und Nahrungsergänzungsmittelindustrie gesponsert.

3 Aktuelle Ernährungsempfehlungen der Deutschen Gesellschaft für Ernährung

Um als Verbraucher Fragen zu einer ausgewogenen Ernährung zu klären, kann man sich bei der Deutschen Gesellschaft für Ernährung (DGE) informieren. Bereits seit 1953 beschäftigt sich die DGE als gemeinnütziger eingetragener Verein damit, ernährungswissenschaftliche Kenntnisse an die deutsche Bevölkerung zu vermitteln und die öffentliche Gesundheit durch wissenschaftlich fundierte Ernährungsaufklärung zu fördern. Sie nimmt Stellung zu aktuellen Ernährungstrends und hat das Ziel, evidenzbasierte fortlaufende Empfehlungen für die Nährstoffzufuhr zu liefern. Sie wird dabei zu 70% aus öffentlichen Mitteln finanziert. Die Vorgaben der DGE bilden die Grundlage für Informationsbroschüren, sowie Richtlinien und Leitlinien zur Ausbildung von Ernährungsberatern und Diätassistenten in Deutschland.

Die DGE hat zehn Regeln zu einer vollwertigen Ernährung herausgebracht (DGE 2009), die die Gesundheit der Deutschen sichern sowie die Leistung und das Wohlbefinden des Einzelnen fördern sollen. Um die Nährstoffaufnahme zu optimieren, stehen dabei nicht nur ernährungsphysiologische Aspekte im Vordergrund, sondern auch kulturelle und soziale Gewohnheiten der Bevölkerung (siehe Tab. 2).

1. Abwechslungsreiche Kost
2. Reichlicher Verzehr von Getreideprodukten (am besten aus Vollkorn) und Kartoffeln
3. Fünf Portionen am Tag an Gemüse und Obst
4. Täglicher Verzehr von Milch und Milchprodukten, ein- bis zweimal pro Woche Fisch; Fleisch und Wurstwaren, sowie Eier in Maßen
5. Reduktion der Fettaufnahme
6. Reduktion der Zuckeraufnahme (z.B. durch Süßwaren) und sparender Umgang mit Salz
7. Reichlich Wasser trinken
8. Schmackhafte und schonende Zubereitung von Speisen
9. Genuss der Mahlzeiten
10. Körperliche Bewegung und ausgewogene Ernährung zum Gewichtsabbau

Tabelle 2: Die zehn Regeln der Deutschen Gesellschaft für Ernährung (DGE 2009).

Besonders betont wird nach DGE Empfehlung eine abwechslungsreiche Ernährung, wobei Obst und Gemüse im Mittelpunkt des Speiseplans stehen sollten und möglichst drei Portionen Gemüse und zwei Portionen Obst, insgesamt 650 g am Tag, empfohlen werden. Obst und Gemüse sind vitamin-, mineralstoff- und ballaststoffreich sowie kalorienarm. Der tägliche Verzehr von Milch und Milchprodukten ist wichtig für die Versorgung mit Mineralstoffen wie Calcium und Iod, sowie den fettlöslichen Vitaminen (A, D, E). Fisch liefert Omega-3 Fettsäuren, die vor Herz-Kreislauf-Erkrankungen schützen; Fleisch ist ein wichtiger Lieferant für Eisen und andere Mineralstoffe sowie die B-Vitamine. Allerdings sollte rotes Fleisch in Maßen verzehrt werden, da es unter anderem besonders viele gesättigte Fettsäuren enthält und in epidemiologischen Studien in Zusammenhang mit chronischen Erkrankungen wie Herzinfarkt und Schlaganfall gebracht worden ist. Die Aufnahme von Fett (inklusive so genannter „versteckter Fette") sollte auf 60-80 g pro Tag reduziert werden, weil Fett besonders energiereich ist; dabei sollten pflanzliche Fette und Öle, sowie Fett aus Seefisch bevorzugt verzehrt werden. Zucker und Salz sollten in Maßen verbraucht werden. Einfache Zucker lassen den Insulinspiegel in kurzer Zeit ansteigen. Insulin fördert unter anderem die Fetteinspeicherung. Eine Kombination aus fett- und zuckerhaltiger Nahrung begünstigt daher Übergewicht und Adipositas. Zu hoher Salzverzehr wurde mit Bluthochdruck in Verbindung gebracht. Der Verzehr von ausreichend Wasser ist lebensnotwendig und wird mit mindestens 1,5 Liter pro Tag empfohlen. Kalorienhaltige und alkoholische Getränke sollten in geringen Mengen getrunken werden. Neben ernährungsphysiologischen Empfehlungen steht der Genuss im Vordergrund. Man soll sich Zeit für die Zubereitung der Speisen nehmen und bewusst Essen, dadurch werden das Sättigungsempfinden und eine ausgewogene Ernährung gefördert. Schließlich empfiehlt die DGE auf das Körpergewicht zu achten, die Alltagsbewegung zu steigern sowie regelmäßig Sport zu treiben.

Um das Körpergewicht zu reduzieren, empfiehlt die DGE eine Ernährungsumstellung, die die zehn Regeln widerspiegelt: bewusste fettarme Ernährung, verbunden mit gesteigerter Bewegung und Entspannung. Das DGE-Interventionsprogramm „Ich nehme ab", in dem es um eine langfristige Umstellung der Ernährung geht, wurde evaluiert und als wirksam befunden (Scholz 2005: 226-231). Probanden, die ein Jahr lang an dem „Ich nehme ab"-Programm teilnahmen, verzeichneten eine leichte aber signifikante Gewichtsreduktion von durchschnittlich 2 kg sowie ein verbessertes Ernährungsverhalten.

Die DGE-Empfehlungen basieren auf wissenschaftlichen Studien. Allerdings wird die DGE von mehreren Seiten kritisiert (Loose 1999). Zum einen wird ihre Aussagekraft bei einzelnen Empfehlungen in Frage gestellt, da möglicherweise ein evidenzbasiertes Ergebnis bisher nicht vorliegt. Zum anderen sitzen neben Medizinern und Ernährungswissenschaftlern auch Interessenvertreter aus Landwirtschaft und Industrie im Beirat und der Vorwurf, die DGE Ernährungspyramide spiegele die Landwirtschaftsproduktionsstatistiken Deutschlands wider, steht im Raum. Die Kritiken sollte man beachten, dennoch gehen die DGE Empfehlungen mit denen anderer internationaler Institutionen, z.B. der American Heart Association, einher.

4 Eine Auswahl westlicher Diättrends

Das Feld der Diäten ist weit. In immer kürzeren Abständen werden neue Trends herausgebracht und der Verbraucher steht vor der großen Herausforderung, die unterschiedlichen Ernährungstrends richtig einzuschätzen und sich ein objektives

Bild zu erstellen. Im nachfolgenden Abschnitt wird eine Auswahl von aktuellen Diättrends vorgestellt und diskutiert.

4.1 Die fettreduzierte Diät

Die wohl bekannteste Diätform, die sowohl von der DGE, als auch von anderen internationalen Institutionen, wie z.b. der „American Heart Association", propagiert wird, stellt die fettreduzierte Ernährung („Low Fat"-Diät) dar. Historisch basiert dieser Ernährungstrend auf der epidemiologischen Beobachtung, dass mit der Zunahme des Konsums von immer fetteren und energiedichteren Lebensmitteln in der westlichen Gesellschaft das gesteigerte Auftreten von Übergewicht und Adipositas einhergeht. In der fettreduzierten Diät wird der Fettanteil der Nahrung auf 18-40 % der Gesamtenergieaufnahme reduziert. Da Nahrungsfett mit 9 kcal/g die meiste Energie liefert (verglichen dazu besitzen Kohlenhydrate und Eiweiß jeweils 4 kcal/g an Energie), beruht das physiologische Prinzip der fettreduzierten Diät hauptsächlich auf der geringeren Energieaufnahme, die mit reduzierter Fettaufnahme verbunden ist.

In einer Metaanalyse von 28 Interventionsstudien, die den kurzfristigen Effekt von fettreduzierter Ernährung auf das Körpergewicht untersuchte, wurde herausgefunden, dass eine zehnprozentige Reduktion des Fettanteils in der Nahrung zu einer Gewichtsabnahme von 16 g pro Tag geführt hat (Bray 1998: 1157-1173). Extrapoliert man dieses Ergebnis auf lange Sicht, bedeutete dies eine Gewichtsreduktion um 5,8 kg pro Jahr. Dennoch bestätigen langfristige Studien zur fettreduzierten Ernährung diese Annahmen nicht. In einer systematischen Übersichtsarbeit fand Walter Willett, Professor an der Harvard School of Public Health und einer der berühmtesten Epidemiologen in den USA, heraus, dass die Reduktion des Fettanteils in der Ernährung bei Studien, die über ein Jahr andauerten, einen vernachlässigbaren Effekt auf die Gewichtsreduktion ausübte (Willett 2002: 59-68). Dieses Ergebnis kann man voreilig so interpretieren, dass die „Low Fat"-Diät langfristig physiologisch nicht wirksam ist. Es legt allerdings ein essentielles Problem offen: die so genannte Compliance der Teilnehmer. Die Compliance beschreibt, inwieweit sich die Probanden an eine vorgeschriebene Intervention, in diesem Fall die fettreduzierte Diät, halten. Sie ist bei kurzzeitigen Studien oftmals hoch, dennoch nimmt die Compliance bei langfristigen Interventionen stetig ab, besonders wenn diese mit einem großen Eingriff in den üblichen Lebensstil verbunden sind. Die fettreduzierte Ernährung beinhaltet den Verzicht auf eine Reihe von beliebten Lebensmitteln, wie z.B. fettes Fleisch oder Torten, und ist daher langfristig betrachtet, besonders in der westlichen Gesellschaft, schwierig umzusetzen.

In vielen Ländern wurde der „Low Fat"-Trend von der Industrie begrüßt und führte zu einer Fülle von Diätprodukten. Der Konsum von „Low Fat"-Produkten in den USA stieg zwischen den Jahren 1978 und 1991 von 19% auf 76% der Gesamtbevölkerung. Die Zahl der übergewichtigen Amerikaner allerdings stieg in derselben Zeitspanne von 25 auf 33% (Heini 1997: 259-264). Dieser beobachtete Effekt wird auch als „Amerikanisches Paradoxon" bezeichnet. Die Ernährungswissenschaftler erklären diesen widersprüchlichen Trend dadurch, dass die Amerikaner den verringerten Konsum von Fett in fettreduzierten Produkten durch eine gesteigerte Verzehrsmenge an Lebensmitteln kompensieren. Das bedeutet, dass zwar weniger Fett über die einzelnen Lebensmittel aufgenommen wird, aber absolut gesehen eine größere Gesamtmenge an Lebensmitteln verzehrt und dadurch insgesamt mehr Energie aufgenommen wird. Viele fettreduzierte Lebensmittel beinhalten zudem eine größere Menge an Zucker. Da Fett ein Geschmacksträger ist, soll auf diese Weise dem „Geschmacksverlust" entgegengewirkt werden. Der Verzehr von einfachen Zuckern bewirkt allerdings einen schnellen Anstieg des Insulinspiegels, verursacht eine gesteigerte Fetteinspeicherung und fördert dadurch die Entwicklung von Übergewicht. Ein weiterer Nachteil von „Low Fat"-Produkten ist der Verlust fettlöslicher Vitamine, die durch Verringerung des Fettanteils verloren gehen bzw. schlechter aufgenommen werden können. Die Vitamine A, D und E sind jedoch essentiell für die Gesundheit des Menschen.

Zusammengefasst besitzt der „Low Fat"-Trend eine große Bedeutung in der westlichen Gesellschaft, da die aktuellen Ernährungsempfehlungen vieler Institutionen auf diesem beruhen. Dennoch ist der Einsatz der fettarmen Ernährung als Reduktionsdiät nicht ohne weiteres an Erfolge geknüpft. Die „Low Fat"-Diät erfordert ein hohes Maß an Compliance der Population und einen kritischen Verbraucher, der die Diät-Produkte richtig einzuschätzen weiß.

4.2 Die „Low Carb"-Diät

Die Abnahme der körperlichen Aktivität im Alltag und der steigende Konsum von Fast Food hat Diätformen hervorgebracht, die trotz wenig Bewegung und Verzehr von fetthaltigen Nahrungsmitteln zu einer Körpergewichtsreduktion führen sollen. Der „Low Carb"-Trend (deutsch: „wenig Kohlenhydrate") umfasst verschiedene Diäten, die darauf basieren, dass durch Reduktion des Kohlenhydratanteils der Nahrung und der Steigerung des Anteils an Fett und Eiweißen, eine Gewichtsreduktion hervorgerufen wird. Die Diät basiert auf dem physiologischen Prinzip, dass durch Vermeidung der Aufnahme von Zuckern die Ausschüttung des Hormons Insulin reduziert wird, welches für die Fetteinspeicherung benötigt wird. Daher lagert sich weniger Fett ein. Zudem wird durch den Körper anstelle von Kohlenhydraten, welche unter normalen Umständen bevorzugt als Energielieferant genutzt werden, in der „Low Carb"-Diät aber mangeln, nun Fett als Energieträger verwendet. Die Fettreserven werden mobilisiert und abgebaut und es kommt zur Gewichtsabnahme.

Der „Low Carb"-Trend impliziert eine Reduktion der Kohlenhydrataufnahme von empfohlenen 50-60% auf bis zu unter 10% der täglichen Nährstoffaufnahme. Dafür wird die Aufnahme von Fett und Protein gesteigert (siehe Abb. 1). In der strengsten Form bedeutet dies den Verzicht auf alle Arten von Süßwaren, Getreideprodukten, Kartoffeln, Nudeln und Reis, Milch (enthält Milchzucker) und Obst. Um ausreichend mit Mikronährstoffen versorgt zu sein, geht mit der „Low Carb"-Diät daher zwangsweise die Einnahme von Vitamin- und Mineralstoffpräparaten einher. Der uneingeschränkte Verzehr von Fleisch und Eiern machte diesen Trend vor allem in den Vereinigten Staaten sehr beliebt. Dennoch ist diese Diät mit einem starken Eingriff in den Speiseplan verbunden. Am einfachen Beispiel einer Tasse Kaffee mit Milch und Zucker bedeutet die Alternative in der „Low Carb"-Diät eine Tasse Kaffee mit fetter Sahne und Süßstoff. Vorsicht ist bei dieser Diätform geboten, da bei Energieüberschuss Fette sogar leichter eingespeichert werden als Kohlenhydrate oder Proteine. Zudem sind die Speichermöglichkeiten des Körpers für Fette kaum begrenzt. Nimmt man also zu viele Kohlenhydrate zusammen mit der fettreichen Diät auf, erzeugt man den gegenteiligen Effekt und legt an Gewicht zu.

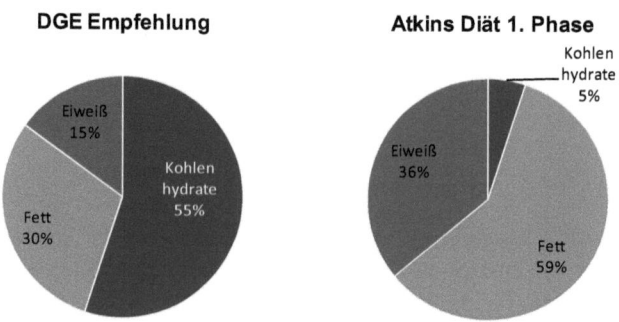

Abbildung 1: Makronährstoffzusammensetzung der Nahrung: Die Empfehlung der Deutschen Gesellschaft für Ernährung (DGE) verglichen mit dem „Low Carb"-Trend am Beispiel der „Atkins" Diät.

In den USA wurde der „Low Carb"-Trend in den siebziger Jahren von dem Kardiologen und Ernährungswissenschaftler Robert Atkins sehr stark propagiert, der im Eigenversuch seine Fettleibigkeit damit bekämpfte (Atkins 1974). Es sei am Rande erwähnt, dass Robert Atkins bei seinem Tod im April 2003 selbst wieder übergewichtig war und höchstwahrscheinlich an einem Herzinfarkt starb.

Aktuell wurde eine Metaanalyse in Großbritannien durchgeführt, welche 13 qualitativ hochwertige RCTs zum Vergleich der „Low Carb"-Diät mit der unter anderem von der DGE empfohlenen „Low Fat"-Diät beinhaltete und somit insgesamt mehr als 1200 Teilnehmer umfasste (Hession 2008: 36-50). Die Gewichtsreduktion in der „Low Carb"-Diät war nach sechs Monaten mit 4 kg signifikant höher, als die der „Low Fat"-Gruppe. Nach zwölf Monaten Diät war die Differenz jedoch wieder auf 1 kg gesunken. Ein weiterer heiß diskutierter Punkt ist die Auswirkung der „Low Carb"-Diät auf die Blutfettwerte, die eine wichtige Rolle in der Entstehung von Herz-Kreislauferkrankungen spielen. Bei Teilnehmern in der „Low Carb"-Gruppe stieg der Gesamtcholesterinspiegel, wobei sowohl das „gute" HDL- als auch das „schlechte" LDL-Cholesterin stiegen. Die Triglyceride im Blut hingegen konnten durch die „Low Carb"-Diät gesenkt werden.

In Schweden wurden in einer prospektiven Kohortenstudie mehr als 42000 Frauen über zwölf Jahre in Bezug auf Lebensstil und Gesundheit beobachtet (Lagiou 2007: 366-374). Diese Langzeitstudie zeigte, dass Teilnehmer die dem „Low Carb"-Trend folgten, eine erhöhte Gesamtmortalität aufwiesen und speziell häufiger an Herz-Kreislauf-Erkrankungen starben, verglichen mit Teilnehmern, die die bisher empfohlene Menge an Makronährstoffen zu sich nahmen. Obwohl Beobachtungsstudien einen geringeren Evidenzlevel als Interventionsstudien aufweisen, lassen die Studienergebnisse vermuten, dass die Langzeiteffekte des „Low Carb"-Trends negativ sind. Aus diesem Grund sieht sich die DGE nicht dazu veranlasst, die aktuellen Ernährungsempfehlungen, trotz der partiell positiven Auswirkungen der „Low Carb"-Diät auf Körpergewicht und Blutfettwerte, zu revidieren. Lediglich zur diätetischen Therapie von Diabetes mellitus sei der „Low Carb"-Trend laut DGE möglicherweise sinnvoll (DGE 2004).

Bis heute ist der Stand der Wissenschaft unzureichend, um eine klare Aussage zur nachhaltigen Wirksamkeit der „Low Carb"-Diät in Bezug auf Gewichtsreduktion und Gesundheit zu treffen. Es wurde gezeigt, dass diese Form der Diät kurzfristig zu Gewichtsabnahme führt. Eine schwedische Beobachtungsstudie legte offen, dass dieser einseitige Ernährungstrend die Sterblichkeit im Besonderen an Herz-Kreislauferkrankungen erhöht. Um eine Kausalität zwischen „Low Carb"-Diät und Gesundheit nachweisen zu können, müssten langfristige Interventionsstudien durchgeführt werden. Allerdings stehen die Wissenschaftler hier vor einem ethischen Konflikt: Ist man legitimiert, jemanden über lange Zeit auf eine Diät zu setzen, die möglicherweise einen Herzinfarkt verursacht?

4.3 Die mediterrane Diät

Das europäische Nord-Süd-Gefälle in der Prävalenz von Übergewicht und Adipositas sowie der Zahl der Herz-Kreislauf Erkrankungen ließ die Frage nach Unterschieden bezüglich Ernährung und Lebensstilfaktoren zwischen den einzelnen Ländern aufkommen. Besonders in den am Mittelmeer gelegenen Ländern, wie Griechenland, Spanien, Italien und Frankreich, lagen die Zahl der Übergewichtigen und die Sterblichkeit an kardiovaskulären Erkrankungen weit unter dem europäischen Durchschnitt. Wissenschaftler identifizierten ein für die Mittelmeerländer typisches Diätmuster, die so genannte mediterrane Diät, auch „Kreta-Diät" genannt (Buckland 2008: 582-593).

Die mediterrane Diät zeichnet sich im Besonderen durch einen hohen Konsum an pflanzlichen Produkten, wie Obst, Gemüse, Hülsenfrüchte, Nüsse und Vollkornprodukte, aus (Abb. 2). Dabei wird großer Wert auf saisonale und regionale Küche gelegt. Der größte Anteil des Fettes wird in Form von Olivenöl konsumiert, das besonders reichhaltig an den ungesättigten, kardioprotektiven Fettsäuren ist. In moderaten Mengen kann Alkohol zu sich genommen werden, besonders Rotwein. Des Weiteren gehören frischer Fisch und Meeresfrüchte sowie mäßige Mengen an Milchprodukten, Geflügel und Eiern auf den Speiseplan. Rotes und stark industriell verarbeitetes Fleisch soll nur selten und in geringen Mengen verzehrt werden. Physiologisch erklärt man die Wirksamkeit der mediterranen Diät auf die Gewichtsreduktion durch den hohen Anteil an pflanzlichen Nahrungsmitteln, die einen hohen Ballaststoffanteil besitzen und somit eine schnelle Sättigung hervorrufen. Die so genannte „Energiedichte" der mediterranen Diät ist gering, d.h. sie enthält viele Lebensmittel, die, wenn auch in größeren Mengen verzehrt, wenig Energie liefern und daher einer Gewichtszunahme entgegen wirken. Die Qualität des Nahrungsfetts in der mediterranen Diät ist zudem sehr hochwertig, da sie wenige gesättigte und viele ungesättigte Fettsäuren enthält und damit eine Reihe von Gesundheitsvorteilen mit sich bringt, etwa ein gesenktes Risiko für Herz-Kreislauf Erkrankungen. Außerdem ist die mediterrane Diät reich an so genannten Antioxidantien, denen eine protektive Rolle bei der Entstehung chronischer Erkrankungen zugeschrieben wird.

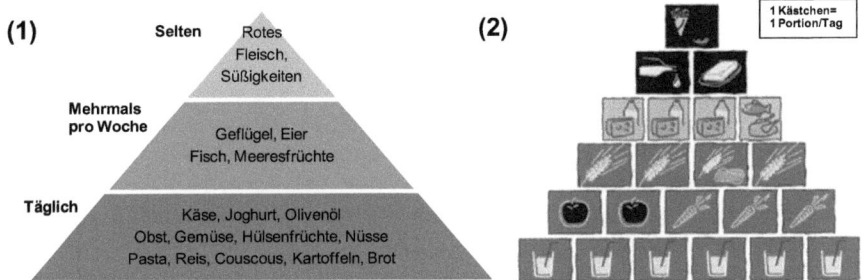

Abbildung 2: Ernährungspyramide der mediterranen Diät (1) verglichen mit der aid-Pyramide (2), angelehnt an die DGE Empfehlungen (aid, 2009).

Eine systematische Übersichtsarbeit untersuchte in insgesamt 21 Beobachtungs- und Interventionsstudien den Zusammenhang von mediterraner Diät und Gewicht (Buckland 2008: 582-593). In 13 von 21 Studien konnte durch das Befolgen einer mediterranen Diät die Wahrscheinlichkeit Übergewicht oder Adipositas zu entwickeln bei den Probanden verringert werden sowie ein positiver Einfluss auf Gewichtsreduktion bzw. eine erfolgreichere Gewichtsabnahme als in einer Kontrolldiät nachgewiesen werden. Acht Studien fanden keinen signifikanten Zusammenhang zwischen mediterranem Lebensstil und Übergewicht/Adipositas. Allerdings wurden fast Zweidrittel der Studien in Mittelmeerländern durchgeführt, d.h. neben der typischen mediterranen Ernährung entsprachen auch die anderen Lebensstilfaktoren den südeuropäischen Mentalitäten. Die Frage, ob man nun durch die Übertragung der mediterranen Ernährung auf andere Länder mit völlig anderen Lebensstilfaktoren Übergewicht, Adipositas sowie Herz-Kreislauferkrankungen in der Bevölkerung reduziert, sei dahingestellt. Möglicherweise ist nicht nur die Ernährung der ausschlaggebende Punkt, sondern ihr Synergismus mit anderen Faktoren, wie z.B. eine positivere Lebenseinstellung der Bevölkerung durch die längere Sonneneinstrahlung oder das regelmäßige Halten der Mittagsruhe. Gillian Riley, Lebensmittel-Historikerin aus London, äußerte sich wie folgt zum mediterranen Diättrend:

> It is likely that the 16 countries bordering on the Mediterranean, with such a range of different races, climates, and products, can enjoy as much unhealthy food as the rest of the world, and the myth of an universal, simple, beneficial diet (...) is a salutary ideal rather than a reality. (Riley 2007: 319-320)

Der Kommentar der Historikerin, dass Bewohner der Mittelmeerländer sich so ungesund ernähren können, wie sie möchten, und trotzdem einen Vorteil in Bezug auf ihr Gewicht und ihre Gesundheit erfahren, wird zum Teil durch die steigende Prävalenz von Übergewicht, Adipositas und Herz-Kreislauferkrankungen in den Mittelmeerländern seit ihrer Anpassung an den westlichen Lebensstil widerlegt. Dennoch hebt er ein wichtiges Argument hervor: Man darf in epidemiologischen Studien niemals nur einen Faktor, in diesem Fall die Ernährung, isoliert betrachten, sondern muss auch die anderen Lebensumstände als Störgrößen mit berücksichtigen.

Zusammengefasst stellt die mediterrane Diät eine ausgewogene Ernährungsweise dar, die durch ernährungsphysiologisch hochwertige Lebensmittel einen positiven Effekt auf die Gesundheit ausübt. Ob sie als Reduktionsdiät geeignet ist, geht nicht eindeutig aus den Studien hervor und bleibt daher kritisch zu hinterfragen.

5 Fazit

Die Fülle der Diättrends, die in der westlichen Gesellschaft verbreitet sind, ist gigantisch und die vorgestellten Trends stellen lediglich eine Auswahl dar. Die meisten Diäten beruhen jedoch auf den diskutierten Prinzipien. Die Frage, wie man sich ernähren sollte, um gesund zu bleiben, kein Übergewicht zu entwickeln bzw. Gewicht zu reduzieren, ist so pauschal nicht zu beantworten. Sowohl die gängigen Empfehlungen der DGE als auch der mediterrane Ernährungstrend versuchen, eine ausgewogene Ernährung zu erreichen. Die mediterrane Diät ist in Beobachtungsstudien mit einem reduzierten Risiko für Herz-Kreislauf-Erkrankungen assoziiert worden. Die DGE Empfehlungen beruhen auf Studien zu einzelnen Lebensmitteln bzw. Nährstoffen. Ob eine Ernährung nach dem kompletten Muster, das die DGE vorgibt, zu einem reduzierten Risiko für Krankheiten führt, ist bisher nicht eindeutig bewiesen und wäre in der Tat interessant zu evaluieren.

Um Gewicht zu reduzieren, sind insbesondere die Ansätze des „Low Fat"- und des „Low Carb"-Trends sehr populär. Diese zwei Trends könnten gegensätzlicher nicht sein, beruhen aber beide auf dem Prinzip, dass, wenn man den Verzehr eines der Makronährstoffe Fett oder Kohlenhydrate drastisch einschränkt, Körpergewicht reduziert werden kann. Ob ein solcher Diättrend mit einer ausgewogenen Ernährung einhergeht, die gewährleistet, dass der Körper optimal mit Nährstoffen versorgt wird, und die Gesundheit des Einzelnen sicherstellt, bleibt kritisch zu hinterfragen. Besonders der „Low Carb"-Trend ist auf lange Sicht nicht zu empfehlen, da es sich um eine sehr einseitige Form der Ernährung handelt. Eine universell geeignete Reduktionsdiät ist bis dato nicht gefunden worden, ja ihre Existenz zu bezweifeln. Letztendlich lässt sich die Komplexität der Diättrends vereinfacht auf folgende Formel reduzieren: Was zählt ist die Energiebilanz, denn wer mehr Energie aufnimmt als er verbraucht, der speichert sie ein und nimmt an Körpergewicht zu. Diese plausible Tatsache sollte stärker in das Bewusstsein der Verbraucher eintreten.

Die Compliance der Bevölkerung darf bei den Ernährungstrends nicht außer Acht gelassen werden. Aus verschiedenen Interventionsstudien, die unterschiedliche Diättrends miteinander verglichen, ging hervor, dass die einzige Variable, die zuverlässig eine Gewichtsreduktion vorhersagte, die Compliance der Probanden war, unabhängig davon, welchen Trend sie befolgten (Serra-Majem 2008: 691-693). Diäten führen oftmals nur zu kurzfristigen Erfolgen. Die „bittere Wahrheit" ist, dass für langfristige Erfolge auch langfristige Disziplin vom Verbraucher erforderlich ist. Daher sind z.B. Public-Health-Strategien, die eine ursprüngliche mediterrane Diät propagieren, in den Mittelmeerländern, die sich heutzutage stark an die fettreiche und zuckerhaltige westliche Diät angepasst haben, sinnvoll. Dort sind die entsprechenden Lebensmittel verfügbar. Wenn jedoch die mediterrane Diät in den Vereinigten Staaten propagiert wird, stellt dies einen Widerspruch in sich dar: Wie soll man ständig regionale, saisonale und frische mediterrane Lebensmittel in den USA erhalten? Sicherlich können Oliven auch in Kalifornien angebaut werden, dennoch sind die Klimabeschaffenheit des Mittelmeerraums und mit ihr die mediterranen Agrarprodukte einzigartig auf der Welt. Der amerikanische Verbraucher, der eine mediterrane Diät befolgen möchte, steht vor einer zeit- und kostenintensiven Herausforderung beim Einkaufen. Zudem weicht die mediterrane Diät massiv von der typischen amerikanischen Küche ab, Kenntnisse über die Zubereitung der mediterranen Speisen fehlen. Daher ist es schwierig, die Compliance der Teilnehmer zu gewährleisten. Dass die Lebensumstände in den USA nicht denen der Mittelmeerländer entsprechen, sei nur am Rande erwähnt. Eine Realisation des „Low Carb"-Trends scheint in den Vereinigten Staaten hingegen eher möglich, da dieser den kulinarischen Gewohnheiten der Amerikaner ähnelt. Der Verzicht auf Brot fällt den Amerikanern sicherlich nicht so schwer, wie z.B. den Deutschen, die mehrmals täglich Brot verzehren und deren Küche verglichen mit den USA unzählige Sorten vorweist. Um einen Diättrend langfristig in einer Bevölkerung zu etablieren, muss er möglichst nahe an den kulturellen und kulinarischen Gegebenheiten des jeweiligen Landes angegliedert sein, um eine ausreichende Compliance der Bevölkerung zu sichern.

Letztendlich wird dem Verbraucher eine große Eigenverantwortung aufgetragen, wenn er sich dazu entscheidet, sich gesund zu ernähren oder Gewicht zu reduzieren. Gängige Diättrends sollten nach dem Evidenzlevel der Studien, auf denen sie beruhen, kritisch hinterfragt werden. In der deutschen Gesellschaft speziell ist es erstrebenswert, die systematische Vorgehensweise bei der Bewertung von Studien, als auch die Transparenz der DGE zu erhöhen. Zudem sollte in ihre Öffentlichkeitsarbeit investiert werden, um die evidenzbasierten Empfehlungen erfolgreich in der Bevölkerung zu etablieren. Schließlich sollten die finanziellen Ressourcen in größerem Rahmen auf Bundesebene und nicht von Interessenvertretern bereitgestellt werden.

Literatur

Allgemeiner Informationsdienst für Ernährung und Landwirtschaft e.V. (aid) (2009): Die aid-Ernährungspyramide.Bonn. URL: <http://www.aid.de/ernaehrung/ernaehrungspyramide.php>.
Atkins, R.C. (1974): Dr. Robert C. Atkins Diät-Revolution : Der kalorienreiche Weg zu gesunder Schönheit! Frankfurt a. M.: Goverts Krüger Stahlberg.
Boeing, H./Walter, D. (2003): Machen wir uns selbst krank? Kapitel 8.2: Ernährung. In: Schwartz, F.W./Badura, B./Busse, R. u.a. (Hrsg.): Das Public Health Buch. München: Urban & Fischer, S. 151-155.
Bray, G.A./Popkin, B.M. (1998): Dietary fat intake does affect obesity. In: American Journal of Clinical Nutrition, 68, 1157-1173.
Buckland, G./Bach, A./Serra-Majem, L. (2008): Obesity and the Mediterranean diet: a systematic review of observational and intervention studies. In: Obesity reviews, 9, 582-593.
Deutsche Gesellschaft für Ernährung e.V. (DGE) (2004): Low carb - high fat? Bonn. URL: <http://www.dge.de/modules.php?name=News&file=article&sid=401>.
Deutsche Gesellschaft für Ernährung e.V. (DGE) (2009): Vollwertig essen und trinken nach den zehn Regeln der DGE. Bonn. URL: <http://www.dge.de/pdf/10-Regeln-der-DGE.pdf>.
Heini, A./Weinsier, H. (1997): Divergent trends in obesity and fat intake patterns: The American paradox. In: The American Journal of Medicine, 102, 259-264.
Hession, M./Rolland, et al. (2008): Systematic review of randomized controlled trials of low-carbohydrate vs. low-fat/low-calorie diets in the management of obesity and its comorbidities. In: Obesity Reviews, 10, 36-50.
Lagiou, S./Sandin, S., et al. (2007): Low carbohydrate-high protein diet and mortality in a cohort of Swedish women. In: Journal of Internal Medicine, 261, 366-374.
Lilienfeld, D.E./Stolley, P.D. (1980): Foundations of Epidemiology. New York: Oxford University Press, S. 3-6.
Loose, H.-W. (1999): Kritik an Ernährungsberatung. Die Welt Online. URL: <http://www.welt.de/print-welt/article582922/Kritik_an_Ernaehrungsberatung.html>.
Malik, V.S./Hu, F.B. (2007): Popular weight-loss diets: from evidence to practice. In: Nature Clinical Practice Cardiovascular Medicine, 4, 34-41.

Margetts, B.M./Nelson, M. (1991): Design Concepts in Nutritional Epidemiology. Oxford: Oxford Medical Publications, S. 1-5.
Max Rubner-Institut, Bundesforschungsinstitut für Ernährung und Lebensmittel (2008): Nationale Verzehrsstudie II, Ergebnisbericht Teil 1. Karlsruhe
Riley G. (2007): The Oxford Companion to Italian Food, Artikel Mediterranean Diet. Oxford: Oxford University Press, S. 319-320.
Scholz, G.H. et al. (2005): Evaluation des DGE Selbsthilfeprogramms „Ich nehme ab". In: Ernährungs-Umschau, 52, 226-231.
Scottish Intercollegiate Guidelines Network (SIGN) Guidelines (1999): An introduction to SIGN methodology for the development of evidence-based clinical guidelines. Edinburgh. URL: <http://www.sign.ac.uk>.
Serra-Majem, L. (2008): Efficacy of diets in weight loss regimens: is the Mediterranean diet appropriate? In: Polskie Archiwum Medycyny Wewnetrznej, 118, 691-693.
Willett, W.C. (2002): Dietary fat plays a major role in obesity: no. In: Obesity Reviews, 3, 59-68.
World Health Organization (2005): Global NCD InfoBase [online database]: WHO global comparable estimates. Genf.
URL: <https://apps.who.int/infobase/report.aspx?rid=118>.

Zu den Autorinnen und Autoren

Ahlert, Marlies, Prof. Dr. rer. pol, Dr. math., Jg. 1953, Professorin für Volkswirtschaftslehre, insbesondere Finanzwissenschaft und Mikroökonomie an der Martin-Luther-Universität Halle-Wittenberg. Arbeitsschwerpunkte: Gesundheitsökonomik, Social Choice Theorie, Experimentelle Wirtschaftsforschung.

Bartsch, Günter, Diplom-Politologe, Jg. 1979, freier Autor und Geschäftsführer der Journalistenvereinigung netzwerk recherche e.V. Arbeitsschwerpunkte: Lobbyismus und verdeckte PR.

Ehrhard, Tobias, Dipl.-Wirtsch.-Ing., Jg. 1979, Wissenschaftlicher Mitarbeiter von WifOR. Arbeitsschwerpunkte: Gesundheitswirtschaft, empirische Arbeitsmarktforschung, Fachkräftemonitoring.

Ernst, Stephan, Prof. Dr. theol., Jg. 1956, Inhaber des Lehrstuhls für Moraltheologie an der Julius-Maximilians-Universität Würzburg. Arbeitsschwerpunkte: Grundlagenfragen der Theologischen Ethik, Medizinische Ethik, Geschichte der mittelalterlichen Ethik.

Fischer, Christiane, Dr. med., Promotion am Tropeninstitut der Universität Heidelberg, seit 1998 Geschäftsführerin der BUKO Pharma-Kampagne mit dem Schwerpunkt im Bereich Advocacy. Arbeitsschwerpunkte: Das Menschenrecht auf Gesundheit, Patente und der Zugang zu unentbehrlichen Aids-Medikamenten.

Flögel, Anna, M.Sc. Nutritional Sciences, Jg. 1985, Abschluss der Ernährungswissenschaften an der Universität Potsdam und der University of Connecticut (USA) im Jahr 2009. Derzeit Promotion in Public Health in der Abteilung Epidemiologie am Deutschen Institut für Ernährungsforschung (DIfE) Potsdam-Rehbrücke zum Thema „Metabolische Faktoren in der Epidemiologie chronischer Erkrankungen".

Franz, Peter, cand. Dipl.-Wirtsch.-Ing., Jg. 1984, Studentischer Mitarbeiter von WifOR. Arbeitsschwerpunkte: Gesundheitswirtschaft.

Hauser, Linus, Prof. Dr. phil. Lic. Theol., Jg. 1950, Professor für Systematische Theologie an der Justus-Liebig-Universität Gießen. Arbeitsschwerpunkte: Theologie der Modernität, christliche Weltanschauung und Sekten- und Weltanschauungsfragen.

Hensen, Peter, Prof. Dr. med., M.A., MBA, Jg. 1972, Professor für Qualitätsentwicklung und -management im Gesundheits- und Sozialwesen an der Alice Salomon Hochschule Berlin, Privatdozent an der Medizinischen Fakultät der Westfälischen Wilhelms-Universität Münster. Arbeitsschwerpunkte: Gesundheitsmanagement insbesondere Qualitätsmanagement in der Gesundheitsversorgung, Gesundheitssystemanalyse, Versorgungsforschung.

Hensen, Gregor, Prof. Dr. phil. Dr. rer. medic., Jg. 1972, Professor an der Fakultät Soziale Arbeit der Ostfalia Hochschule für angewandte Wissenschaften (Hochschule Braunschweig/Wolfenbüttel). Arbeitsschwerpunkte: Strukturwandel Sozialer Dienste, Familiensoziologie und Familienpolitik, Evaluation und Praxisforschung in der Sozialen Arbeit.

Jeserich, Florian, M.A., Jg. 1980, wissenschaftlicher Mitarbeiter am Institut für Medizinmanagement und Gesundheitswissenschaften an der Universität Bayreuth. Arbeitsschwerpunkte: Anthropologie und Ethik, die Erforschung des Zusammenhangs zwischen Spiritualität/Religion und Gesundheit/Krankheit sowie salutogenetische und medizinethnologische Ansätze in der Gesundheitsforschung.

Kliemt, Hartmut, Prof. Dr. phil., Dipl.-Kaufmann, Jg. 1949, Professor für Philosophie und Ökonomik an der Frankfurt School of Finance and Management. Arbeitsschwerpunkte: Politische Philosophie und Ökonomik, Grundlagen des rationalen Entscheidens, Medizinethik und -ökonomik.

Kölzer, Christian, Dr. phil., Jg. 1976, wissenschaftlicher Referent der bischöflichen Studienförderung Cusanuswerk, Studium der Anglistik und katholischen Theologie in Gießen, Sheffield und St Andrews, 2008 Promotion in Englischer Literaturwissenschaft.

Zu den Autorinnen und Autoren

Mühlhauser, Ingrid, Univ.-Prof. Dr. med., Ärztin für Innere Medizin, Jg. 1953, Diabetologie und Endokrinologie; habilitiert an der Medizinischen Fakultät der Universität Düsseldorf; seit 1996 Professur für Gesundheitswissenschaften an der Universität Hamburg. Arbeitsschwerpunkte: Patienten-Selbstmanagement, Wissenschaftsbasierte Patienteninformation, Evidenzbasierte Medizin.

Müller, Marcel Lucas, Priv.-Doz. Dr. med., Jg. 1967, Privatdozent für Medizinische Informatik an der Universität Freiburg, Leiter der Wundambulanz und des Medizincontrollings der Universitäts-Hautklinik Freiburg. Arbeitsschwerpunkte: Diagnosis Related Groups, translational Bioinformatics, Data Mining, Versorgungsforschung.

Ostwald, Dennis A., Dr. Dipl.-Wirtsch.-Ing., Jg. 1977, Geschäftsführer von WifOR, Wissenschaftlicher Mitarbeiter am Lehrstuhl von Prof. em. Dr. Dr. h.c. Bert Rürup an der TU Darmstadt. Arbeitsschwerpunkte: Finanzwissenschaften, Soziale Sicherung, Gesundheitswirtschaft, Wirtschaftlichkeitsuntersuchungen, Fachkräftemonitoring.

Schäfer, Julia, Dr. M.A., Gesundheitsökonom (ebs), Jg. 1973, Leitung der Practice Health Care der Kienbaum Executive Consultants GmbH, Personalrekrutierung und -beratung im Gesundheitswesen.

Strech, Daniel, Prof. Dr. med. Dr. phil, Jg. 1975, Juniorprofessor für Medizinethik am Institut für Geschichte, Ethik und Philosophie der Medizin an der Medizinischen Hochschule Hannover. Arbeitsschwerpunkte: Ethik in Public Health und medizinischer Forschung.

Sünderkamp, Susanne, Dipl. Pflegewirtin, Jg. 1979, Studium an der Hochschule Bremen; seit 2007 Assistentin der Geschäftsführung bei der Bremer Pflegedienst GmbH. Arbeitsschwerpunkte: Projektleitung zur Förderung und Vernetzung quartiersnaher Gesundheitsangebote für die Wohnungswirtschaft. Gründung und Aufbau der »mein zuhause« GmbH.

Über den zentralen Ökonomen und Soziologen Max Weber

> Zur Soziologie der Wirtschaft

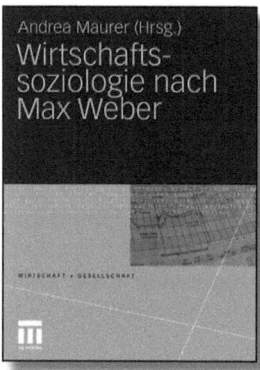

Andrea Maurer (Hrsg.)
Wirtschaftssoziologie nach Max Weber
Gesellschaftstheoretische Perspektiven und Analysen der Wirtschaft

2010. 285 S. (Wirtschaft und Gesellschaft) Br.
ca. EUR 34,95
ISBN 978-3-531-16770-1

Der Band ‚Wirtschaftssoziologie nach Max Weber' bündelt die Einsichten international renommierter SozialwissenschaftlerInnen und zeigt, wie „nach" Max Weber eine theoretisch fundierte und empirisch fruchtbare Soziologie der Wirtschaft aussehen kann.

Neben methodologischen Prinzipien stehen auch die Leitbegriffe Webers auf dem Prüfstand und wird erstmals die Heuristik Webers bei der Analyse von Unternehmen, Konsum, Finanzmärkten, Religion u.a. im Lichte der neuen Wirtschaftssoziologie erprobt.

Mit Beiträgen von:
Richard Swedberg (Cornell), Zenonas Norkus (Vilnius), Mathias Erlei (Clausthal), Gertraude Mikl-Horke (Wien), Andrea Maurer (München), Jörg Rössel (Zürich), Anne Koch (München), Thomas Schwinn (Heidelberg), Uwe Schimank (Bremen) und Ingo Schulz-Schaeffer (Duisburg-Essen).

Erhältlich im Buchhandel oder beim Verlag.
Änderungen vorbehalten.
Stand: Juli 2010.

www.vs-verlag.de

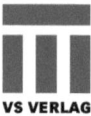
VS VERLAG

Abraham-Lincoln-Straße 46
65189 Wiesbaden
Tel. 0611.7878-722
Fax 0611.7878-400

Über das sprachliche Kapital der Länder in Europa

> Zur Fremdsprachenkompetenz der Bürger Europas

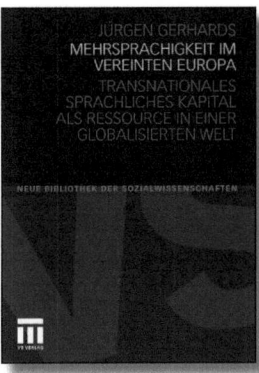

Jürgen Gerhards
Mehrsprachigkeit im vereinten Europa
Transnationales sprachliches Kapital als Ressource in einer globalisierten Welt

2010. 244 S. (Neue Bibliothek der Sozialwissenschaften) Br.
EUR 24,95
ISBN 978-3-531-17441-9

Globalisierung und die fortschreitende Verflechtung der Mitgliedsländer der Europäischen Union führen zu neuen Anforderungen an und Chancen für die Bürger in Europa. Wollen diese am Europäisierungsprozess partizipieren, indem sie z. B. im Ausland studieren oder arbeiten, dann müssen sie die Sprache des jeweiligen Landes sprechen. Transnationales sprachliches Kapital wird damit zu einer zentralen Ressource der Teilhabe am Europäisierungsprozess.

Jürgen Gerhards rekonstruiert die Rahmenbedingungen, unter denen Mehrsprachigkeit zu einer zentralen Ressource geworden ist. Auf der Grundlage einer Umfrage in 27 Ländern der EU analysiert er die Fremdsprachenkompetenz der Bürger Europas; dabei gelingt es ihm, die enormen Unterschiede, die sich in der Ausstattung mit transnationalem sprachlichen Kapital zwischen und innerhalb der Länder zeigen, systematisch zu erklären. Gerhards plädiert für eine radikale Umkehr in der Sprachenpolitik der EU, indem er sich für die verbindliche Einführung des Englischen als ‚lingua franca' in Europa ausspricht.

Erhältlich im Buchhandel oder beim Verlag.
Änderungen vorbehalten.
Stand: Juli 2010.

www.vs-verlag.de

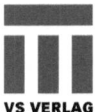

VS VERLAG

Abraham-Lincoln-Straße 46
65189 Wiesbaden
Tel. 0611.7878-722
Fax 0611.7878-400

Neoliberalismus: Grundzüge und Kritik auf einen Blick

> Die kritische Einführung in zweiter Auflage

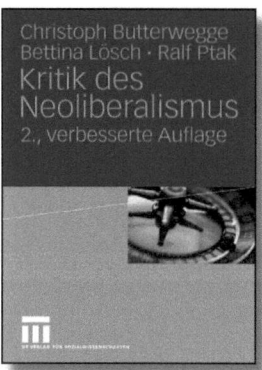

Christoph Butterwegge /
Bettina Lösch / Ralf Ptak
**Kritik des
Neoliberalismus**
Unter Mitarbeit von
Tim Engartner
2., verb. Aufl. 2008. 298 S.
Br. EUR 14,90
ISBN 978-3-531-15809-9

Erhältlich im Buchhandel
oder beim Verlag.
Änderungen vorbehalten.
Stand: Juli 2010.

Der Inhalt: Historische Wurzeln und theoretische Grundlagen des Neoliberalismus – Die Strategie der Privatisierung: Selbstentmachtung des öffentlichen Sektors – Soziale und politische Destabilisierung als Folgen der neoliberalen Politik – Neoliberale Hegemonie: eine Gefahr für die Demokratie – Auswahlbibliografie zum Neoliberalismus

Keine andere Wirtschafts- und Gesellschaftstheorie beherrscht die Tagespolitik, aber auch die Medienöffentlichkeit und das Alltagsbewusstsein von Millionen Menschen fast auf der ganzen Welt so stark wie die neoliberale.

Die Publikation versteht sich als kritische Einführung in den Neoliberalismus, skizziert seine ökonomischen Grundlagen und stellt verschiedene Denkschulen vor. Anschließend werden die Folgen neoliberaler Politik für Sozialstaat und Demokratie behandelt, etwa im Hinblick auf Maßnahmen zur Privatisierung öffentlicher Unternehmen, staatlicher Aufgaben und persönlicher Lebensrisiken.

Das Buch richtet sich an Leser/innen, die nach Informationen über den Neoliberalismus, guten Argumenten für die Debatte darüber und gesellschaftspolitischen Alternativen suchen.

www.vs-verlag.de

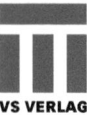

Abraham-Lincoln-Straße 46
65189 Wiesbaden
Tel. 0611.7878-722
Fax 0611.7878-400

MIX
Papier aus verantwortungsvollen Quellen
Paper from responsible sources
FSC® C105338

If you have any concerns about our products,
you can contact us on
ProductSafety@springernature.com

In case Publisher is established outside the EU,
the EU authorized representative is:
**Springer Nature Customer Service Center GmbH
Europaplatz 3, 69115 Heidelberg, Germany**

Printed by Libri Plureos GmbH
in Hamburg, Germany